The Neurology Volume

Interpretation
of Clinical Pathway

2018年 版

临床路径释义
INTERPRETATION OF CLINICAL PATHWAY

神经内科分册

王拥军 主编

中国协和医科大学出版社

图书在版编目（CIP）数据

临床路径释义·神经内科分册/王拥军主编. —北京：中国协和医科大学出版社，2018.7
ISBN 978-7-5679-1079-9

Ⅰ.①临…　Ⅱ.①王…　Ⅲ.①临床医学-技术操作规程 ②神经系统疾病-诊疗-
技术操作规程　Ⅳ.①R4-65

中国版本图书馆 CIP 数据核字（2018）第 104724 号

临床路径释义·神经内科分册

主　　　编：王拥军
责 任 编 辑：许进力　王朝霞
丛书总策划：林丽开
本 书 策 划：张晶晶　许进力

出版发行：**中国协和医科大学出版社**
　　　　　（北京东单三条九号　邮编100730　电话65260431）
网　　址：www.pumcp.com
经　　销：新华书店总店北京发行所
印　　刷：北京文昌阁彩色印刷有限责任公司

开　　本：787×1092　　1/16 开
印　　张：21.25
字　　数：490 千字
版　　次：2018 年 7 月第 1 版
印　　次：2018 年 7 月第 1 次印刷
定　　价：106.00 元

ISBN 978-7-5679-1079-9

《临床路径释义》丛书指导委员会名单

主任委员 王贺胜

副主任委员（按姓氏笔画排序）

王 辰	刘志红	孙颖浩	吴孟超	邱贵兴	陈香美	陈赛娟	郎景和
赵玉沛	赵继宗	郝希山	胡盛寿	钟南山	高润霖	曹雪涛	葛均波
韩德民	曾益新	詹启敏	樊代明				

委　　员（按姓氏笔画排序）

丁燕生	于 波	马 丁	马芙蓉	马晓伟	王 兴	王 杉	王 群
王大勇	王天有	王宁利	王伊龙	王行环	王拥军	王宝玺	王建祥
王春生	支修益	牛晓辉	文卫平	方贻儒	方唯一	巴 一	石远凯
申昆玲	田 伟	田光磊	代华平	冯 华	冯 涛	宁 光	母义明
邢小平	吕传真	吕朝晖	朱 兰	朱 军	向 阳	庄 建	刘 波
刘又宁	刘玉兰	刘宏伟	刘俊涛	刘洪生	刘惠亮	刘婷婷	刘潮中
闫永建	那彦群	孙 琳	杜立中	李 明	李立明	李仲智	李单青
李树强	李晓明	李陵江	李景南	杨爱明	杨慧霞	励建安	肖 毅
吴新宝	吴德沛	邹和建	沈 铿	沈 颖	宋宏程	张 伟	张力伟
张为远	张在强	张学军	张宗久	张星虎	张振忠	陆 林	岳 林
岳寿伟	金 力	金润铭	周 兵	周一新	周利群	周宗玫	郑 捷
郑忠伟	单忠艳	房居高	房静远	赵 平	赵 岩	赵金垣	赵性泉
胡 豫	胡大一	侯晓华	俞光岩	施慎逊	姜可伟	姜保国	洪天配
晋红中	夏丽华	夏维波	顾 晋	钱家鸣	倪 鑫	徐一峰	徐建明
徐保平	殷善开	黄晓军	葛立宏	董念国	曾小峰	蔡广研	黎晓新
霍 勇							

指导委员会办公室

主　任 王海涛

秘　书 张 萌

《临床路径释义》丛书编辑委员会名单

主任委员

赵玉沛　中国医学科学院北京协和医院

副主任委员

于晓初　中国医学科学院北京协和医院

郑忠伟　中国医学科学院

袁　钟　中国医学科学院

高文华　中国医学科学院北京协和医院

王海涛　中国医学科学院

刘爱民　中国医学科学院北京协和医院

委　员

俞桑丽　中国医学科学院

韩　丁　中国医学科学院北京协和医院

王　怡　中国医学科学院北京协和医院

吴欣娟　中国医学科学院北京协和医院

孙　红　中国医学科学院北京协和医院

李志远　中国医学科学院阜外医院

李　琳　中国医学科学院阜外医院

李庆印　中国医学科学院阜外医院

郝云霞　中国医学科学院阜外医院

王　艾　中国医学科学院肿瘤医院

何铁强　中国医学科学院肿瘤医院

徐　波　中国医学科学院肿瘤医院

李　睿　中国医学科学院血液病医院

马新娟　中国医学科学院血液病医院

吴信峰　中国医学科学院皮肤病医院

曹春燕　中国医学科学院皮肤病医院

《临床路径释义·神经内科分册》编审专家名单

编写指导委员会委员（按姓氏笔画排序）

王拥军　首都医科大学附属北京天坛医院
吕传真　复旦大学附属华山医院
周　东　四川大学华西医院
赵仲波　复旦大学附属华山医院
胡学强　中山大学附属第三医院
贾建平　首都医科大学宣武医院
崔丽英　中国医学科学院北京协和医院
董　强　复旦大学附属华山医院
蒲传强　中国人民解放军总医院

主　编

王拥军

副主编

张星虎　赵性泉　王伊龙
冯　涛　张在强　王　群

编　委（按姓氏笔画排序）

王化冰　首都医科大学附属北京天坛医院
王伊龙　首都医科大学附属北京天坛医院
王　柠　福建医科大学附属第一医院
王振海　宁夏医科大学总医院
王　群　首都医科大学附属北京天坛医院
牛小媛　山西医科大学第一医院
冯　涛　首都医科大学附属北京天坛医院
边立衡　首都医科大学附属北京天坛医院
刘爱民　中国医学科学院北京协和医院
许予明　郑州大学第一附属医院
李成义　航天中心医院
李志梅　首都医科大学附属北京天坛医院
吴世政　青海省人民医院
何志义　中国医科大学附属第一医院
张　丽　首都医科大学宣武医院
张长青　首都医科大学附属北京天坛医院

张在强　首都医科大学附属北京天坛医院

张星虎　首都医科大学附属北京天坛医院

陆菁菁　首都医科大学附属北京天坛医院

罗杰峰　广西医科大学第二附属医院

周　东　四川大学华西医院

郑华光　首都医科大学附属北京天坛医院

赵　琳　首都医科大学宣武医院

赵性泉　首都医科大学附属北京天坛医院

荆　京　首都医科大学附属北京天坛医院

胡　波　华中科技大学同济医学院附属协和医院

秦安京　首都医科大学附属复兴医院

莫大鹏　首都医科大学附属北京天坛医院

郭　力　河北医科大学第二医院

唐北沙　中南大学湘雅医院

黄碧波　首都医科大学附属复兴医院

曾进胜　中山大学附属第一医院

樊东升　北京大学第三医院

总　序

作为公立医院改革试点工作的重要任务之一，实施临床路径管理对于促进医疗服务管理向科学化、规范化、专业化、精细化发展，落实国家基本药物制度，降低不合理医药费用，和谐医患关系，保障医疗质量和医疗安全等都具有十分重要的意义，是继医院评审、"以患者为中心"医院改革之后第三次医院管理的新发展。

临床路径是应用循证医学证据，综合多学科、多专业主要临床干预措施所形成的"疾病医疗服务计划标准"，是医院管理深入到病种管理的体现，主要功能是规范医疗行为、增强治疗行为和时间计划、提高医疗质量和控制不合理治疗费用，具有很强的技术指导性。它既包含了循证医学和"以患者为中心"等现代医疗质量管理概念，也具有重要的卫生经济学意义。临床路径管理起源于西方发达国家，至今已有30余年的发展历史。美国、德国等发达国家以及我国台湾、香港地区都已经应用了大量常见病、多发病的临床路径，并取得了一些成功的经验。20世纪90年代中期以来，我国北京、江苏、浙江和山东等部分医院也进行了很多有益的尝试和探索。截至目前，全国8400余家公立医院开展了临床路径管理工作，临床路径管理范围进一步扩大；临床路径累计印发数量达到1212个，涵盖30余个临床专业，基本实现临床常见、多发疾病全覆盖，基本满足临床诊疗需要。国内外的实践证明，实施临床路径管理，对于规范医疗服务行为，促进医疗质量管理从粗放式的质量管理，进一步向专业化、精细化的全程质量管理转变具有十分重要的作用。

经过一段时间临床路径试点与推广工作，对适合我国国情的临床路径管理制度、工作模式、运行机制以及质量评估和持续改进体系进行了探索。希望通过《临床路径释义》一书，对临床路径相关内容进行答疑解惑及补充说明，帮助医护人员和管理人员准确地理解、把握和正确运用临床路径，起到一定的作用。

中华医学会　会长

序 言

自 2009 年国家卫生和计划生育委员会发布"神经内科临床路径"及 2012 年《临床路径治疗药物释义·神经内科分册》出版后，也已过去数个年头。一方面，随着诸多大型临床研究结果公布、神经影像学技术以及神经免疫技术的飞速发展，我们对神经系统疾病规律的了解日益深入；另一方面，从 4 年实行《临床路径》的经验中，我们也得出更多对于规范化诊断和治疗的新体会。因此，为了切合实际地执行神经内科常见疾病的规范化诊疗，更好地帮助临床路径在各个层面及医疗机构中的运行，规范医疗行为，我们按照卫计委的要求组织了《临床路径释义·神经内科分册》的编写和修订。

临床路径是国家及医疗管理机构对医师的医疗行为，医疗机构的医疗质量管理进行评价的标准和依据。临床路径为大多数常见病提供规范化诊断步骤，合理化治疗方案，这样，不仅缩小了不同层次医疗机构和医师之间的诊疗水平差距，同时最大化国家医疗投入与疾病诊疗的效益比，都起了至关重要的作用。

对于临床医护人员而言，临床路径相当于"行为规范"。目前的"大数据"时代，并不是每一个医师有机会学习并理解每一个医疗行为背后蕴含的大量研究数据，而临床路径恰恰弥补了这一点。本版临床路径释义是由国内神经内科各亚专业方向的权威专家讨论执笔，综合了最新的循证依据和最优化的临床流程，为一线医护人员提供的是最为规范、精简、易懂、实用的诊疗步骤，具有非常强的可操作性；另外，临床路径的实行及数据反馈，也有利于将来制定更适合中国国情的医疗管理和防治方针。

临床上，大多数患者经过"临床路径式"的规范化治疗而最终获益。但临床实践仍具有个体的差异性、疾病的复杂性，因此临床医师仍需要根据患者个体化特点进行个体化的临床救治。

2015 年版"神经内科临床路径释义"共有 14 个常见疾病本版除了更新了上述 14 种常见疾病的诊疗，纳入了最新指南及临床研究的结果，对"疾病编码"和"检索方法"进行了补充，并将"给药方案"具体细化，易于临床操作；另外扩展并更新至 22 个疾病，本版作者根据目前国际趋势、国内条件及实际临床情况，制定了本版《临床路径释义·神经内科分册》，以帮助每一位神经内科医师掌握上述常见疾病的诊疗流程，运用最优化的临床方案来指导临床实践，更好地提高临床医疗服务质量。

复旦大学附属华山医院神经内科
上海市神经内科医疗质量控制中心

董强 教授

前 言

　　开展临床路径工作是我国医药卫生改革的重要举措。临床路径在医疗机构中的实施为医院管理提供标准和依据,是医院管理的抓手,是实实在在的医院内涵建设的基础,是一场重要的医院管理革命。

　　为更好地贯彻国务院办公厅医疗卫生体制改革的有关精神,帮助各级医疗机构开展临床路径管理,保证临床路径试点工作顺利进行,自2011年起,受国家卫生和计划生育委员会委托,中国医学科学院承担了组织编写《临床路径释义》的工作。

　　在医院管理实践中,提高医疗质量、降低医疗费用、防止过度医疗是世界各国都在努力解决的问题。重点在于规范医疗行为,抑制成本增长与有效利用资源。研究与实践证实,临床路径管理是解决上述问题的有效途径,尤其在整合优化资源、节省成本、避免不必要检查与药物应用、建立较好医疗组合、提高患者满意度、减少文书作业、减少人为疏失等诸多方面优势明显。因此,临床路径管理在医改中扮演着重要角色。2016年11月,中共中央办公厅、国务院办公厅转发《国务院深化医药卫生体制改革领导小组关于进一步推广深化医药卫生体制改革经验的若干意见》,提出加强公立医院精细化管理,将推进临床路径管理作为一项重要的经验和任务予以强调。国家卫生计生委也提出了临床路径管理"四个结合"的要求,即:临床路径管理与医疗质量控制和绩效考核相结合、与医疗服务费用调整相结合、与支付方式改革相结合、与医疗机构信息化建设相结合。

　　到目前为止,临床路径管理工作对绝大多数医院而言,是一项有挑战性的工作,不可避免地会遇到若干问题,既有临床方面的问题,也有管理方面的问题,最主要是对临床路径的理解一致性问题。这就需要统一思想,在实践中探索解决问题的最佳方案。《临床路径释义》是对临床路径的答疑解惑及补充说明,通过解读每一个具体操作流程,提高医疗机构和医务人员对临床路径管理工作的认识,帮助相关人员准确地理解、把握和正确运用临床路径,合理配置医疗资源规范医疗行为,提高医疗质量,保证医疗安全。

　　本书由王拥军教授等数位知名专家亲自编写审定。编写前,各位专家认真研讨了临床路径在试行过程中各级医院所遇到的有普遍性的问题,在专业与管理两个层面,从医师、药师、护士、患者多个角度进行了释义和补充,供临床路径管理者和实践者参考。

　　对于每个病种,我们补充了"疾病编码"和"检索方法"两个项目,将临床路径表单细化为"医师表单""护士表单"和"患者表单",并对临床路径及释义中涉及的"给药方案"进行了详细地解读,即细化为"给药流程图""用药选择""药学提示""注意事项",并附以参考文献。同时,为帮助实现临床路径病案质量的全程监控,我们在附录中增设

"病案质量监控表单"，作为医务人员书写病案时的参考，同时作为病案质控人员在监控及评估时评定标准的指导。

疾病编码可以看作适用对象的释义，兼具标准化意义，使全国各医疗机构能够有统一标准，明确进入临床路径的范围。对于临床路径公布时个别不准确的编码我们也给予了修正和补充。增加"检索方法"是为了使医院运用信息化工具管理临床路径时，可以全面考虑所有因素，避免漏检、误检数据。这样医院检索获取的数据能更完整，也有助于卫生行政部门的统计和考核。

依国际惯例，临床路径表单细化为"医师表单""护士表单"和"患者表单"，责权分明，便于使用。这些仅为专家的建议方案，具体施行起来，各医疗单位还需根据实际情况修改。

根据最新公布的《医疗机构抗菌药物管理办法》，2009 年路径中涉及的抗菌药物均应按照要求进行调整。

实施临床路径管理意义重大，但也艰巨而复杂。在组织编写这套释义的过程中，我们对此深有体会。本书附录对制定/修订《临床路径释义》的基本方法与程序进行了详细的描述，因时间和条件限制，书中不足之处难免，欢迎同行诸君批评指正。

编　者

2018 年 5 月

目 录

第一章
蛛网膜下腔出血临床路径释义

一、蛛网膜下腔出血编码

1. 原编码：

疾病名称及编码：蛛网膜下腔出血（ICD-10：160.8）

2. 修改编码：

疾病名称及编码：蛛网膜下腔出血（ICD-10：160.）

二、临床路径检索方法

I60._

三、蛛网膜下腔出血临床路径标准住院流程

（一）适用对象

第一诊断为蛛网膜下腔出血（ICD-10：160.8）。

> 释义
>
> ■指非创伤性蛛网膜下腔出血。

（二）诊断依据

根据《中国蛛网膜下腔出血诊治指南2015》[中华医学会神经病学分会制订，中华神经科杂志，2016，49（3）：182-191]。

1. 急性起病；常在剧烈劳动或激动时起病。
2. 突然出现剧烈头痛，可伴恶心、呕吐和癫痫发作；严重时意识障碍。
3. 可出现脑膜刺激征。
4. 头CT等影像学检查提示蛛网膜下腔出血征象。
5. 影像学阴性时腰椎穿刺出现均匀血性脑脊液。

> 释义
>
> ■虽然多数患者发病前有用力的诱因，但仍有很多患者在睡眠状态或休息时发病。
>
> ■虽然多数患者以头痛起病，但仍有相当数量的患者以颈部僵硬感、后背疼痛、头晕或癫痫为首发症状，甚至头痛症状不典型，导致对发病时间的判断不准确，影响CT结果的判读。故应详细询问患者相关病史，对发病时间作出准确判断。
>
> ■头CT对蛛网膜下腔出血诊断具有不可替代的作用，且发病时间越短，头CT的敏感度越高，在发病第1天高达90%，第2天下降至70%。一般出血量的蛛网膜下腔出血，在发病1周左右既已看不到明显出血征象，故强调尽早完善该检查。

■ 蛛网膜下腔出血4天后，头颅MRI T1像能清楚地显示外渗的血液，T1像血液的高信号表现可持续至少2周，FLAIR像则持续更长时间。因此，当病后1~2周，CT不能提供蛛网膜下腔出血的证据时，MRI可作为诊断蛛网膜下腔出血和了解破裂动脉瘤部位的一种重要方法。

■ 若头CT阴性，但症状提示蛛网膜下腔出血，应行腰椎穿刺脑脊液检查，推荐使用分光光度计进行鉴别，如果没有该项检查条件，可采用"三管试验"，若为该病，三管脑脊液的颜色没有明显差别。

（三）治疗方案选择依据

《中国蛛网膜下腔出血诊治指南2015》[中华医学会神经病学分会制订，中华神经科杂志，2016，49（3）：182-191]。

1. 一般治疗：维持呼吸循环功能，监测控制血压血糖，维持水电解质平衡，降低颅内压。
2. 动脉瘤介入或外科手术治疗：根据病情，对动脉瘤性蛛网膜下腔出血患者可选择动脉瘤介入或手术治疗。
3. 预防再出血：卧床，早期、短程抗纤维蛋白溶解治疗。
4. 预防及治疗血管痉挛：可选择静脉或口服尼莫地平，维持血容量，必要时血管成形术。
5. 并发症处理：根据病情可选用抗癫痫治疗、脑室引流术等。

释义

■ 血压控制：去除疼痛等诱因后，保持收缩压<160mmHg和平均动脉压>90mmHg，可在密切监测血压下使用短效降压药物，可选择钙离子通道阻滞剂、β受体阻滞剂或ACEI类，保持血压稳定在正常或起病前水平，但应避免突然将血压降的太低；当血糖>10mmol/L时应行降糖治疗。

■ 根据动脉瘤部位及大小、患者一般情况以及意愿选择手术方式；排除患者选择因素，一般来讲，对于伴有大量脑出血（50ml）的动脉瘤和大脑中动脉动脉瘤优先选择开颅夹闭，而对于年老（大于70岁）、分级低的动脉瘤和基底动脉动脉瘤则优先选择介入治疗。

■ 抗纤维蛋白溶解治疗应该在发病至动脉瘤处理前短期应用，长期应用会增加脑缺血风险。

■ 不推荐药物提高血压预防脑血管痉挛。

（四）标准住院日为14~28天

释义

■ 积极寻找并处理蛛网膜下腔出血病因，对症处理并发症以及合并症，非危重患者治疗周期为14天。

（五）进入路径标准

1. 第一诊断必须符合 ICD-10：I60.8 蛛网膜下腔出血编码。

2. 当患者同时具有其他疾病诊断，但在住院期间不需要特殊处理也不影响第一诊断的临床路径流程实施时，可以进入路径。

（六）住院后检查项目

1. 必需的检查项目：

（1）血常规、尿常规、便常规。

（2）肝肾功能、电解质、血糖、血脂、凝血功能、感染性疾病筛查（乙型肝炎、丙型肝炎、梅毒、艾滋病等）。

（3）X 线胸片、心电图。

（4）头 CT、头 CTA 或 MRA。

> **释义**
>
> ■ 由于该病导致脑心综合征的风险高，应在完善心电图的基础上，筛查心肌酶以及心肌梗死标志物。凝血功能包括常规凝血检验以及 D-二聚体检查。

2. 根据具体情况可选择的检查项目：

（1）TCD。

（2）DSA。

> **释义**
>
> ■ 经颅多普勒超声（TCD）判断脑血管痉挛采用大脑中动脉血流速度，应根据患者年龄进行调整，一般标准为平均血流速度≥120cm/s，或 Lindgaard 指数（大脑中动脉平均血流速度/同侧颈内动脉平均血流速度）>6。
>
> ■ 全脑血管造影（DSA）目前仍然是诊断动脉瘤或其他血管病变的金标准，要求检查全部四根脑供血动脉。

（七）选择用药

根据《中国蛛网膜下腔出血诊治指南 2015》[中华医学会神经病学分会，中华神经科杂志，2016，49（3）：182-191]，结合患者具体情况选择治疗药物。

1. 预防及治疗血管痉挛：可选用静脉或口服尼莫地平。

2. 降低颅内压：可选用甘露醇、甘油果糖及呋塞米等药物。

> **释义**
>
> ■ 尼莫地平需要连续使用 21 天，可静脉用药以及动脉用药序贯治疗。静脉用药量：体重<70kg 或血压不稳的患者，治疗开始的 2 小时可按照尼莫地平 0.5mg/h 给药 [相当于尼莫地平注射液 2.5ml/h，剂量约为 7.5μg/（kg·h）]。如果耐受性良好尤其血压无明显下降时，2 小时后，剂量可增至尼莫地平 1mg/h [相当于尼莫地平注射液 5ml/h，剂量约为 15μg/（kg·h）]。体重>70kg 的患者，剂量宜从尼莫地平

1mg/h 开始 [相当于尼莫地平注射液 5ml/h，剂量约为 15μg/（kg·h）]，2 小时后如无不适可增至尼莫地平 2mg/h [相当于尼莫地平注射液 10ml/h，剂量约为 30μg/（kg·h）]。口服用量：60mg，每 4 小时 1 次。

（八）出院标准

1. 患者病情稳定。
2. 没有需要住院治疗的并发症。

（九）退出路径

1. 当患者出现以下情况时，退出路径：
2. 当患者存在颅内动脉瘤，根据现行诊治指南需要外科或血管介入干预时，进入相应疾病临床路径。
3. 病情危重，合并较严重系统性疾病及脏器功能不全需要治疗，使住院时间延长、费用增加者。
4. 意识障碍、呼吸循环衰竭，需要转入 ICU 或手术治疗。
5. 已出现较严重合并症，需要治疗者：如院内感染，包括泌尿系感染，肺部感染，下肢静脉血栓形成等。

> **释义**
>
> ■ 通行的做法是在蛛网膜下腔出血路径下维护外科和血管介入两个二级路径，当患者存在颅内动脉瘤，根据现行诊治指南需要外科或血管介入干预时，分别转入适宜的二级路径（转径）。
>
> ■ 病情危重，合并较严重系统性疾病及脏器功能不全需要治疗，使住院时间延长、费用增加者，退出路径并详细说明退径原因。

四、推荐表单

（一）医师表单

蛛网膜下腔出血临床路径医师表单

适用对象：第一诊断为蛛网膜下腔出血（ICD-10：160.8）

患者姓名：	性别： 年龄： 门诊号：	住院号：
住院日期： 年 月 日	出院日期： 年 月 日	标准住院日：14~28 天

时间	住院第 1 天（急诊室到病房或直接到卒中单元）	住院第 2 天	住院第 3 天
主要诊疗工作	□ 询问病史与体格检查（包括 NIHSS 评分、GCS 评分及 Bathel 评分） □ 完善病历 □ 医患沟通，交代病情 □ 监测并管理血压（必要时降压） □ 气道管理：防治误吸，必要时经鼻插管及机械通气 □ 控制体温，可考虑低温治疗、冰帽、冰毯 □ 防治感染、应激性溃疡等并发症 □ 合理使用脱水药物 □ 记录会诊意见	□ 主治医师查房，书写上级医师查房记录 □ 评价神经功能状态 □ 评估辅助检查结果 □ 继续防治并发症 □ 必要时多科会诊 □ 开始康复治疗 □ 需手术者转神经外科 □ 记录会诊意见	□ 主任医师查房，书写上级医师查房记录 □ 评价神经功能状态 □ 继续防治并发症 □ 必要时会诊 □ 康复治疗 □ 需手术者转神经外科
重点医嘱	长期医嘱： □ 神经内科疾病护理常规 □ 一级护理 □ 低盐低脂饮食 □ 安静卧床 □ 监测生命体征 □ 脱水降颅内压 □ 预防血管痉挛 □ 短期使用止血药物 临时医嘱： □ 血常规、尿常规、便常规 □ 肝肾功能、电解质、血糖、血脂、心肌酶谱、凝血功能、血气分析、感染性疾病筛查 □ 头颅 CT、X 线胸片、心电图 □ 根据病情选择：头 CTA、MRA 或 DSA □ 根据病情下达病危通知 □ 介入科、神经外科会诊 □ 如需血管内治疗或外科治疗，积极联系术前准备	长期医嘱： □ 神经内科疾病护理常规 □ 一级护理 □ 低盐低脂饮食 □ 安静卧床 □ 监测生命体征 □ 基础疾病用药 □ 依据病情下达 临时医嘱： □ 复查异常实验室检查 □ 复查头 CT（必要时） □ 依据病情需要	长期医嘱： □ 神经内科疾病护理常规 □ 一级护理 □ 低盐低脂饮食 □ 安静卧床 □ 监测生命体征 □ 基础疾病用药 □ 依据病情下达 临时医嘱： □ 异常实验室检查复查 □ 依据病情需要下达
病情变异记录	□ 无 □ 有，原因： 1. 2.	□ 无 □ 有，原因： 1. 2.	□ 无 □ 有，原因： 1. 2.
医师签名			

时间	第 4~6 天	第 7~9 天	第 10~28 天 （出院日）
主要诊疗工作	□ 各级医师查房 □ 评估辅助检查结果 □ 评价神经功能状态 □ 继续防治并发症 □ 必要时相关科室会诊 □ 康复治疗	□ 通知患者及其家属明天出院 □ 向患者交代出院后注意事项，预约复诊日期 □ 如果患者不能出院，在病程记录中说明原因和继续治疗的方案	□ 再次向患者及家属介绍出院后注意事项，出院后治疗及家庭保健 □ 患者办理出院手续，出院
重点医嘱	长期医嘱： □ 神经内科疾病护理常规 □ 一~二级护理 □ 低盐低脂饮食 □ 安静卧床 □ 基础疾病用药 □ 依据病情下达 临时医嘱： □ 异常检查复查 □ 复查血常规、肾功能、血糖、电解质 □ 必要时复查 CT □ 依据病情需要下达	长期医嘱： □ 神经内科疾病护理常规 □ 二~三级护理 □ 低盐低脂饮食 □ 安静卧床 □ 基础疾病用药 □ 依据病情下达 临时医嘱： □ 异常检查复查 □ 明日出院	出院医嘱： □ 通知出院 □ 依据病情给予出院带药及建议 □ 出院带药
病情变异记录	□ 无　□ 有，原因： 1. 2.	□ 无　□ 有，原因： 1. 2.	□ 无　□ 有，原因： 1. 2.
医师签名			

（二）护士表单

蛛网膜下腔出血临床路径护士表单

适用对象：第一诊断为蛛网膜下腔出血（ICD-10：160.8）

患者姓名：	性别： 年龄： 门诊号：	住院号：
住院日期： 年 月 日	出院日期： 年 月 日	标准住院日：14~28 天

时间	住院第 1 天	住院第 2 天	住院第 3 天
健康宣教	□ 入院宣教 介绍主管医师、护士 介绍环境、设施 介绍住院注意事项 介绍探视和陪伴制度 介绍贵重物品制度	□ 药物宣教 □ 术前宣教 宣教全麻术前禁食水 8 小时以上 告知手术后饮食 告知患者在检查中配合医师 主管护士与患者沟通，消除患者紧张情绪 告知检查后可能出现的情况及应对方式	□ 手术当日宣教 给予患者及家属心理支持 再次明确探视陪伴须知
护理处置	□ 核对患者，佩戴腕带 □ 建立入院护理病历 □ 协助患者留取各种标本 □ 测量体重	□ 协助医师完成术前的相关实验室检查 □ 手术前准备 □ 禁食禁水	□ 送患者手术室 摘除患者义齿 核对患者资料及带药 □ 接患者 核对患者及资料
基础护理	□ 三级护理 晨、晚间护理 排泄管理 患者安全管理	□ 三级护理 晨、晚间护理 排泄管理 患者安全管理	□ 二~一级护理 晨、晚间护理 患者安全管理
专科护理	□ 护理查体 □ 病情观察 头痛严重程度 瞳孔形状及大小观察 肢体活动情况 □ 需要时，填写跌倒及压疮防范表 □ 需要时，请家属陪伴 □ 确定饮食种类 □ 心理护理	□ 病情观察 头痛严重程度 瞳孔形状及大小观察 肢体活动情况 □ 遵医嘱完成相关检查 □ 心理护理	□ 遵医嘱予补液 □ 病情观察 头痛严重程度 意识情况 瞳孔形状及大小观察 肢体活动情况 □ 心理护理
重点医嘱	□ 详见医嘱执行单	□ 详见医嘱执行单	□ 详见医嘱执行单
病情变异记录	□ 无 □ 有，原因： 1. 2.	□ 无 □ 有，原因： 1. 2.	□ 无 □ 有，原因： 1. 2.
护士签名			

时间	第 4~6 天	第 7~9 天	第 10~28 天 （出院日）
基础护理	□ 二~一级护理 □ 晨、晚间护理 　患者安全管理 　排泄护理	□ 二~一级护理 　晨、晚间护理 　患者安全管理 　排泄护理	□ 二~一级护理 　晨、晚间护理 　患者安全管理 　排泄护理
专科护理	□ 正确执行医嘱 □ 遵医嘱予补液 □ 病情观察 　头痛严重程度 　意识情况 　瞳孔形状及大小观察 　肢体活动情况 □ 心理护理	□ 正确执行医嘱 □ 遵医嘱予补液 □ 病情观察 　头痛严重程度 　意识情况 　瞳孔形状及大小观察 　肢体活动情况 □ 心理护理	□ 正确执行医嘱 □ 遵医嘱予补液 □ 病情观察 □ 出院带药服用指导 □ 特殊护理指导 □ 告知复诊时间和地点 □ 交代常见的药物不良反应 □ 嘱其定期门诊复诊
重点医嘱	□ 详见医嘱执行单	□ 详见医嘱执行单	□ 详见医嘱执行单
病情变异记录	□ 无　□ 有，原因： 1. 2.	□ 无　□ 有，原因： 1. 2.	□ 无　□ 有，原因： 1. 2.
护士签名			

（三）患者表单

蛛网膜下腔出血临床路径患者表单

适用对象：第一诊断为蛛网膜下腔出血（ICD-10：160.8）

患者姓名：	性别： 年龄： 门诊号：	住院号：
住院日期： 年 月 日	出院日期： 年 月 日	标准住院日：14～28 天

时间	入院	手术前	手术当天
医患配合	□ 配合询问病史、收集资料，请务必详细告知既往史、用药史、过敏史 □ 配合进行体格检查 □ 有任何不适请告知医师	□ 配合完善手术前相关检查、实验室检查，如采血、留尿、心电图、X 线胸片 □ 医师与患者及家属介绍病情签署手术知情同意书	□ 配合完善相关检查、实验室检查 □ 配合医师摆好检查体位
护患配合	□ 配合测量体温、脉搏、呼吸 3 次，血压、体重 1 次 □ 配合完成入院护理评估（简单询问病史、过敏史、用药史） □ 接受入院宣教（环境介绍、病室规定、订餐制度、贵重物品保管等） □ 配合执行探视和陪伴制度 □ 有任何不适请告知护士	□ 配合测量体温、脉搏、呼吸 3 次，询问大便 1 次 □ 接受手术前宣教 □ 接受饮食宣教 □ 接受药物宣教	□ 配合监测生命体征 □ 送往手术室，带齐影像资料及用药 □ 返回病房后，配合接受生命体征的测量 □ 配合检查意识 □ 配合缓解疼痛 □ 接受手术后宣教 □ 接受饮食宣教：当天禁食 □ 接受药物宣教 □ 有任何不适请告知护士
饮食	□ 遵医嘱饮食	□ 遵医嘱饮食	□ 手术前 8 小时严格禁食水 □ 根据医嘱 8 小时后试饮水，无恶心呕吐进少量流食或者半流食
排泄	□ 正常排尿便	□ 正常排尿便	□ 正常排尿便
活动	□ 卧床	□ 卧床	□ 卧床

附：原表单（2016 年版）

蛛网膜下腔出血临床路径表单

适用对象：第一诊断为蛛网膜下腔出血（ICD-10：160.8）

患者姓名：	性别：	年龄：	门诊号：	住院号：
住院日期： 年 月 日	出院日期： 年 月 日			标准住院日：14～28 天

时间	住院第 1 天 （急诊室到病房或直接到卒中单元）	住院第 2 天	住院第 3 天
主要诊疗工作	□ 询问病史与体格检查（包括 NIHSS 评分、GCS 评分及 Bathel 评分） □ 完善病历 □ 医患沟通，交待病情 □ 监测并管理血压（必要时降压） □ 气道管理：防治误吸，必要时经鼻插管及机械通气 □ 控制体温，可考虑低温治疗、冰帽、冰毯 □ 防治感染、应激性溃疡等并发症 □ 合理使用脱水药物 □ 记录会诊意见	□ 主治医师查房，书写上级医师查房记录 □ 评价神经功能状态 □ 评估辅助检查结果 □ 继续防治并发症 □ 必要时多科会诊 □ 开始康复治疗 □ 需手术者转神经外科 □ 记录会诊意见	□ 主任医师查房，书写上级医师查房记录 □ 评价神经功能状态 □ 继续防治并发症 □ 必要时会诊 □ 康复治疗 □ 需手术者转神经外科
重点医嘱	长期医嘱： □ 神经内科疾病护理常规 □ 一级护理 □ 低盐低脂饮食 □ 安静卧床 □ 监测生命体征 □ 脱水降颅内压 □ 预防血管痉挛 □ 短期使用止血药物 临时医嘱： □ 血常规、尿常规、大便常规 □ 肝肾功能、电解质、血糖、血脂、心肌酶谱、凝血功能、血气分析、感染性疾病筛查 □ 头颅 CT、胸片、心电图 □ 根据病情选择：头 CTA、MRA 或 DSA □ 根据病情下达病危通知入科、神经外科会诊 □ 如需血管内治疗或外科治疗，积极联系术前准备	长期医嘱： □ 神经内科疾病护理常规 □ 一级护理 □ 低盐低脂饮食 □ 安静卧床 □ 监测生命体征 □ 基础疾病用药 □ 依据病情下达 临时医嘱： □ 复查异常化验 □ 复查头 CT（必要时） □ 依据病情需要	长期医嘱： □ 神经内科疾病护理常规 □ 一级护理 □ 低盐低脂饮食 □ 安静卧床 □ 监测生命体征 □ 基础疾病用药 □ 依据病情下达 临时医嘱： □ 异常化验复查 □ 依据病情需要下达
主要护理工作	□ 入院宣教及护理评估 □ 正确执行医嘱 □ 观察患者病情变化	□ 正确执行医嘱 □ 观察患者病情变化	□ 正确执行医嘱 □ 观察患者病情变化
病情变异记录	□ 无 □ 有，原因： 1. 2.	□ 无 □ 有，原因： 1. 2.	□ 无 □ 有，原因： 1. 2.
护士签名			
医师签名			

时间	第 4～6 天	第 7～9 天	第 10～28 天（出院日）
主要诊疗工作	□ 各级医生查房 □ 评估辅助检查结果 □ 评价神经功能状态 □ 继续防治并发症 □ 必要时相关科室会诊 □ 康复治疗	□ 通知患者及其家属明天出院 □ 向患者交代出院后注意事项，预约复诊日期 □ 如果患者不能出院，在"病程记录"中说明原因和继续治疗的方案	□ 再次向患者及家属介绍病出院后注意事项，出院后治疗及家庭保健 □ 患者办理出院手续，出院
重点医嘱	**长期医嘱：** □ 神经内科疾病护理常规 □ 一～二级护理 □ 低盐低脂饮食 □ 安静卧床 □ 基础疾病用药 □ 依据病情下达 **临时医嘱：** □ 异常检查复查 □ 复查血常规、肾功能、血糖、电解质 □ 必要时复查 CT □ 依据病情需要下达	**长期医嘱：** □ 神经内科疾病护理常规 □ 二～三级护理 □ 低盐低脂饮食 □ 安静卧床 □ 基础疾病用药 □ 依据病情下达 **临时医嘱：** □ 异常检查复查 □ 明日出院	**出院医嘱：** □ 通知出院 □ 依据病情给予出院带药及建议 □ 出院带药
主要护理工作	□ 正确执行医嘱 □ 观察患者病情变化	□ 正确执行医嘱 □ 观察患者病情变化	□ 出院带药服用指导 □ 特殊护理指导 □ 告知复诊时间和地点 □ 交待常见的药物不良反应 □ 嘱其定期门诊复诊
病情变异记录	□ 无　□ 有，原因： 1. 2.	□ 无　□ 有，原因： 1. 2.	□ 无　□ 有，原因： 1. 2.
护士签名			
医师签名			

第二章

低血钾型周期性瘫痪临床路径释义

一、低血钾型周期性瘫痪编码

疾病名称及编码：低血钾型周期性瘫痪（ICD-10：G72.301）。

二、临床路径检索方法

G72.301

三、低血钾型周期性瘫痪临床路径标准住院流程

（一）适用对象

第一诊断为低血钾型周期性瘫痪（ICD-10：G72.301）。

> **释义**
>
> ■ 周期性瘫痪是以反复发作性骨骼肌弛缓性瘫痪为主要临床表现的一类疾病，按发作时血清钾水平可分为低钾型、正常血钾型和高钾型周期性瘫痪；按病因可分为原发性和继发性。低血钾型周期性瘫痪是最常见的临床类型，致病基因为钙离子通道（CACNA1S）或钠离子通道（SCNA4）基因突变，发病诱因多为过度劳累、饱餐、寒冷等，多在夜间发病，瘫痪持续数小时至数天，一般不累及呼吸肌。继发性低钾性瘫痪病因包括：甲状腺功能亢进，原发性醛固酮增多症，肾小管酸中毒，钡中毒，使用甘草制剂。

（二）诊断依据

根据《神经病学》（八年制教材，吴江、贾建平编著，人民卫生出版社，第三版，2015）。

1. 突发四肢弛缓性瘫痪，近端为主，无脑神经支配肌肉损害，无意识障碍和感觉障碍。
2. 病程数小时至数日，多在24小时内恢复。
3. 血钾<3.5mmol/L，心电图呈低钾性改变。
4. 补钾治疗肌无力迅速缓解。

> **释义**
>
> ■ 低钾性周期性瘫痪多发生在夜间或清晨醒来，表现为四肢弛缓性瘫痪，一般不累及膀胱括约肌，严重病例可累及呼吸肌和心肌，发病诱因包括：饱餐、酗酒、剧烈运动、寒冷和情绪紧张等。
> ■ 心电图改变为：出现U波，QT间期延长，T波低平，S-T段下移。
> ■ 需要进一步明确原发性和继发性，原发性低钾性周期性瘫痪常有常染色体显性遗传家族史，CACNA1S或SCNA4基因突变，继发性低钾性瘫痪需要寻找甲状腺、肾脏疾病等。

■需要与吉兰-巴雷综合征、急性脊髓炎、低钾瘫痪型棉酚中毒、肉毒杆菌中毒等相鉴别。

（三）治疗方案选择

根据《神经病学》（八年制教材，吴江、贾建平编著，人民卫生出版社，第3版，2015）。

1. 急性期的对症治疗：

（1）口服补钾：10%氯化钾或10%枸橼酸钾40～50ml顿服，24小时内再分次口服，一日总量不超过10g。

（2）静脉补钾：症状较重时，静脉滴注氯化钾溶液纠正低血钾，补钾不宜过快。

（3）对症支持治疗：出现呼吸肌麻痹者，应予以辅助呼吸；严重心律失常者应积极救治。

2. 发作间期的治疗：

（1）长期口服钾盐1g，每日3次。

（2）口服钾盐无效者：乙酰唑胺250mg，每日4次；或螺内酯200mg，每日2次。

（3）避免各种发病诱因，平时少食多餐，忌摄入过多高碳水化合物，低钠饮食，避免精神刺激。

3. 病因治疗：伴有甲状腺功能亢进症、原发性醛固酮增多症或肾小管酸中毒者，积极治疗相应的原发疾病。

（四）标准住院日为5～7天

（五）进入临床路径标准

1. 临床和查体以及实验室结果、辅助检查符合低血钾型周期性瘫痪的诊断。

2. 当患者同时具有其他疾病诊断，但在住院期间不需要特殊处理也不影响第一诊断的临床路径流程实施时，可以进入路径。

（六）住院期间检查项目

1. 必需的检查项目：

（1）血常规、尿常规。

（2）肝功能、肾功能、电解质、血清肌酶学、甲状腺功能、血糖、糖化血红蛋白、血气分析。

（3）常规多导联心电图。

2. 可选择的检查项目：

（1）肌电图：针电极肌电图、神经传导速度+F波、H反射；重频刺激（低频、高频）。

（2）甲状腺彩超，腹部B超。

（3）血浆皮质醇检测。

> 释义
>
> 　　可选择的检查项目：血浆皮质醇检测，肾素-血管紧张素-醛固酮水平检测；CACNA1S和SCNA4基因检测分析。

（七）选择用药

（1）对症治疗：10%氯化钾、10%枸橼酸钾、氯化钾缓释片、乙酰唑胺、螺内酯。

（2）病因治疗：如甲状腺功能异常者的治疗药物等。

（八）出院标准

1. 临床诊断明确。

2. 肌力有所好转或基本恢复，血钾恢复至正常水平。

3. 病情平稳，没有需要住院处理的并发症。

（九）变异及原因分析

1. 辅助检查异常，需要复查和明确异常原因，导致住院治疗时间延长和住院费用增加。

2. 住院期间病情加重，出现呼吸肌无力或心律失常等并发症，需要进一步诊治，导致住院治疗时间延长和住院费用增加。

3. 既往合并有其他系统疾病，从而延长治疗时间和增加住院费用。

四、低血钾型周围性瘫痪给药方案

【用药选择】

1. 补钾治疗：发作时给予10%氯化钾或10%枸橼酸钾40～50ml顿服，24小时内再分次口服，一日总量为10g；也可静脉滴注氯化钾溶液，氯化钾1.5～3.0g，溶于0.9%生理盐水500～1000ml中，以1ml/min的速度滴注。

2. 螺内酯：利尿作用弱，保钾排钠，对发作频繁者，发作间期可口服螺内酯，200mg，2次/日。

3. 乙酰唑胺：碳酸酐酶抑制剂，对离子通道发挥作用，250mg，每天2～3次。

【药学提示】

1. 补钾治疗：高钾血症可引起严重的心律失常。

2. 螺内酯：久用可引起高血钾，还有性激素样不良反应，可引起男性乳房女性化，性功能障碍及女性多毛症。

3. 乙酰唑胺：不良反应有：①过敏反应，作为磺胺的衍生物，可能造成骨髓抑制、皮肤毒性、磺胺样肾脏损害；②代谢性酸中毒、尿结石。

【注意事项】

1. 补钾治疗：注意补钾治疗的总量不要超过10g，静脉滴注钾盐的浓度不超过0.3%。

2. 长期使用螺内酯应该注意监测血钾，避免性激素样不良反应。

3. 乙酰唑胺：注意过敏反应和代谢性酸中毒。

五、推荐表单

（一）医师表单

低血钾型周期性瘫痪临床路径医师表单

适用对象：第一诊断为低血钾型周期性瘫痪（ICD-10：G72.301）

患者姓名：	性别：　年龄：　门诊号：	住院号：
住院日期：　　年　月　日	出院日期：　　年　月　日	标准住院日：5~7 天

时间	住院第 1 天	住院第 2 天	住院第 3 天
主要诊疗工作	□ 询问病史及体格检查 □ 完善辅助检查 □ 上级医师查房，确定初步药物治疗方案 □ 向患者及其家属告知病情、检查结果及治疗方案，必要时签署病重通知书 □ 完成首次病程记录等病历书写 □ 完成上级医师查房记录	□ 上级医师查房 □ 明确下一步诊疗计划 □ 完成上级医师查房记录 □ 肢体功能评估 □ 安排肌电图检查 □ 对患者进行有关疾病和相关检查的宣教 □ 向患者及家属交代病情	□ 上级医师查房 □ 完成三级查房记录 □ 肢体功能评估 □ 评估有无合并症（如甲状腺疾病、肾脏疾病、心脏疾病等） □ 予以标准药物治疗（参见标准药物治疗方案）
重点医嘱	**长期医嘱：** □ 神经科护理常规 □ 一级护理 □ 心电监护 □ 补钾治疗：10% 氯化钾、10% 枸橼酸钾 **临时医嘱：** □ 血、尿、便常规 □ 肝肾功能、电解质、血糖、糖化血红蛋白、血清肌酶学、血气分析、甲状腺功能 □ 心电图 □ 其他检查（酌情）：皮质醇、肾素-血管紧张素-醛固酮水平	**长期医嘱：** □ 神经内科护理常规 □ 一级护理 □ 饮食 □ 补钾治疗 **临时医嘱：** □ 肌电图与神经传导检测 □ 甲状腺超声、腹部超声 □ 其他检查（酌情）：基因检查 □ 肢体功能评估	**长期医嘱：** □ 神经内科护理常规 □ 二级护理 □ 饮食 □ 补钾治疗 □ 病因治疗 **临时医嘱：** □ 复查血电解质、血糖 □ 复查心电图
病情变异记录	□ 无　□ 有，原因： 1. 2.	□ 无　□ 有，原因： 1. 2.	□ 无　□ 有，原因： 1. 2.
医师签名			

时间	住院第 4 天	住院第 5~7 天 （出院日）
主要诊疗工作	□ 评估临床症状和合并疾病情况 □ 上级医师查房及诊疗评估 □ 完成查房记录 □ 对患者坚持治疗和预防复发进行宣教	□ 上级医师查房，确定能否出院 □ 通知出院处 □ 通知患者及家属准备出院 □ 向患者及家属交代出院后注意事项，预约复诊时间 □ 将出院记录的副本交给患者 □ 如果患者不能出院，在病程记录中说明原因和继续治疗的方案
重点医嘱	长期医嘱： □ 神经内科护理常规 □ 二级护理 □ 普通饮食 □ 补钾治疗 □ 病因治疗 □ 其他对症治疗	临时医嘱： □ 出院带药（参见标准药物治疗方案） □ 门诊随诊
病情变异记录	□ 无　□ 有，原因： 1. 2.	□ 无　□ 有，原因： 1. 2.
医师签名		

（二）护士表单

低血钾型周期性瘫痪临床路径护士表单

适用对象：第一诊断为低血钾型周期性瘫痪（ICD-10：G72.301）

患者姓名：	性别：　　年龄：　　门诊号：	住院号：
住院日期：　　年　月　日	出院日期：　　年　月　日	标准住院日：5~7天

时间	住院第1天	住院第2天	住院第3天
健康宣教	□ 入院宣教 　介绍主管医师、护士 　介绍环境、设施 　介绍住院注意事项 　介绍探视和陪伴制度 　介绍贵重物品制度	□ 药物宣教 □ 肌电图检查前宣教	□ 危险因素宣教 　告知饮食 　给予患者及家属心理支持 　再次明确探视陪伴须知
护理处置	□ 核对患者，佩戴腕带 □ 建立入院护理病历 □ 协助患者留取各种标本 □ 测量体重	□ 协助患者留取各种标本 □ 检查前准备	□ 协助患者留取各种标本
基础护理	□ 一级护理 　晨、晚间护理 　排泄管理 　患者安全管理	□ 一级护理 　晨、晚间护理 　排泄管理 　患者安全管理	□ 二级护理 　晨、晚间护理 　患者安全管理
专科护理	□ 护理查体 □ 遵医嘱予补液或口服补钾治疗 □ 病情观察 　肢体肌力观察 　生命体征的观察 □ 需要时，填写跌倒防范表 □ 需要时，请家属陪伴 □ 确定饮食种类 □ 心理护理	□ 遵医嘱予补液或口服补钾治疗 □ 病情观察 　肢体肌力的观察 　生命体征的观察 □ 遵医嘱完成相关检查 □ 心理护理	□ 遵医嘱予补液或口服补钾治疗 □ 病情观察 　肢体肌力的观察 □ 心理护理
重点医嘱	□ 详见医嘱执行单	□ 详见医嘱执行单	□ 详见医嘱执行单
病情变异记录	□ 无　□ 有，原因： 1. 2.	□ 无　□ 有，原因： 1. 2.	□ 无　□ 有，原因： 1. 2.
护士签名			

时间	住院第 4 天	住院第 5~7 天（出院日）
健康宣教	□ 药物作用及频率 饮食、活动指导	□ 出院宣教 复查时间 服药方法 活动休息 指导饮食 指导办理出院手续
护理处置	□ 遵医嘱完成相关检查	□ 办理出院手续 书写出院小结
基础护理	□ 二级护理 □ 晨、晚间护理 □ 患者安全管理	□ 三级护理 晨、晚间护理 协助或指导进食、进水 协助或指导活动 患者安全管理
专科护理	□ 病情观察 □ 心理护理	□ 病情观察 □ 出院指导 □ 心理护理
重点医嘱	□ 详见医嘱执行单	□ 详见医嘱执行单
病情变异记录	□ 无　□ 有，原因： 1. 2.	□ 无　□ 有，原因： 1. 2.
护士签名		

（三）患者表单

低血钾型周期性瘫痪临床路径患者表单

适用对象：第一诊断为低血钾型周期性瘫痪（ICD-10：G72.301）

患者姓名：	性别：　　年龄：　　门诊号：	住院号：
住院日期：　　年　月　日	出院日期：　　年　月　日	标准住院日：5~7天

时间	住院第1天	住院第2~4天	住院5~7天
医患配合	□ 配合询问病史、收集资料，请务必详细告知既往史、用药史、过敏史 □ 配合进行体格检查 □ 有任何不适请告知医师	□ 配合完善相关检查、实验室检查，如采血、留尿、心电图、X线胸片、超声和肌电图等 □ 医师与患者及家属介绍病情	□ 接受出院前指导 □ 知道复查程序 □ 获取出院诊断书
护患配合	□ 配合测量体温、脉搏、呼吸3次，血压1次 □ 配合完成入院护理评估（简单询问病史、过敏史、用药史） □ 接受入院宣教（环境介绍、病室规定、订餐制度、贵重物品保管等） □ 接受输液、服药等治疗 □ 配合执行探视和陪伴制度 □ 有任何不适请告知护士	□ 配合测量体温、脉搏、呼吸3次 □ 接受各种检查宣教 □ 接受饮食宣教 □ 接受药物宣教 □ 接受输液、服药等治疗 □ 配合执行探视及陪伴制度	□ 接受出院宣教 □ 办理出院手续 □ 获取出院带药 □ 知道服药方法、作用、注意事项 □ 知道复印病历程序
饮食	□ 遵医嘱饮食	□ 遵医嘱饮食	□ 遵医嘱饮食
排泄	□ 正常排尿便	□ 正常排尿便	□ 正常排尿便
活动	□ 正常活动	□ 正常活动	□ 正常活动

附：原表单（2016 年版）

低血钾型周期性瘫痪临床路径表单

适用对象：第一诊断为低血钾型周期性瘫痪（ICD-10：G72.301）

患者姓名：	性别： 年龄： 门诊号：	住院号：
住院日期： 年 月 日	出院日期： 年 月 日	标准住院日：5～7 天

时间	住院第 1 天
主要诊疗工作	□ 询问病史及体格检查 完善辅助检查 上级医师查房，确定初步药物治疗方案 向患者及其家属告知病情、检查结果及治疗方案，必要时签署病重通知书 完成首次病程记录等病历书写 完成上级医师查房记录
重点医嘱	**长期医嘱：** □ 神经科护理常规 □ 一级护理 □ 心电监护 □ 补钾治疗：10% 氯化钾、10% 枸橼酸钾 **必选检查项目：** □ 血常规、尿常规； □ 肝功能、肾功能、电解质、血清肌酶学、甲状腺功能、血糖、糖化血红蛋白、醛固酮水平、血气分析、心电图 **可选择的检查项目** □ 肌电图 □ 甲状腺彩超、腹部 B 超 □ 血浆皮质醇检测
护理工作	□ 入院宣教及护理评估 □ 正确执行 □ 严密观察患者病情变化
病情变异记录	□ 无 □ 有，原因： 1. 2.
护士签名	
医师签名	

时间	住院第 2 天	住院第 3 天	住院第 4~7 天（出院日）
主要诊疗工作	□ 上级医师查房，完成上级医师查房记录 □ 肌力检查 □ 实施检查项目并评估检查结果	□ 主任医师查房，完成上级医师查房记录 □ 肌力检查	□ 三级医师查房，完成上级医师查房记录 □ 肌力检查
重点医嘱	**长期医嘱：** □ 神经科护理常规 □ 一级护理 □ 饮食 □ 补钾治疗 **临时医嘱：** □ 病因治疗	**长期医嘱：** □ 神经科护理常规 □ 一级护理 □ 饮食 □ 补钾治疗 **临时医嘱：** □ 病因治疗	**长期医嘱：** □ 神经科护理常规 □ 二级护理 □ 饮食 □ 补钾治疗 **临时医嘱：** □ 病因治疗 □ 出院带药 □ 出院
主要护理工作	□ 观察患者病情变化 □ 严格执行医嘱 □ 肢体运动功能评价 □ 患者宣教	□ 观察患者病情变化 □ 严格执行医嘱 □ 肢体运动功能评价 □ 患者宣教	□ 观察患者病情变化 □ 严格执行医嘱 □ 肢体运动功能评价 □ 患者宣教
病情变异记录	□ 无　□ 有，原因： 1. 2.	□ 无　□ 有，原因： 1. 2.	□ 无　□ 有，原因： 1. 2.
护士签名			
医师签名			

第三章

多发性肌炎临床路径释义

一、多发性肌炎编码

　　1. 原编码：

　　疾病名称及编码：多发性肌炎（ICD-10：M60.991）

　　2. 修改编码：

　　疾病名称及编码：多发性肌炎（ICD-10：M33）

二、临床路径检索方法

　　M33

三、多发性肌炎临床路径标准住院流程

　　（一）适用对象

　　第一诊断为多发性肌炎（ICD-10：M60.991）。

> 释义
>
> ■ 多发性肌炎（polymyositis，PM）是以四肢近端肌肉受累为主要表现的获得性肌肉疾病，它和皮肌炎、散发性包涵体肌炎（sIBM）、免疫介导坏死性肌病（IMNM）等同属特发性炎性肌病（idiopathic inflammatory myopathies，IIMs）。

　　（二）诊断依据

　　根据《中国多发性肌炎诊治共识》［中华医学会神经病学分会编，中华神经科杂志，2015，48（11）：946-949]。

　　1. 起病年龄大于18岁，亚急性或隐匿起病，数周至数月内进展，临床主要表现为对称的肢体无力和颈肌无力，近端重于远端，颈屈肌重于颈伸肌。

　　2. 血清肌酸激酶升高。

　　3. 肌电图提示活动性肌源性损害。

　　4. 肌肉病理提示肌源性损害，肌内膜多发散在和（或）灶性分布的、以淋巴细胞为主的炎性细胞浸润，炎性细胞大部分为T淋巴细胞，肌纤维膜有MHC-Ⅰ异常表达，CD_8^+T细胞围绕在形态正常的表MHC-Ⅰ的肌纤维周围，或侵入和破坏肌纤维。

　　5. 无皮肌炎的皮疹；无相关药物及毒物接触史，无甲状腺功能异常等内分泌病史，无肌营养不良等家族史。

　　6. 肌肉病理除外常见类型的代谢性肌病和肌营养不良等非炎性肌病。

释义

■ 多发性肌炎活动期血清肌酶（如肌酸激酶、LDH、ALT、AST 等）均升高，其中肌酸激酶最为敏感，可高达正常上限的 5~50 倍，甚至更高。

■ 针极肌电图显示患者存在活动性肌源性损害，包括：①静息时插入和自发电活动增多，有纤颤电位和正锐波，偶尔有复杂性重复放电；②轻收缩时，运动单位电位时限缩短、波幅降低、多相波百分比增加；③重收缩时，出现低波幅干扰相。常规的神经传导检测通常正常，在严重弥漫肌无力患者中可出现复合动作电位波幅降低。

■ 多发性肌炎的病理显示肌源性损害，苏木素-伊红（H-E）染色示肌纤维大小不一、散在和（或）灶性分布的肌纤维变性、坏死及再生，肌内膜多发散在和（或）灶性分布的、以淋巴细胞为主的炎性细胞浸润，酸性磷酸酶红染。单克隆抗体免疫组织化学染色提示炎性细胞大部分 T 淋巴细胞，其中 CD_8^+T 细胞具有相对特异性。特征性病理改变为肌纤维膜有 MHC-I 异常表达，CD_8^+T 细胞围绕在形态正常的表达 MHC-I 的肌纤维周围，或侵入和破坏肌纤维。

■ 特发性炎性肌病的抗体包括肌炎特异性抗体和肌炎相关抗体，特异性抗体包括各种抗氨基酰 tRNA 合成酶抗体［组氨酰 tRNA 合成酶（Jo-1）、苏氨酰 tRNA 合成酶（PL-7）、丙氨酰 tRNA 合成酶（PL-12）、异亮氨酰 tRNA 合成酶（OJ）、甘氨酰 tRNA 合成酶（EJ）、天冬氨酰 tRNA 合成酶（KS）等］、Mi-2 抗体、信号识别颗粒（SRP）抗体、临床无肌病性皮肌炎（CADM-140）抗体、p155/140 抗体等。肌炎相关抗体包括 SSA 抗体、PM-Scl 抗体、核蛋白（U1-RNP）抗体和 Ku 抗体等。抗体检测对临床诊断和治疗具有重要的指导意义。

■ 肢体（常规大腿和小腿）肌肉 MRI 的短时反转恢复序列像可见因炎症所致的弥散或灶性水肿，可指导诊断。

（三）治疗方案的选择

根据《中国多发性肌炎诊治共识》［中华医学会神经病学分会编，中华神经科杂志，2015，48（11）：946-949］。

1. 糖皮质激素。
2. 丙种球蛋白。
3. 免疫抑制剂。
4. 辅助治疗药物，如钙剂、抑酸剂、辅酶 Q10 等药物。
5. 康复治疗。

释义

■ 糖皮质激素常用方法为：初始泼尼松 1.0~1.5mg/（kg·d），晨起顿服，维持 4~8 周开始递减，减量速度通常是高剂量时每 1~2 周减 5mg，至 30mg/d 以下时每 1~2 个月减 2.5~5.0mg，根据情况调整减药速度，可减停或小剂量维持。

■ 静脉注射丙种球蛋白：一般剂量为 400mg/（kg·d），连续 5 日静脉滴注。

■ 硫唑嘌呤的初始剂量是 50mg/d，1 周后可加至 2mg/（kg·d）维持。

■ 氨甲蝶呤的初始剂量是 7.5mg/w，可每周增加 2.5mg，一般维持在 10~20mg/w。

（四）标准住院日为 14~21 天

（五）进入路径标准

1. 第一诊断必须符合多发性肌炎（ICD-10：M60.991）。

2. 当患者同时具有其他疾病诊断，但在住院期间不需要特殊处理，也不影响第一诊断的临床路径流程实施时，可以进入路径。

（六）入院期间检查项目

1. 必需的检查项目：

（1）血、尿、便常规。

（2）血清肌酶（CK、LDH），肌红蛋白，血清四项（乙型肝炎、丙型肝炎、梅毒、艾滋病），血肿瘤标志物，甲状腺功能五项等。

（3）血相关自身抗体（抗核抗体、抗 Jo-1 抗体等）、红细胞沉降率、CRP。

（4）X 线胸片、心电图、髋关节 X 线。

（5）肌电图检查。

（6）肌肉活检。

2. 根据患者病情可选择的检查项目：甲状腺、肝、脾、肾及前列腺（男）超声，乳腺及妇科超声（女），胸部 CT，胃肠镜检，肢体肌肉 MRI 及全身 PET。

> **释义**
>
> ■ 检查的目的：通过血清肌酶、电生理检查，尤其是肌肉活检确定多发性肌炎的诊断，相关自身抗体检测协诊亚型。检查排除合并间质性肺炎、肿瘤、其他风湿免疫疾病等，同时鉴别其他神经肌肉病，如代谢性肌病。

（七）选择用药

1. 糖皮质激素：是本病的首选药物。

2. 免疫球蛋白静脉注射。

3. 免疫抑制剂：硫唑嘌呤、氨甲蝶呤、有环磷酰胺、环孢素 A、他克莫司和吗替麦考酚酯等。

4. 支持疗法和对症治疗：包括注意休息，高蛋白及高维生素饮食，预防并发症，适当体育锻炼和理疗等。

> **释义**
>
> ■ 对于症状严重的患者，如出现吞咽困难、呼吸困难或同时合并其他脏器受累，如间质性肺炎等，可在口服之前进行甲泼尼龙冲击治疗，剂量为 1000mg/d 静脉滴注，每 3~5 天减为 1/2 剂量，至相当于泼尼松的初始口服剂量时改为口服。
>
> ■ 皮质激素疗程一般在 2~3 年甚至更长，大部分 PM 患者在 2~3 个月后症状改善，若改善不明显或糖皮质激素无法耐受，则加用或换用免疫抑制剂。
>
> ■ 长期使用糖皮质激素，需要同时补钾、补钙、保护胃黏膜并监测血压、血糖、血脂等。注意糖皮质激素的禁忌证，特别是活动性乙型肝炎、结核等。

■ 对于糖皮质激素不敏感、耐受差及部分起病即较为严重的患者，可加用或换用免疫抑制剂，目前最为常用的免疫抑制剂为硫唑嘌呤和氨甲蝶呤，使用硫唑嘌呤，需密切监测患者的血常规和肝功能，特别是用药第 1 个月，建议 1 周检查 1 次。使用氨甲蝶呤，需要补充叶酸。由于氨甲蝶呤存在潜在的肺部损害危险，一般不用于伴发间质性肺炎的患者。

（八）出院标准

1. 患者病情改善。
2. 血清肌酶显著下降。
3. 治疗药物达到最小有效药物剂量。
4. 没有需要住院治疗的并发症。

（九）变异及原因分析

1. 对于病情严重患者，有可能需要气管切开并上呼吸机，会延长治疗时间并增加住院费用。
2. 激素治疗会出现高血压、糖尿病、增加感染等并发症，可能会延长住院时间并增加医疗费用。
3. 住院后伴发其他严重疾病病情不稳定者，导致住院时间延长并增加医疗费用。

四、多发性肌炎给药方案

【用药选择】

1. 糖皮质激素：初始泼尼松 1.0～1.5mg/（kg·d），晨起顿服，维持 4～8 周左右开始递减，减量速度通常是高剂量时每 1～2 周减 5mg，至 30～40mg/d 以下时每 1～2 个月减 2.5～5.0mg，根据情况调整减药速度，可减停或小剂量维持。
2. 免疫抑制剂：硫唑嘌呤的初始剂量是 50mg/d，1 周后可加至 2mg/（kg·d）维持。氨甲蝶呤的初始剂量是 7.5mg/w，可每周增加 2.5mg，一般维持在 10～20mg/w。

【药学提示】

1. 糖皮质激素具有强大的抗炎作用和一定的免疫抑制作用，主要不良反应：长期使用会出现库欣综合征的面部表现，血压、血糖升高，电解质紊乱，对细菌、真菌、病毒易感性，促使结核复发，股骨头坏死。
2. 硫唑嘌呤主要不良反应：①血液系统：可出现白细胞和血小板减少、巨红细胞血症，大剂量或用药过久可有严重骨髓抑制；②消化系统：厌食、恶心呕吐，肝脏毒性；③生殖系统：对卵子、精子有一定损伤；④可继发感染、脱发、黏膜溃疡、视网膜出血和肺水肿等。
3. 氨甲蝶呤主要不良反应：①血液系统：可见白细胞减少、血小板减少、贫血、丙种球蛋白减少、多部位出血；②消化系统：可见口腔溃疡、口腔炎、恶心呕吐、食欲减退、肝功能损害、消化道出血；③呼吸系统：可见咳嗽、气短、肺炎、肺纤维化；④泌尿系统：可见肾脏损害、膀胱炎、血尿。

【注意事项】

1. 皮质激素疗程一般在 2～3 年甚至更长，大部分 PM 患者在 2～3 个月后症状改善，若改善不明显或糖皮质激素无法耐受，则加用或换用免疫抑制剂。
2. 长期使用糖皮质激素，需要同时补钾、补钙、保护胃黏膜并监测血压、血糖、血脂、电解质等。注意糖皮质激素的禁忌证，特别是活动性乙型肝炎、结核等。

3. 使用硫唑嘌呤，需密切监测患者的血常规和肝功能，特别是用药第 1 个月，建议 1 周检查 1 次。

4. 使用氨甲蝶呤，需要密切监测患者血常规、肾功能，注意并发感染，长期应用存在导致继发性肿瘤的风险。静脉使用滴注时间不宜超过 6 小时，使用时需要补充叶酸。禁忌证：对药物高度过敏，妊娠期和哺乳期妇女，肝肾功能不全，血液疾病。

五、推荐表单

(一) 医师表单

多发性肌炎临床路径医师表单

适用对象：第一诊断为多发性肌炎（ICD 10：M60.991）

患者姓名：	性别： 年龄： 门诊号：	住院号：
住院日期： 年 月 日	出院日期： 年 月 日	标准住院日：14～21 天

时间	住院第 1 天	住院第 2～4 天	住院第 5～7 天
主要诊疗工作	□ 询问病史，体格检查，完善病历 □ 开具相关检查单并预约检查时间 □ 请上级医师看患者，明确诊断 □ 医患沟通，向家属交代病情	□ 上级医师查房 □ 实施上级医师查房指示 □ 追踪检查结果 □ 向家属交代激素治疗的利弊告知患者并签署知情同意书 □ 开始激素治疗	□ 上级医师查房 □ 调整激素用量 □ 观察处置激素不良反应 □ 适当康复治疗
重点医嘱	**长期医嘱：** □ 一～二级护理 □ 饮食 **临时医嘱：** □ 三大常规+生化+血清四项+甲状腺功能五项+凝血全套 □ 心电图+X 线胸片 □ 髋关节 X 线 □ 预约肌电图 □ 血清自身抗体 □ 肌肉活检 □ 营养支持疗法	**长期医嘱：** □ 一～二级护理 □ 饮食 **临时医嘱：** □ 查看检查结果 □ 激素治疗 □ 激素冲击辅助用药 □ 营养支持疗法	**长期医嘱：** □ 一～二级护理 □ 饮食 **临时医嘱：** □ 根据患者全身状况决定检查项目 □ 激素治疗 □ 激素冲击辅助用药 □ 营养支持疗法
病情变异记录	□ 无 □ 有，原因： 1. 2.	□ 无 □ 有，原因： 1. 2.	□ 无 □ 有，原因： 1. 2.
医师签名			

时间	住院第 8~10 天	住院第 11~13 天	住院第 14~15 天
主要诊疗工作	□ 上级医师查房 □ 复查血常规、生化 □ 调整激素用量 □ 观察处置激素不良反应 □ 了解患者治疗反应 □ 适当康复治疗	□ 上级医师查房 □ 分析实验室检查汇报结果 □ 调整激素用量 □ 观察处置激素不良反应 □ 了解患者治疗反应 □ 适当康复治疗	□ 上级医师查房 □ 调整激素用量 □ 观察处置激素不良反应 □ 了解患者治疗反应 □ 适当康复治疗 □ 评估患者治疗效果
重点医嘱	长期医嘱: □ 二级护理 □ 饮食 临时医嘱: □ 激素减量治疗 □ 复查血常规及血生化 □ 激素冲击辅助用药 □ 营养支持疗法	长期医嘱: □ 二级护理 □ 饮食 临时医嘱: □ 激素减量治疗 □ 激素冲击辅助用药 □ 营养支持疗法	长期医嘱: □ 二级护理 □ 饮食 临时医嘱: □ 激素减量治疗 □ 激素冲击辅助用药 □ 营养支持疗法
病情变异记录	□ 无 □ 有,原因: 1. 2.	□ 无 □ 有,原因: 1. 2.	□ 无 □ 有,原因: 1. 2.
医师签名			

时间	住院第 16~18 天	住院第 19~20 天	住院第 21 天
主要诊疗工作	□ 上级医师查房 □ 调整激素用量 □ 观察处置激素不良反应 □ 了解患者治疗反应 □ 选择疾病调节药物治疗并观察其不良反应 □ 营养支持疗法	□ 上级医师查房 □ 复查血常规、生化 □ 酌情复查肌电图 □ 分析实验室检查汇报结果 □ 调整激素用量 □ 疾病调节药物 □ 观察处置药物不良反应 □ 评价患者治疗效果 □ 营养支持疗法	□ 向患者交代出院注意事项（复查日期等） □ 通知出院处 □ 开出院诊断书 □ 完成出院记录
重点医嘱	长期医嘱： □ 二级护理 □ 饮食 临时医嘱： □ 激素减量治疗 □ 疾病调节药物 □ 激素冲击辅助用药 □ 营养支持疗法	长期医嘱： □ 二级护理 □ 饮食 临时医嘱： □ 激素减量治疗 □ 疾病调节药物 □ 复查血常规及血生化 □ 激素冲击辅助用药 □ 营养支持疗法	长期医嘱： □ 二级护理 □ 饮食 临时医嘱： □ 调整激素用量 □ 疾病调节药物 □ 通知出院 □ 出院带药
病情变异记录	□ 无　□ 有，原因： 1. 2.	□ 无　□ 有，原因： 1. 2.	□ 无　□ 有，原因： 1. 2.
医师签名			

（二）护士表单

多发性肌炎临床路径护士表单

适用对象：第一诊断为 多发性肌炎（ICD 10：M60.991）

患者姓名：	性别：　　年龄：　　门诊号：	住院号：
住院日期：　　年　月　日	出院日期：　　年　月　日	标准住院日：14～21 天

时间	住院第 1 天	住院第 2～4 天	住院第 5～7 天
健康宣教	□ 入院宣教 　介绍主管医师、护士 　介绍环境、设施 　介绍住院注意事项 　介绍探视和陪伴制度 　介绍贵重物品制度	□ 疾病知识宣教 □ 激素治疗宣教 □ 告知饮食 □ 各种检查的宣教 □ 肌肉活检宣教 □ 呼吸道管理宣教 □ 压疮防范宣教	□ 免疫抑制剂治疗宣教 □ 告知饮食 □ 给予患者及家属心理支持 □ 再次明确探视陪伴须知
护理处置	□ 核对患者，佩戴腕带 □ 建立入院护理病历 □ 协助患者留取各种标本 □ 肌肉活检手术前准备 □ 测量体重	□ 协助患者留取各种标本 □ 各种检查前准备 □ 肌肉活检术后伤口护理	□ 协助患者留取各种标本 □ 各种检查前准备
基础护理	□ 一级护理 　晨、晚间护理 　患者安全管理	□ 一级护理 　晨、晚间护理 　患者安全管理	□ 一级护理 　晨、晚间护理 　患者安全管理
专科护理	□ 护理查体 □ 遵医嘱予药物治疗 □ 肢体、呼吸功能评价 □ 生命体征的观察 □ 营养状态、压疮评估 □ 需要时，请家属陪伴 □ 确定饮食种类 □ 心理护理	□ 遵医嘱予药物治疗 □ 病情观察 □ 压疮评估防范 □ 遵医嘱完成相关检查 □ 心理护理	□ 遵医嘱予药物治疗 □ 病情观察 □ 压疮评估防范 □ 预防相关部位感染等 □ 遵医嘱完成相关检查 □ 心理护理
重点医嘱	□ 详见医嘱执行单	□ 详见医嘱执行单	□ 详见医嘱执行单
病情变异记录	□ 无　□ 有，原因： 1. 2.	□ 无　□ 有，原因： 1. 2.	□ 无　□ 有，原因： 1. 2.
护士签名			

时间	住院第 8~20 天	住院第 14~21 天 （出院日）
健康 宣 教	□ 药物治疗宣教 □ 饮食、活动指导	□ 出院宣教 　复查时间 　服药方法 　活动休息 　指导饮食 　指导办理出院手续
护理 处置	□ 遵医嘱完成相关检查	□ 办理出院手续 　书写出院小结
基 础 护 理	□ 二级护理 □ 晨、晚间护理 □ 患者安全管理	□ 三级护理 　晨、晚间护理 　协助或指导进食、进水 　协助或指导活动 　患者安全管理
专科 护理	□ 遵医嘱予药物治疗 □ 病情观察 □ 心理护理	□ 病情观察 □ 出院指导 □ 心理护理
重点 医嘱	□ 详见医嘱执行单	□ 详见医嘱执行单
病情 变异 记录	□ 无　□ 有，原因： 1. 2.	□ 无　□ 有，原因： 1. 2.
护士 签名		

（三）患者表单

多发性肌炎临床路径患者表单

适用对象：第一诊断为多发性肌炎（ICD 10：M60.991）

患者姓名：	性别：	年龄：	门诊号：	住院号：

住院日期：　年　月　日	出院日期：　年　月　日	标准住院日：14~21 天

时间	住院第 1 天	住院第 2~20 天	住院 14~21 天
医患配合	□ 配合询问病史、收集资料，请务必详细告知既往史、用药史、过敏史 □ 配合进行体格检查 □ 有任何不适请告知医师	□ 配合完善相关检查、实验室检查，如采血、留尿、心电图、X 线胸片、超声、磁共振、肌电图、肌肉活检等 □ 接受药物治疗 □ 医师与患者及家属介绍病情	□ 接受出院前指导 □ 知道复查程序 □ 获取出院诊断书
护患配合	□ 配合测量体温、脉搏、呼吸 3 次，血压 1 次；病情严重者，接受生命体征监护 □ 配合完成入院护理评估（简单询问病史、过敏史、用药史） □ 接受入院宣教（环境介绍、病室规定、订餐制度、贵重物品保管等） □ 接受输液、服药等治疗 □ 配合执行探视和陪伴制度 □ 有任何不适请告知护士	□ 配合测量体温、脉搏、呼吸 3 次，病情严重者，接受生命体征监护 □ 接受各种检查宣教 □ 接受饮食宣教 □ 接受药物宣教 □ 接受输液、服药等治疗 □ 配合执行探视及陪伴制度	□ 接受出院宣教 □ 办理出院手续 □ 获取出院带药 □ 知道服药方法、作用、注意事项 □ 知道复印病历程序
饮食	□ 遵医嘱饮食	□ 遵医嘱饮食	□ 遵医嘱饮食
活动	□ 正常活动 □ 活动受限者，防止压疮	□ 正常活动 □ 活动受限者，防止压疮	□ 正常活动 □ 活动受限者，防止压疮

附：原表单（2016 年版）

多发性肌炎临床路径表单

适用对象：第一诊断为多发性肌炎（ICD 10：M60.991）

患者姓名：	性别：	年龄：	门诊号：	住院号：
住院日期：　　年　月　日	出院日期：　　年　月　日		标准住院日：14 ~ 21 天	

时间	住院第 1 天	住院第 2 ~ 4 天	住院第 5 ~ 7 天
主要诊疗工作	□ 询问病史，体格检查，完善病历 □ 开具相关检查单并预约检查时间 □ 请上级医师看患者，明确诊断 □ 医患沟通，向家属交代病情	□ 上级医师查房 □ 实施上级医师查房指示 □ 追踪检查结果 □ 向家属交代激素治疗的利弊告知患者并签署知情同意书 □ 开始激素治疗	□ 上级医师查房 □ 调整激素用量 □ 观察处置激素不良反应 □ 适当康复治疗
重点医嘱	长期医嘱： □ 一 ~ 二级护理 □ 饮食 临时医嘱： □ 三大常规+生化+血清四项+甲状腺功能五项 □ 心电图+X 线胸片 □ 髋关节 X 线 □ 预约肌电图 □ 血清自身抗体 □ 肌肉活检 □ 营养支持疗法	长期医嘱： □ 一 ~ 二级护理 □ 饮食 临时医嘱： □ 查看检查结果 □ 激素治疗（甲泼尼龙 500 或 1000mg） □ 激素冲击辅助用药 □ 营养支持疗法	长期医嘱： □ 一 ~ 二级护理 □ 饮食 临时医嘱： □ 根据患者全身状况决定检查项目 □ 激素治疗 □ 激素冲击辅助用药 □ 营养支持疗法
主要护理工作	□ 观察患者一般状况 □ 营养状况 □ 肢体、吞咽功能评价 □ 患者宣教	□ 观察患者一般状况 □ 口腔护理 □ 四肢瘫痪者翻身、穿弹力袜 □ 吞咽困难者下鼻饲	□ 观察患者一般状况 □ 观察有压疮、预防相关部位感染等
病情变异记录	□ 无　□ 有，原因： 1. 2.	□ 无　□ 有，原因： 1. 2.	□ 无　□ 有，原因： 1. 2.
护士签名	白班　｜　小夜班　｜　大夜班	白班　｜　小夜班　｜　大夜班	白班　｜　小夜班　｜　大夜班
医师签名			

时间	住院第 8～10 天	住院第 11～13 天	住院第 14～15 天
主要诊疗工作	□ 上级医师查房 □ 复查血常规、生化 □ 调整激素用量 □ 观察处置激素不良反应 □ 了解患者治疗反应 □ 适当康复治疗	□ 上级医师查房 □ 分析实验室检查汇报结果 □ 调整激素用量 □ 观察处置激素不良反应 □ 了解患者治疗反应 □ 适当康复治疗	□ 上级医师查房 □ 调整激素用量 □ 观察处置激素不良反应 □ 了解患者治疗反应 □ 适当康复治疗 □ 评估患者治疗效果
重点医嘱	长期医嘱： □ 二级护理 □ 饮食 临时医嘱： □ 激素减量治疗 □ 复查血常规及血生化 □ 激素冲击辅助用药 □ 营养支持疗法	长期医嘱： □ 二级护理 □ 饮食 临时医嘱： □ 激素减量治疗 □ 激素冲击辅助用药 □ 营养支持疗法	长期医嘱： □ 二级护理 □ 饮食 临时医嘱： □ 激素减量治疗 □ 激素冲击辅助用药 □ 营养支持疗法
主要护理工作	□ 患者一般状况 □ 观察有无压疮、肺部感染等	□ 患者一般状况 □ 观察有无压疮、肺部感染等	□ 患者一般状况 □ 观察有无压疮、肺部感染等
病情变异记录	□ 无　□ 有，原因： 1. 2.	□ 无　□ 有，原因： 1. 2.	□ 无　□ 有，原因： 1. 2.
护士签名	白班 | 小夜班 | 大夜班	白班 | 小夜班 | 大夜班	白班 | 小夜班 | 大夜班
医师签名			

时间	住院第 16～18 天	住院第 19～20 天	住院第 21 天
主要诊疗工作	□ 上级医师查房 □ 调整激素用量 □ 观察处置激素不良反应 □ 了解患者治疗反应 □ 选择疾病调节药物治疗并观察其不良反应 □ 营养支持疗法	□ 上级医师查房 □ 复查血常规、生化 □ 酌情复查肌电图 □ 分析实验室检查汇报结果 □ 调整激素用量 □ 疾病调节药物 □ 观察处置药物不良反应 □ 评价患者治疗效果 □ 营养支持疗法	□ 向患者交代出院注意事项（复查日期等） □ 通知出院处 □ 开出院诊断书 □ 完成出院记录
重点医嘱	长期医嘱： □ 二级护理 □ 饮食 临时医嘱： □ 激素减量治疗 □ 疾病调节药物 □ 激素冲击辅助用药 □ 营养支持疗法	长期医嘱： □ 二级护理 □ 饮食 临时医嘱： □ 激素减量治疗 □ 疾病调节药物 □ 复查血常规及血生化 □ 激素冲击辅助用药 □ 营养支持疗法	长期医嘱： □ 二级护理 □ 饮食 临时医嘱： □ 调整激素用量 □ 疾病调节药物 □ 通知出院 □ 出院带药
主要护理工作	□ 患者一般状况 □ 观察有无压疮、肺部感染等	□ 患者一般状况 □ 观察有无压疮、肺部感染等	□ 指导患者办理出院手续
病情变异记录	□ 无 □ 有，原因： 1. 2.	□ 无 □ 有，原因： 1. 2.	□ 无 □ 有，原因： 1. 2.
护士签名	白班 | 小夜班 | 大夜班	白班 | 小夜班 | 大夜班	白班 | 小夜班 | 大夜班
医师签名			

第四章

多系统萎缩临床路径释义

一、多系统萎缩编码

1. 原编码：

疾病名称及编码：多系统萎缩（multiple system atrophy，MSA，ICD-10：G90.301）

2. 修改编码：

疾病名称及编码：多系统萎缩（multiple system atrophy，MSA，ICD-10：G90.3）

二、临床路径检索方法

G90.3

三、多系统萎缩临床路径标准住院流程

（一）适用对象

第一诊断为多系统萎缩（multiple system atrophy，MSA，ICD-10：G90.301）。

释义

■ 适用对象编码参见第一部分。

■ 本路径适用对象为临床诊断为多系统萎缩的患者，如诊断为其他锥体外系疾病的患者，需进入其他相应路径。

（二）诊断依据

根据2008年美国神经病学学会修订的MSA诊断标准：

1. 很可能的多系统萎缩（probable MSA）：散发、进展性加重，成年（30岁以后）起病，并且具备以下特征：

（1）自主神经功能障碍：尿失禁（不能控制膀胱排尿，男性可伴勃起功能障碍）或卧位站立3min内收缩压下降≥30mmHg，或舒张压下降≥15mmHg。

（2）左旋多巴疗效欠佳的帕金森综合征（运动迟缓伴肌强直、震颤或姿势不稳）或小脑综合征（步态共济失调、小脑性构音障碍、肢体共济失调或小脑性眼球运动障碍）。

2. 支持特征：①口面肌张力障碍；②不对称性颈项前屈；③严重脊柱前曲可伴Pisa综合征（严重脊柱侧弯）；④手或足挛缩；⑤吸气样呼吸；⑥严重的发音障碍；⑦严重的构音障碍；⑧原发或加重的打鼾；⑨手足冰冷；⑩强哭强笑；⑪肌阵挛样姿势性或动作性震颤。

3. 不支持特征：①典型的搓丸样静止震颤；②临床上明显的周围神经疾病；③非药源性幻觉；④发病年龄>75岁；⑤共济失调或帕金森综合征家族史；⑥符合DSM-IV痴呆诊断标准；⑦疑为多发性硬化的白质病变。

释义

■ 本路径的制订主要参考国内外权威参考文献和诊疗指南。

■可能的多系统萎缩（possible MSA）：散发、进行性加重，成年（30岁以后）起病，具有帕金森综合征症状（运动迟缓伴肌强直、震颤或姿势不稳）或小脑症状（共济失调步态伴小脑性构音障碍，肢体共济失调或小脑性动眼障碍）。

怀疑自主神经障碍的至少一项特征表现（不能用其他疾病解释的尿急、尿频、膀胱排空障碍。男性勃起障碍或站立3min后未达到很可能的多系统萎缩水平的血压下降）。

至少包括一项附加特征：

可能 MSA-P 或 MSA-C：

A. 巴氏征阳性伴反射亢进。

B. 喘鸣。

可能 MSA-P：

A. 快速恶化的帕金森综合征症状。

B. 左旋多巴不敏感。

C. 运动症状发作3年内出现姿势不稳。

D. 共济失调步态、小脑性构音障碍、肢体共济失调或小脑性动眼障碍。

E. 运动症状发作5年内出现吞咽困难。

F. MRI 表现壳核、小脑中脚、脑桥或小脑萎缩。

G. FDG-PET 检查表现为壳核、脑干或小脑低代谢。

可能 MSA-C：

A. 帕金森综合征症状（运动迟缓和肌强直）。

B. MRI 表现为壳核、小脑中脚或脑桥萎缩。

C. FDG-PET 检查表现壳核低代谢。

D. SPECT 或 PET 表现为黑质纹状体突触前多巴胺能衰退。

■ 2008年 Gilman 等[1]根据近10年对多系统萎缩的临床研究，发表了第2版诊断标准，限定多系统萎缩为散发、进展性、成人发病（>30岁）的神经变性疾病。新版诊断标准主要针对可能的多系统萎缩诊断增加了内容，定义为帕金森综合征或小脑功能障碍合并至少一项自主神经功能障碍和至少一项其他特征，同时增加了支持和（或）不支持特征以便进行早期诊断和鉴别诊断。

■ 多系统萎缩的临床表现主要包括自主神经功能障碍、类帕金森病表现、共济失调等。自主神经功能障碍为多系统萎缩各亚型的共同特征，包括以下几个方面。①直立性低血压：患者感觉站立行走时头晕，平卧时症状改善，日间困倦，尤其是餐后更为明显。有些严重患者采用蹲踞位以缓解头晕，个别患者可出现晕厥。也有个别存在明显的直立性低血压的患者自觉症状不明显。②泌尿生殖系统功能障碍：主要表现为尿频、尿急、尿失禁和夜尿增多，残余尿量增加。女性患者尿失禁更为明显；而男性患者尿不净感更为明显，常被误诊为前列腺肥大，但手术后症状无改善，此外，男性患者还常伴有勃起功能障碍。此外还有类帕金森病表现，如 MSA-P 型患者可表现为运动迟缓、肢体僵直、姿势性震颤、姿势平衡障碍，对左旋多巴反应差，但静止性震颤少见，可与原发性帕金森病相鉴别。共济失调症状，如 MSA-C 型患者可表现为构音障碍、眼动异常，共济失调以躯干为主，下肢无力；多系统萎缩常见锥体束征。

大多数多系统萎缩患者可于发病前数年出现快速眼动睡眠期行为障碍（RBD），推测可能是该病的前驱症状。相当一部分患者打鼾症状明显，并出现睡眠呼吸暂停。中晚期患者一般表现为颈项前屈，腰部酸软无力，明显弯腰姿势；部分患者还可出现吸气性喘鸣。

（三）选择治疗方案的依据

根据《中国多系统萎缩诊断和治疗专家共识》（中华医学会神经病学分会帕金森病及运动障碍学组，中华神经科杂志，2015 年，尚未发表）并结合国外相关文献，确定治疗方案。

目前国内尚无多系统萎缩治疗的专家共识，结合国内外相关文献，确定治疗方案。目前的治疗包括一般治疗、对症治疗等。

1. 一般治疗：应采用综合治疗，包括运动治疗、心理疏导、照料护理等，吞咽困难者应加强营养，必要时管饲喂养。肢体活动受限者应适当增加体疗或理疗，避免跌倒等。

2. 对症治疗：

（1）运动症状的治疗：

帕金森综合征症状：复方左旋多巴（左旋多巴/苄丝肼、卡比多巴/左旋多巴）；金刚烷胺。

共济失调症状：无有效药物，丁螺环酮可能有效。可行康复训练。

肌张力障碍：局部肉毒素注射治疗。

（2）非运动症状治疗：直立性低血压：穿弹力袜、抬高床头 10°~15°、盐酸米多君、屈昔多巴等。

膀胱功能障碍：奥昔布宁、托特罗定、哌唑嗪和莫西塞利；尿潴留可间歇导尿。

男性勃起功能障碍：口服西地那非或鞘内注射前列腺素治疗。

快速眼动期睡眠障碍：小剂量氯硝西泮。

喘鸣或睡眠呼吸暂停：持续正压通气或双向正压通气治疗。

抑郁或焦虑：选择性 5-羟色胺再摄取抑制剂。

> **释义**
>
> ■ 与帕金森病和散发、晚发共济失调相比，多系统萎缩病程进展快，早期出现自主神经功能障碍的患者预后不良。多系统萎缩的早期诊断和干预极为重要。

（四）参考住院时间

多系统萎缩是慢性病，短期住院日为 14~21 天。

> **释义**
>
> ■ 怀疑多系统萎缩的患者入院后，7 天时间完善头颅 MRI、多巴胺能药物测评以及相关检查后，根据患者目前存在的问题，给予调整药物。观察患者对于药物的反应和药物的不良反应约 7~10 天，总住院时间不超过 21 天符合路径要求。

（五）进入路径标准

1. 第一诊断必须符合多系统萎缩（ICD-10：G90.301）。

（临床诊断为很可能的多系统萎缩）。

2. 具有其他疾病，但住院期间不需要特殊处理也不影响第一诊断的临床路径流程实施时，可以进入路径。

> **释义**
>
> ■ 进入本路径的患者第一诊断为多系统萎缩，需除外其他锥体外系综合征，如帕金森病、进行性核上性麻痹、继发性帕金森综合征等，同时需要除外合并有严重并发症的患者，如合并严重肺炎、骨折等。
>
> ■ 入院后常规检查发现有基础疾病，如高血压、糖尿病、冠心病、陈旧性脑梗死、甲状腺功能减退等，经系统评估后对多系统萎缩诊断治疗无特殊影响者，可进入本路径，但可能增加医疗费用，延长住院时间。

（六）进入路径所需的检查

1. 必需的检查项目：

（1）卧立位血压。

（2）血常规、红细胞沉降率、尿常规、便常规。

（3）肝功能、肾功能、电解质、血糖、血脂、血清肌酶、感染性疾病筛查（乙型肝炎、艾滋病、梅毒等）。

（4）心电图。

（5）肿瘤抗原标志物及胸腹 CT。

（6）膀胱残余尿彩超。

（7）头颅 MRI。

2. 选择检查项目：

（1）甲状腺激素水平及甲状腺相关抗体、铜蓝蛋白、免疫全套（体液免疫和细胞免疫、ANA、ENA、dsDNA、RF、免疫球蛋白、补体）、抗链球菌溶血素 O、维生素 B_{12}、血叶酸和脑脊液自身免疫脑炎抗体检测（Hu-Yo-Ri、抗 NMDA 受体抗体等）。

（2）颈椎或腰椎 MRI。

（3）脑电图（EEG）、24 小时动态心电图、动态血压监测。

（4）整夜睡眠呼吸监测。

（5）遗传性共济失调基因（SCA1、2、3、6、7 等）筛查。

（6）脑脊液（CSF）：常规、生化、细胞学。

（7）尿流动力学检查。

（8）神经传导（常规、分段传导速度）和常规针肌电图及肛门括约肌肌电图。

（9）颅脑 PET。

（10）根据肿瘤标志物进行相关筛查：选择行相应部位的超声检查、MRI 检查，消化道钡餐或内镜检查或骨髓穿刺。

> **释义**
>
> ■ 必须检查项目是住院患者最基本的检查，进入路径的患者均需完成。

■ 血常规、尿常规、便常规、血生化、心电图、感染性疾病筛查等是最基本的入院常规检查，可帮助筛查患者是否有其他伴随疾病，是否影响住院时间、费用及其治疗预后，进入本临床路径的患者均需完成。多系统萎缩的患者早期出现自主神经功能障碍，需行卧立位血压监测、膀胱残余尿彩超检查。肿瘤相关筛查、胸腹CT检查有助于判断是否同时合并肿瘤。头颅MRI检查在多系统萎缩的诊断中具有重要价值。常规MRI扫描可见壳核、小脑中脚和脑干萎缩，即T2WI的脑桥十字征、壳核裂隙征及壳核背外侧低信号，然而这些信号改变缺乏特异性。

■ 本病需要与其他类型的帕金森综合征相鉴别，根据患者病情可酌情进行甲状腺功能、免疫代谢、24小时动态心电图、动态血压监测；肛门括约肌肌电图检查对多系统萎缩具有支持诊断的作用，但是对其特异性存在较大争议，可检出程度不同的神经源性损害，包括平均时限延长、自发电位、纤颤电位、正锐波、波幅增高等，目前认为这些与骶髓前角细胞中的Onuf核弥漫性脱失，导致括约肌的横纹肌失神经支配有关；经颅黑质超声（TCS）作为一种无创、价廉的检测手段，对鉴别帕金森病和MSA-P等帕金森综合征极具临床价值。对于有排尿障碍的患者可行尿流动力学检查；大多数多系统萎缩患者可于发病前数年出现快速眼动睡眠期行为障碍，部分患者还可出现吸气性喘鸣，可行整夜睡眠呼吸监测；中晚期患者一般表现为颈项前屈，腰部酸软无力，明显弯腰姿势；可行颈椎或腰椎MRI、神经传导（常规、分段传导速度）和常规针极肌电图检查。在临床中需要与那些家族史不详、发病年龄晚的遗传性共济失调患者进行鉴别，有必要筛除常见的脊髓小脑共济失调致病基因动态突变；根据患者临床表现，必要时可行脑电图、脑脊液检查、颅脑PET检查，帮助鉴别诊断。

■ 治疗方案和药物选择

1. 对症治疗。

（1）直立性低血压：①西医治疗：卧位血压偏低或正常的患者，可以试用盐酸米多君（3次/日）口服，初始剂量为每次2.5mg，监测卧、立位血压，以卧位血压<140/90mmHg为限调整剂量（需参考患者发病前血压水平）。改善直立性低血压亦可试用溴吡斯的明，据国外文献报道该药可缩小卧立位血压变化。②中医治疗：一些中成药也具有升压作用，如生脉饮。③日常生活管理：部分多系统萎缩患者存在中枢性低血钠，感觉乏力，尽管活动量减少但是食欲较好，需增加盐的摄入。如：晨起饮盐水；少食多餐（避免餐后低血压反应）；穿弹力袜；卧位坐起或站立时尽可能动作慢一些，睡眠时后背倾斜垫高30°；尽量避免炎热环境；血钠水平明显下降的患者可以服用氯化钠胶囊。

（2）排尿障碍：尿频患者可试用艾灸，治疗穴位可选择关元和命门，每侧灸20min；尿不净患者必要时可行间断导尿，及时冲洗避免感染。有国外文献报道，尿失禁亦可选用曲司氯铵20mg（2次/日）或15mg口服（3次/日）；或奥昔布宁2.50~5.00mg（2~3次/日），但需注意该药的中枢性不良作用，或托特罗定2mg口服（2次/日）。对于排尿不净者，残余尿量>100ml是留置尿管的适应证，晚期患者可行耻骨上尿道造瘘。抗利尿激素类似物去氨加压素可减少夜尿并改善清晨直立性低血压。

（3）排便无力：可采用一些中药缓泻剂，按摩腹部，适当增加运动，做提肛运动训练括约肌。

（4）睡眠障碍：快速眼动睡眠期行为障碍可试用氯硝西泮，睡前半片。

（5）僵直和动作迟缓：尽管服用多巴丝肼等药物效果不明显，但是国外仍推荐使用多巴丝肼，认为仍有可能起到一定的治疗作用。另外，也可选用多巴胺受体（DR）激动剂、金刚烷胺等治疗帕金森综合征的药物缓解僵直、动作迟缓等症状。

（6）步态不稳：据国外文献报道，多系统萎缩患者姿势反射异常可能存在脑内胆碱能神经递质缺乏[5]，可尝试予以胆碱类药物治疗。

2. 神经保护治疗：

（1）雷沙吉兰：作为新型选择性单胺氧化酶B抑制药，雷沙吉兰对多系统萎缩转基因小鼠模型具有神经保护作用，包括运动功能改善，减轻黑质致密部、纹状体、小脑皮质、脑桥核和下橄榄核神经元缺失。

（2）辅酶Q_{10}：作为线粒体呼吸链的组成成分，其安全性和对神经退行性疾病的潜在治疗作用已被一些基础研究和临床试验初步证实，包括帕金森病、亨廷顿舞蹈病、老年性痴呆、弗里德赖希共济失调、运动神经元病等。

■目前，对于多系统萎缩的治疗方法主要是针对帕金森综合症状和自主神经功能障碍等方面的症状性治疗。对于有直立性低血压的患者可尝试应用盐酸米多君，但部分患者服用盐酸米多君后可出现尿频，若无法耐受，应及时停药。如果卧位血压高于正常，不建议服用盐酸米多君。中药方剂也可升高血压，但中药方剂需要因人而异，升压原理一般为引起轻度水钠潴留，部分患者可出现下肢水肿。多系统萎缩患者会出现尿频、尿急、尿失禁、尿不净、夜尿次数增多症状，可酌情选择药物治疗，但需检测药物不良反应。对于存在睡眠障碍服用氯硝西泮的患者，需要注意患者呼吸情况，如果已经出现睡眠呼吸暂停则应慎用氯硝西泮及其他镇静催眠药物，并及时到呼吸科就诊。对于服用多巴丝肼的患者，但是需注意多巴丝肼可能加重直立性低血压的不良作用，应因人而异，并根据病程进展情况随时调整药物剂量。脑干、小脑萎缩可引起共济失调，同时伴发姿势反射异常，可在改善直立性低血压的基础上，并在保证安全的前提下，进行平衡康复训练。神经保护治疗仍处在临床试验阶段。

（七）出院标准

1. 病情稳定，暂时排除其他疾病。
2. 没有需要住院治疗的并发症。

> 释义
>
> ■患者出院前应完成所有必需的检查项目，且开始药物治疗，观察临床症状是否减轻或者缓解，有无明显药物相关不良反应。

（八）变异及原因分析

当患者出现下述情况时，退出路径。

1. 发现合并其他严重疾病，如恶性肿瘤等，转入相应路径诊治。
2. 既往其他系统疾病加重而需要治疗，或发生严重并发症，需进一步治疗，由此延长住院时间，增加住院费用，患者转入相应临床路径。

> **释义**
>
> ■ 认可的变异原因主要是指患者入选路径后，在检查及治疗过程中发现患者合并存在事前未预知的、对本路径治疗可能产生影响的情况，需要终止执行路径或延长治疗时间、增加治疗费用，如住院期间发生严重肺部感染、泌尿系感染、骨折、消化道出血、心力衰竭等，医师需在表单中明确说明。
>
> ■ 因患者方面的主观原因导致执行路径出现变异，需医师在表单中予以说明。
>
> ■ 参考费用标准推荐为 10000～20000 元。
>
> ■ 不同地区和等级医院对于相应的检查项目收费可能有一定区别，另外费用与患者住院时间、病情严重程度相关。
>
> ■ 患者入选路径后，如只进行必需的检查，并给以相应干预，则费用相对较低。
>
> ■ 患者如进行其他相关检查，如 PET、基因检查等，则费用会增加。

四、多系统萎缩临床路径给药方案

【用药选择】

复方左旋多巴：包括左旋多巴/苄丝肼和卡比多巴/左旋多巴。左旋多巴在体内可转化为多巴胺而起作用。从小剂量开始，根据病情而逐渐增加剂量至症状改善且不出现不良反应的适宜剂量维持，餐前 1 小时或餐后 1.5 小时服药。

多巴胺受体激动药：目前大多选择非麦角类多巴胺受体激动剂，包括普拉克索、罗匹尼罗、吡贝地尔。激动剂均应从小剂量开始，逐渐增加剂量至症状改善而不出现不良反应为止。

单胺氧化酶-B（MAO-B）抑制药：主要有司来吉兰和雷沙吉兰。MAO-B 抑制剂可抑制 MAO-B 的活性，减少多巴胺降解；可以抑制多巴转运体的功能；增加多巴胺的合成。

金刚烷胺：机制主要是促进纹状体多巴胺的合成和释放，减少神经细胞对多巴胺的再摄取，并有抗乙酰胆碱作用，从而改善类帕金森病样症状。

盐酸米多君：对于存在直立性低血压的患者，根据患者自主神经的张力和反应性来进行治疗并作相应的调整。建议开始剂量 2.5mg（1 片）每日 1 次。根据患者对此药耐受能力，可将药剂量增至每次 1 片，每日 2～3 次。应当在白天，患者需要起立进行日常活动时服用盐酸米多君片。

【药学提示】

复发左旋多巴：左旋多巴/苄丝肼禁用于已知对左旋多巴、苄丝肼或其赋形剂过敏的患者；禁止将多巴丝肼与非选择性单胺氧化酶抑制剂合用。但选择性单胺氧化酶 B 抑制剂和选择性单胺氧化酶 A 抑制剂则不受限制；严重的内分泌、肾脏、肝脏、心脏病、精神病、闭角型青光眼患者禁用。有潜在妊娠可能的妇女及 25 岁以下的患者禁用。卡比多巴/左旋多巴不能与非选择性单胺氧化酶抑制剂类药物同时服用；闭角型青光眼、皮肤损伤或黑色素瘤不能服用。

多巴胺受体激动药：常见做梦异常、冲动控制障碍和强迫行为的症状、幻觉、失眠、头晕、头痛、运动障碍、嗜睡、视力损害、低血压、恶心、便秘呕吐、疲劳、外周水肿、体重下降；偶见肺炎、暴食、强迫性购物、妄想、性欲亢进、偏执、病理性赌博、躁动、健忘、痉挛、晕厥、睡眠突然发作、呼吸困难、打嗝、过敏、瘙痒、皮疹。吡贝地尔对于心血管性休克、心肌梗死急性期禁用，禁与止吐类精神安定药联用。

单胺氧化酶-B 抑制药：常见不良反应恶心、便秘、腹泻、口干、直立性低血压、运动障碍、眩晕、睡眠障碍、意识模糊、幻觉、关节痛、肌痛、口腔溃疡等。严重精神病及痴呆、迟发性运动障碍、有消化性溃疡病史者、肾上腺髓质肿瘤、甲状腺功能亢进者、闭角型青光眼禁用。

金刚烷胺：不良反应包括眩晕、失眠和神经质、恶心、呕吐、厌食、口干、便秘。偶见抑郁、焦虑、幻觉、精神错乱、共济失调、头痛。罕见惊厥。少见白细胞减少、中性粒细胞减少。孕妇慎用，哺乳期妇女，新生儿及1岁以下婴儿禁用。老年人慎用。

盐酸米多君：对本品的任何成分过敏、严重的心血管疾病、高血压、心律失常、急性肾脏疾病、肾功能不全、前列腺肥大伴残留尿、机械性尿路梗阻、尿潴留、嗜铬细胞瘤、甲状腺功能亢进、青光眼、妊娠及哺乳期妇女禁用。不良反应：罕见心律不齐、寒战、皮疹，个别患者在剂量较大时可能在头、颈部引起鸡皮样疹，或有排尿不尽的感觉；心率每分钟可<60次。

【注意事项】

复方左旋多巴：服用左旋多巴/苄丝肼或卡比多巴/左旋多巴可能会出现胃肠道反应，如恶性、呕吐等，从小剂量开始并逐渐加量可减少这种不良反应，服用多潘立酮或莫沙必利也可以控制此不良反应。使用左旋多巴时不能突然停药，以免发生撤药恶性综合征。对有心肌梗死、冠状动脉供血不足或心律不齐的患者应定期监测心血管系统。多巴丝肼片不宜与利血平和α-甲基多巴联用。长期治疗时，应对肝脏、造血系统、心血管系统及肾功能进行定期检查。

多巴胺受体激动药：多巴胺受体激动剂的不良反应中体位性低血压、脚踝水肿和精神异常（幻觉、食欲亢进、性欲亢进等）的发生率较高。同时多巴胺受体激动药会导致白天睡眠过多和发作性睡眠，特别是非麦角类。应告知患者服药期间不应驾车、操纵机械和高空作业等，以避免危险。对于伴随严重心血管疾病的患者，建议密切监测血压。

单胺氧化酶-B抑制药：对于胃和十二指肠溃疡者、不稳定的高血压、心律失常、严重心绞痛、严重肝或肾衰竭或精神病患者服用司来吉兰需特别注意。服用司来吉兰常见的不良反应包括不随意运动、恶心、激越、错乱、幻觉、头痛、直立性低血压、心律失常及眩晕；排尿困难及皮疹也曾有报道。

金刚烷胺：有癫痫史、精神错乱、幻觉、充血性心力衰竭、肾功能不全、外周血管性水中或直立性低血压的患者，应在严密监控下使用。治疗帕金森病时不应突然停药。用药期间不宜驾驶车辆、操纵机械和高空作业。每日最后1次服药时间应在下午4时前，以避免失眠。

盐酸米多君：①治疗时，必须定时监测卧立位血压；②在开始治疗前必须评价出现卧位或坐位高血压的可能；③对出现严重间歇性血压波动的患者，应当停止盐酸米多君治疗；④应当避免将盐酸米多君片与拟肾上腺素药或含有其他血管收缩物质的药物如利血平、胍乙啶、三环类抗抑郁药、抗组胺药、甲状腺激素和单胺氧化酶（MAO）抑制剂同时使用，以免引起血压显著升高；⑤在治疗时，可出现反射性心动过缓，因此建议对同时使用直接或间接引起心率减慢的药物（如洋地黄类、β受体阻滞剂、精神药物类等）的患者慎用此药；⑥必须告知患者有关心动过缓的症状（如心率减慢、眩晕加重、意识丧失），以及在这种情况下必须停止治疗。

五、推荐表单

(一) 医师表单

多系统萎缩临床路径医师表单

适用对象：第一诊断为多系统萎缩（ICD-10：G90.301）

患者姓名：	性别： 年龄： 门诊号：	住院号：
住院日期： 年 月 日	出院日期： 年 月 日	标准住院日：14~21 天

时间	住院第 1 天	住院第 2 天	住院第 3 天
主要诊疗工作	□ 询问病史及体格检查 □ 评估患者的运动症状 □ 完善辅助检查 □ 做出初步诊断 □ 初步确定治疗方案 □ 完成首次病程记录和病历资料	□ 上级医师查房 □ 实施检查项目并评估检查结果 □ 根据患者病情制订治疗方案 □ 向患者及其家属告知病情、检查结果及治疗方案	□ 主任医师查房 □ 运动障碍检查（UMRS） □ 相关科室会诊 □ 开始治疗
重点医嘱	**长期医嘱：** □ 神经科护理常规 □ 根据病情一~二级护理 □ 药物 **临时医嘱：** □ 血常规、尿常规、便常规 □ 肝功能、肾功能、电解质、血糖、血脂、血清肌酶、红细胞沉降率、甲状腺功能、铜蓝蛋白、自身免疫指标、维生素 B_{12}、叶酸、感染性疾病筛查 □ 心电图、胸腹部 CT □ 卧立位血压 □ 膀胱残余尿彩超 □ 头颅 MRI	**长期医嘱：** □ 神经科护理常规 □ 一~二级护理 □ 药物 **临时医嘱：** □ 肿瘤标志物相关筛查 □ 左旋多巴试验 □ 复查异常实验室检查 □ 必要时，可安排遗传性共济失调基因筛查 □ 必要时，可预约肛门括约肌肌电图、震颤分析、经颅黑质超声 □ 必要时，可预约头颅 PET、颈椎或腰椎 MRI □ 必要时，可预约整夜睡眠呼吸监测、尿流动力学检查、24 小时动态心电图和血压等	**长期医嘱：** □ 神经科护理常规 □ 一~二级护理 □ 药物 **临时医嘱：** □ 脑脊液常规 □ 根据情况，脑脊液自身免疫脑炎抗体（如 Hu-Yo-Ri、抗 NMDA 受体抗体等）检测 □ 必要时，可预约脑电图
病情变异记录	□ 无 □ 有，原因： 1. 2.	□ 无 □ 有，原因： 1. 2.	□ 无 □ 有，原因： 1. 2.
医师签名			

时间	住院第 4~6 天	住院第 7~13 天	住院第 14~21 天 （出院日）
主要诊疗工作	□ 上级医师查房 □ 运动障碍检查（UMRS） □ 观察治疗后有病情有无变化	□ 通知患者及其家属做出院准备 □ 向患者交代出院后注意事项，预约复诊日期 □ 如果患者不能出院，在病程记录中说明原因和继续治疗的方案	□ 向患者交代出院注意事项 □ 出院 □ 开出院诊断书 □ 完成出院记录 □ 告知出院后注意事项及治疗方案
重点医嘱	长期医嘱： □ 神经科护理常规 □ 一~二级护理 □ 药物	长期医嘱： □ 神经科护理常规 □ 一~二级护理 □ 药物 临时医嘱： □ 复查异常实验室检查指标 □ 辅助药物治疗 □ 通知患者明日出院	出院医嘱： □ 出院带药 □ 门诊随诊
病情变异记录	□ 无　□ 有，原因： 1. 2.	□ 无　□ 有，原因： 1. 2.	□ 无　□ 有，原因： 1. 2.
医师签名			

（二）护士表单

多系统萎缩临床路径护士表单

适用对象：第一诊断为多系统萎缩（ICD-10：G90.301）

患者姓名：	性别：	年龄：	门诊号：	住院号：
住院日期：　年　月　日	出院日期：　年　月　日			标准住院日：14～21 天

时间	住院第 1 天	住院第 2 天	住院第 3 天
健康宣教	□ 入院宣教 　介绍主管医师、护士 　介绍环境、设施 　介绍住院注意事项 　介绍探视和陪伴制度 　介绍贵重物品制度	□ 药物宣教 　告知规律服药的必要性 　告知食物与药物之间的关系 　告知药物测评的注意事项 □ 检查宣教 　宣教多系统萎缩特殊检查 　告知患者在检查中配合医师 　告知正确观察患者运动并 　发症	□ 用药宣教 　按照医嘱服用时间服药，观 　察服用药物后的不良反应 □ 跌倒宣教 　避免跌倒 □ 直立性低血压宣教 　三个 1 分钟 　穿着弹力袜、腹带 　夜间卧位床位抬高 □ 心理宣教 　给予患者心理支持
护理处置	□ 核对患者，佩戴腕带 □ 建立入院护理病历 □ 协助患者留取各种标本 □ 测量体重	□ 协助医师完成药物测评 □ 完成预约检查的登记，并告 　知患者注意事项 □ 协助患者运动功能的改善	□ 协助医师进行药物调整 □ 协助患者翻身、进食、如厕等
基础护理	□ 根据病情一～二级护理 □ 神经科常规护理 □ 排泄管理 □ 患者安全管理	□ 一～二级护理 □ 神经科常规护理 □ 排泄管理 □ 患者安全管理	□ 一～二级护理 □ 神经科常规护理 □ 患者安全管理
专科护理	□ 护理查体 □ 病情观察 □ 运动功能的观察 □ 自主神经症状的观察 □ 填写跌倒及压疮防范表 □ 需要时，请家属陪伴 □ 确定饮食种类 □ 心理护理	□ 病情观察 □ 药物测评后患者对于药物的 　反应 □ 调整药物后患者运动功能及 　自主神经症状的改善程度 □ 遵医嘱完成相关检查 □ 心理护理	□ 病情观察 □ 药物调整后症状的改善 □ 药物的不良反应 □ 心理护理
重点医嘱	□ 详见医嘱执行单	□ 详见医嘱执行单	□ 详见医嘱执行单
病情变异记录	□ 无　□ 有，原因： 1. 2.	□ 无　□ 有，原因： 1. 2.	□ 无　□ 有，原因： 1. 2.
护士签名			

时间	住院第 4 ~ 6 天	住院第 7 ~ 13 天	住院第 14 ~ 21 天 （出院日）
健康宣教	□ 药物作用及服药次数 □ 饮食、活动指导	□ 服药方法 □ 活动休息 □ 指导饮食 □ 指导办理出院手续 □ 指导患者日常锻炼	□ 向患者交代出院注意事项 □ 告知出院后注意事项及治疗方案 □ 心理指导
护理处置	□ 遵医嘱完成相关检查	□ 遵医嘱完成相关治疗	□ 办理出院手续 □ 书写出院小结
基础护理	□ 一 ~ 二级护理 □ 神经科常规护理 □ 排泄管理 □ 患者安全管理	□ 一 ~ 二级护理 □ 神经科常规护理 □ 协助及指导活动 □ 患者安全管理	□ 二级护理 □ 神经科常规护理 □ 患者安全管理
专科护理	□ 病情观察 □ 观察药物反应 □ 心理护理	□ 病情观察 □ 出院指导（需要定期门诊复查、规律服药） □ 心理护理	□ 出院指导 □ 服药注意事项 □ 门诊复查
重点医嘱	□ 详见医嘱执行单	□ 详见医嘱执行单	□ 详见医嘱执行单
病情变异记录	□ 无　□ 有，原因： 1. 2.	□ 无　□ 有，原因： 1. 2.	□ 无　□ 有，原因： 1. 2.
护士签名			

（三）患者表单

多系统萎缩临床路径患者表单

适用对象：第一诊断为多系统萎缩（ICD-10：G90.301）

患者姓名：	性别： 年龄： 门诊号：	住院号：
住院日期： 年 月 日	出院日期： 年 月 日	标准住院日：14~21 天

时间	入院	住院期间	出院
医患配合	□ 配合询问病史、收集资料，请务必详细告知既往史、用药史、过敏史 □ 配合进行体格检查 □ 有任何不适请告知医师 □ 医师与患者及家属介绍病情及谈话	□ 配合完善相关检查、实验室检查，如采血、留尿、心电图及多系统萎缩相关特殊检查 □ 配合完善药物测评 □ 告诉医师服药后的反应及目前不适症状，协助医师调整用药	□ 接受出院前指导 □ 知道复查程序 □ 获取出院诊断书
护患配合	□ 配合测量体温、脉搏、呼吸 3 次、血压、体重 1 次 □ 配合完成入院护理评估（简单询问病史、过敏史、用药史） □ 接受入院宣教（环境介绍、病室规定、订餐制度、贵重物品保管等） □ 配合执行探视和陪伴制度 □ 有任何不适请告知护士	□ 配合测量体温、脉搏、呼吸 3 次、询问大便 1 次 □ 接受服药宣教 □ 接受运动锻炼宣教 □ 接受心理宣教	□ 接受出院宣教 □ 办理出院手续 □ 获取出院带药 □ 知道服药方法、作用、注意事项 □ 知道复印病历程序
饮食	□ 遵医嘱饮食	□ 遵医嘱饮食	□ 遵医嘱饮食
排泄	□ 正常排尿便	□ 正常排尿便	□ 正常排尿便
活动	□ 正常适度活动，避免疲劳	□ 正常适度活动，避免疲劳	□ 正常适度活动，避免疲劳

附：原表单（2016 年版）

多系统萎缩临床路径表单

适用对象：第一诊断为多系统萎缩（ICD-10：G90.301）

患者姓名：	性别：　　年龄：　　门诊号：	住院号：
住院日期：　　年　月　日	出院日期：　　年　月　日	标准住院日：14~21 天

时间	住院第 1 天	住院第 2 天	住院第 3 天
主要诊疗工作	□ 询问病史及体格检查 □ 评估患者的运动并发症 □ 完善辅助检查 □ 做出初步诊断 □ 初步确定治疗方案 □ 完成首次病程记录和病历资料	□ 上级医师查房 □ 实施检查项目并评估检查结果 □ 根据患者病情制定治疗方案 □ 向患者及其家属告知病情、检查结果及治疗方案	□ 主任医师查房 □ 运动障碍检查（UMRS） □ 相关科室会诊 □ 开始治疗
重点医嘱	长期医嘱： □ 神经科护理常规 □ 根据病情一~二级护理 □ 药物 临时医嘱： □ 血常规、尿常规、大便常规 □ 肝功能、肾功能、电解质、血糖、血脂、血清肌酶、红细胞沉降率、甲状腺功能、铜蓝蛋白、自身免疫指标、VitB$_{12}$、叶酸、感染性疾病筛查 □ 心电图、胸腹部 CT □ 卧立位血压 □ 膀胱残余尿彩超 □ 头颅 MRI	长期医嘱： □ 神经科护理常规 □ 一~二级护理 □ 药物 临时医嘱： □ 肿瘤标志物相关筛查 □ 左旋多巴试验 □ 复查异常化验 □ 必要时，可安排遗传性共济失调基因筛查 □ 必要时，可预约肛门括约肌肌电图 □ 必要时，可预约头颅 PET、颈椎或腰椎 MRI □ 必要时，可预约整夜睡眠呼吸监测、尿流动力学检查、24 小时动态心电图和血压等	长期医嘱： □ 神经科护理常规 □ 一~二级护理 □ 药物 临时医嘱： □ CSF 常规 □ 根据情况，CSF 自身免疫脑炎抗体如 Hu-Yo-Ri、抗 NMDA 受体抗体等检测 □ 必要时，可预约脑电图
主要护理工作	□ 观察患者一般状况 □ 营养状况 □ 运动、平衡功能评价 □ 患者宣教	□ 观察患者病情变化 □ 严格执行医嘱 □ 运动、平衡功能评价 □ 患者宣教	□ 观察患者病情变化 □ 严格执行医嘱 □ 运动、平衡功能评价 □ 患者宣教
病情变异记录	□ 无　□ 有，原因： 1. 2.	□ 无　□ 有，原因： 1. 2.	□ 无　□ 有，原因： 1. 2.
护士签名			
医师签名			

时间	住院第 4~6 天	住院第 7~13 天	住院第 14~21 天（出院日）
主要诊疗工作	□ 上级医师查房 □ 运动障碍检查（UMRS） □ 观察治疗后有病情有无变化	□ 通知患者及其家属做出院准备 □ 向患者交待出院后注意事项，预约复诊日期 □ 如果患者不能出院，在"病程记录"中说明原因和继续治疗的方案	□ 向患者交代出院注意事项 □ 出院 □ 开出院诊断书 □ 完成出院记录 □ 告知出院后注意事项及治疗方案
重点医嘱	长期医嘱： □ 神经护理常规 □ 一~二级护理 □ 药物	长期医嘱： □ 神经科护理常规 □ 一~二级护理 □ 药物 临时医嘱： □ 复查异常化验指标 □ 辅助药物治疗 □ 通知患者明日出院	出院医嘱： □ 出院带药 □ 门诊随诊
主要护理工作	□ 观察患者病情变化 □ 严格执行医嘱 □ 运动、平衡功能评价 □ 患者宣教	□ 观察患者病情变化 □ 严格执行医嘱 □ 运动、平衡功能评价 □ 患者宣教	□ 出院带药服用指导 □ 特殊护理指导 □ 告知复诊时间和地点 □ 交代常见的药物不良反应，嘱其定期门诊复诊
病情变异记录	□ 无 □ 有，原因： 1. 2.	□ 无 □ 有，原因： 1. 2.	□ 无 □ 有，原因： 1. 2.
护士签名			
医师签名			

第五章

急性横贯性脊髓炎临床路径释义

急性横贯性脊髓炎是指各种感染后引起的自身免疫反应所致的急性横贯性脊髓炎性病变，是临床上最常见的一种脊髓炎，以受损平面以下肢体瘫痪、传导束性感觉障碍和尿便障碍为特征。临床上包括一组综合征，如急性非特异性横贯性脊髓炎、感染后与疫苗接种后脊髓炎、坏死性脊髓炎和副肿瘤性脊髓病等。常见前驱感染包括单纯疱疹病毒Ⅱ型感染、水痘-带状疱疹病毒感染及肠道病毒感染等，但与感染性脊髓病不同之处在于并非感染直接所致的脊髓炎。

一、急性横贯性脊髓炎编码

急性横贯性脊髓炎（ICD-10：G37.3）

二、临床路径检索方法

G37.3

三、急性横贯性脊髓炎临床路径标准住院流程

（一）适用对象

第一诊断为急性横贯性脊髓炎（ICD-10：G37.3）。

（二）诊断依据

根据《神经病学》（全国高等学校教材，吴江主编，人民卫生出版社，第二版，2010）。

1. 急性起病，病情在发病数小时至数天达到高峰。
2. 出现运动、感觉和自主神经功能障碍，症状和体征累及双侧，但不一定对称。
3. 有明确的感觉平面。
4. 神经影像学检查排除脊髓压迫症。
5. 脑脊液白细胞正常或轻度增多；脊髓 MRI 可见钆增强改变或阴性。
6. 排除其他原因导致的脊髓病变。

> 释义
>
> ■急性横贯性脊髓炎起病较急，迅速进展，早期常为脊髓休克。脊髓休克期可持续 2~4 周，如合并呼吸道或泌尿系感染、压疮等，脊髓休克期可延长。在感觉平面上缘可有感觉过敏或束带感。早期有尿潴留，随着脊髓反射逐渐恢复，无张力性膀胱转为反射性神经源性膀胱。
>
> ■影像学有助于除外继发性脊髓病，如肿瘤、脊柱病变、髓外硬膜内或硬膜外脊髓压迫症。脊髓 MRI 可早期发现脊髓病变，部分病例可始终没有异常改变。此外，影像学检查还可以提供与 MS、视神经脊髓炎谱系疾病和急性播散性脑脊髓炎的鉴别诊断线索。
>
> ■脑脊液白细胞增加、24 小时 IgG 合成率（或 IgG 指数）异常和脊髓钆增强病灶均提示脊髓炎症反应。

■ 急性横贯性脊髓炎的诊断本质上为排他性诊断，需排除以下七种其他诊断可能：①放射性脊髓病；②脊髓前动脉血栓形成；③脊髓动静脉畸形（MRI 脊髓表面显示异常流空现象）；④结缔组织病的血清学或临床证据；⑤感染性疾病的脊髓损害；⑥多发性硬化；⑦视神经脊髓炎。

■ 放射性脊髓病临床上也可有横贯性脊髓损害表现。潜伏期长短不一，急性放射性损伤在受照射后数小时至数天发病，容易鉴别。慢性放射性脊髓损伤通常出现于放射治疗后 1～2 年，也有报道 20 年后才发病。常慢性隐匿起病，进行性加重。其射线照射史、起病方式及病程有助于与急性脊髓炎鉴别。

■ 脊髓前动脉血栓形成往往深感觉保留，可资鉴别。脊髓血管畸形既可引起慢性进展型脊髓功能障碍，也可引起急性椎管内出血而表现为急性脊髓功能障碍。后者通常还表现为突发剧烈背痛伴血性脑脊液。脊髓血管畸形 MRI 表现依血管畸形类型不同而各不相同，如怀疑硬脊膜动静脉瘘尚需行脊髓血管造影检查。

■ 结缔组织病如干燥综合征因其独特的症状学、血清学及影像学特征可资鉴别。有报道系统性红斑狼疮、贝赫切特病、混合型结缔组织病均可表现为急性横贯性脊髓炎临床特点，共同病理改变为小血管炎及血管闭塞性损害。

■ 感染性脊髓病如 HIV 感染、梅毒、脊髓结核、寄生虫病、HTLV-1 相关性脊髓病等，可通过病原体检测鉴别。

■ 多发性硬化和视神经脊髓炎谱系疾病的诊断需要满足各自的诊断标准。

■ 类似的疾病还包括中毒、代谢性疾病、营养障碍等引发的脊髓损害，通常被冠以脊髓病的称呼。

（三）治疗方案的选择

根据《神经病学》（全国高等学校教材，吴江主编，人民卫生出版社，第二版，2010）。

1. 一般治疗。
2. 药物治疗。
3. 康复治疗。

> **释义**
>
> ■ 强调早期治疗。本治疗方案适用于急性非特异性横贯性脊髓炎、感染后与疫苗接种后脊髓炎。脊髓血管畸形主要采用介入疗法。副肿瘤性脊髓病的治疗主要针对原发肿瘤的治疗。
>
> ■ 一般治疗主要包括营养支持、加强护理、防治并发症。加强护理包括导尿、皮肤清洁及易受压部位的保护。如出现呼吸困难则给予吸氧、保持呼吸道通畅。防治并发症包括防治坠积性肺炎、泌尿系感染、压疮及呼吸肌麻痹。
>
> ■ 药物治疗详见（七）治疗方案与药物选择。
>
> ■ 应及早康复训练，早期可保持瘫痪肢体功能位，被动活动、按摩以避免下肢静脉血栓。肌力部分恢复后进行主动锻炼。可结合针灸、理疗等康复手段。

（四）标准住院日为 28~42 天

（五）进入路径标准

1. 第一诊断必须符合 ICD-10：G37.3 急性横贯性脊髓炎疾病编码。
2. 患有其他疾病，但住院期间无需特殊处理，也不影响第一诊断的检查与治疗。

释义

　　■ 发病时间大于 4 周、诊断明确且无明显并发症急需住院的急性横贯性脊髓炎患者可定期门诊随诊，康复医院或居家康复治疗。

（六）住院期间检查项目

1. 必需的检查项目：
（1）血常规、尿常规、便常规、心电图、X 线胸片。
（2）肝肾功能、电解质、血糖、血脂、抗链球菌溶血素 O、红细胞沉降率、C 反应蛋白、感染性疾病筛查（乙型肝炎、梅毒、艾滋病等）。
（3）头颅及脊髓 MRI 平扫与增强扫描。
（4）腰椎穿刺脑脊液检查：常规、生化、细胞学检查，寡克隆区带。
（5）诱发电位（视觉诱发电位、听觉诱发电位、体感诱发电位）。
（6）视力、视野和眼底检查。

释义

　　■ 脊髓 MRI 检查对诊断尤为重要，应尽早检查，并给予增强扫描，因为部分病灶急性期可呈增强效应，随着病情进展或经有效治疗后可恢复正常。影像学检查也可正常。
　　■ 视觉、听觉诱发电位有助于与多发性硬化、视神经脊髓炎谱系疾病鉴别。
　　■ 急性横贯性脊髓炎尤其是复发型急性脊髓炎近年来被认为是视神经脊髓炎的早期表现。在少数无视力障碍的患者中也可出现 P100 潜伏期延长，故需行视觉诱发电位检查及视力、视野和眼底检查，有助于发现视神经受累的亚临床证据。

2. 根据患者病情可选择的检查项目：
（1）腰椎穿刺脑脊液检查：病毒抗体组套、莱姆抗体等。
（2）血抗核抗体、ENA、类风湿因子、ANCA、甲状腺功能及其抗体等。
（3）必要时行脊髓血管造影检查。
（4）水通道蛋白-4 抗体（AQP4-IgG）。

释义

　　■ 脑脊液检查有助于除外感染直接导致的脊髓病。
　　■ 脊髓血管造影有助于确定是否存在脊髓血管畸形。
　　■ 如横贯性脊髓炎患者的血清水通道蛋白-4 抗体阳性，则考虑视神经脊髓炎谱系疾病可能。

(七) 治疗方案与药物选择

1. 首选糖皮质激素治疗,可使用甲泼尼龙冲击治疗,或应用地塞米松及泼尼松治疗。
2. 必要时可予丙种球蛋白静脉输注。
3. B 族维生素治疗。
4. 并发感染者,合理应用抗菌药物。

> **释义**
>
> ■ 首选糖皮质激素治疗,同时给予抑酸、补钾、补钙。甲泼尼龙冲击治疗:500~1000mg,静脉滴注,每日1次,连用3~5天,逐渐减量。
> ■ 丙种球蛋白:0.4g/ (kg·d),静脉输注,每日1次,连用3~5天。
> ■ 给予维生素 B 族等神经营养药物。
> ■ 首次发病的急性横贯性脊髓炎患者,尤其是发热、上呼吸道感染或肠道感染症状与脊髓炎表现同时存在时,即使脑脊液病毒抗体阴性,亦不能除外病毒感染直接导致的脊髓炎可能,必要时可加用抗病毒治疗。

(八) 出院标准

1. 病情改善或平稳。
2. 没有需要继续住院治疗的并发症。

> **释义**
>
> ■ 因诊断有时需要结合治疗后随访,故一般于出院后1~2个月复查 MRI,如病变稳定或比治疗前改善,则支持横贯性脊髓炎的诊断。
> ■ 无并发症患者通常3~6个月恢复生活自理,合并并发症患者影响恢复,可能存在后遗症,部分患者因并发症死亡。

(九) 变异及原因分析

1. 某些疾病(视神经脊髓炎谱系疾病、多发性硬化、播散性脑脊髓炎、脊髓肿瘤、脊髓血管畸形、结缔组织病和特殊感染类疾病等)在发病早期可有急性横贯性脊髓炎的表现,但随着病程的进展,出现各自特征性表现,因此入院时初步诊断为急性横贯性脊髓炎的患者可进入路径,但入院1~2周内应对不符合该诊断的患者进行修正诊断,并退出路径/转入其他相应疾病路径。
2. 危重症患者因呼吸肌麻痹而需机械通气,或因严重感染等并发症而需特殊治疗时,需转入重症监护病房,进入相关路径。

> **释义**
>
> ■ 病情进展如出现视神经炎则提示诊断修正为视神经脊髓炎。随着病程进展,住院期间各项检查达到多发性硬化、播散性脑脊髓炎诊断标准者则退出路径。如最终诊断为脊髓肿瘤、脊髓血管畸形、结缔组织病和特殊感染类疾病,一旦确诊则需随时退出路径,及时更正治疗方案。

■ 危重患者经常出现并发症如严重肺炎或呼吸肌麻痹需转入 ICU 治疗。因上述情况发生从而延长住院时间和增加住院费用，需要特殊说明并且退出路径。

四、急性横贯性脊髓炎临床路径给药方案

【用药选择】

2012 年美国神经病学治疗与评价委员会制定了急性横贯性脊髓炎的临床指南。指南指出急性横贯性脊髓炎首选大剂量激素冲击治疗，血浆置换对于激素冲击治疗无效患者可能有效。

【药学提示】

1. 应注意大剂量激素冲击治疗每次静脉滴注应持续 3~4 小时。
2. 其他激素不良反应可参阅参考文献。

【注意事项】

血浆置换与静脉注射大剂量免疫球蛋白同用时需注意时机，一般静脉注射大剂量免疫球蛋白使用后 3 周内不进行血浆置换治疗。

五、推荐表单

（一）医师表单

急性横贯性脊髓炎临床路径医师表单

适用对象：第一诊断为急性横贯性脊髓炎（ICD-10：G37.3）

患者姓名：	性别：	年龄：	门诊号：	住院号：
住院日期：　年　月　日	出院日期：　年　月　日			标准住院日：28~42 天

时间	住院第 1 天	住院第 2 天
主要诊疗工作	□ 询问病史，体格检查 □ 查看既往头颅、脊髓 MRI □ 医患沟通 □ 完善检查 □ 确定药物治疗方案 □ 完成首次病程记录和病历记录	□ 上级医师查房 □ 实施检查项目并追踪检查结果 □ 预约康复治疗师会诊，确定康复治疗方案 □ 向家属交代激素治疗的利弊并征得家属知情者同意后开始激素治疗 □ 根据病情以及辅助检查回报，进行修正诊断，并退出路径/转入其他相应疾病路径
重点医嘱	**长期医嘱：** □ 神经科护理常规 □ 一～二级护理 □ 可以留置导尿等对症处理，如有感染，加用抗菌药物治疗 □ 维生素 B 族等神经营养药 **临时医嘱：** □ 血、尿、便常规，心电图，胸部 X 线正侧位片，肝肾功能，电解质，血糖，血脂，抗链球菌溶血素 O，红细胞沉降率，C 反应蛋白，感染性疾病筛查（乙型肝炎、梅毒、艾滋病等）等 □ 查视力、视野、眼底 □ 预约康复治疗 □ 预约诱发电位（视觉诱发电位、听觉诱发电位、体感诱发电位） □ 预约头颅及脊髓 MRI 平扫+增强 □ 必要时选择预约脊髓血管造影 □ 可选择检查血抗核抗体、ENA、类风湿因子、ANCA、甲状腺功能及其抗体等	**长期医嘱：** □ 神经科护理常规 □ 一～二级护理 □ 应用甲泼尼龙冲击治疗 □ 必要时可予丙种球蛋白静脉输注 □ 继续维生素 B 族等神经营养药 □ 激素辅助用药：抑酸、补钾、补钙 **临时医嘱：** □ 腰椎穿刺脑脊液检查 □ 对症处理 □ 可选择行水通道蛋白-4 抗体（AQP4-IgG）检测
主要护理工作	□ 入院评估 □ 病情观察 □ 正确执行医嘱	□ 病情观察 □ 正确执行医嘱 □ 护理措施到位
病情变异记录	□ 无　□ 有，原因： 1. 2.	□ 无　□ 有，原因： 1. 2.
护士签名		
医师签名		

时间	住院第 3 天	住院第 4～14 天
主要诊疗工作	□ 上级医师查房 □ 初级神经康复治疗 □ 根据病情以及辅助检查回报，进行修正诊断，并退出路径/转入其他相应疾病路径	□ 三级医师查房 □ 评估患者治疗效果 □ 药物及神经康复治疗 □ 根据病情以及辅助检查回报，进行修正诊断，并退出路径/转入其他相应疾病路径
重点医嘱	**长期医嘱：** □ 神经科护理常规 □ 一～二级护理 □ 留置导尿等对症处理 □ 继续应用激素或丙种球蛋白治疗 □ 继续维生素 B 族等神经营养药 □ 激素辅助用药：抑酸、补钾、补钙 **临时医嘱：** □ 对症处理 □ 根据患者全身状况决定补充检查项目	**长期医嘱：** □ 神经科护理常规 □ 一～二级护理 □ 留置导尿等对症处理 □ 调整激素或继续丙种球蛋白治疗 □ 继续维生素 B 族等神经营养药 □ 激素辅助用药：抑酸、补钾、补钙 **临时医嘱：** □ 必要时可复查腰椎穿刺 □ 必要时可复查血常规及血肝肾功能、电解质、血糖、血脂等
主要护理工作	□ 病情观察 □ 正确执行医嘱 □ 护理措施到位	□ 病情观察 □ 正确执行医嘱 □ 护理措施到位
病情变异记录	□ 无　□ 有，原因： 1. 2.	□ 无　□ 有，原因： 1. 2.
护士签名		
医师签名		

时间	住院第 15～41 天	住院第 42 天 （出院日）
主要诊疗工作	□ 通知患者及其家属明天出院 □ 向患者交代出院后注意事项，预约复诊日期 □ 如果患者不能出院（如激素治疗效果不佳等），在病程记录中说明原因和继续治疗方案 □ 根据病情以及辅助检查回报进行修正诊断，并退出路径/转入其他相应疾病路径	□ 向患者家属交代出院注意事项 □ 通知住院 □ 开出院诊断书 □ 完成出院记录 □ 告知患者出院后激素减量方案以及如果复发或出现新的其他症状时及时就诊
重点医嘱	长期医嘱： □ 神经科护理常规 □ 二级护理 □ 留置导尿等对症处理 □ 调整激素治疗 □ 继续维生素 B 族等神经营养药 □ 激素辅助用药：抑酸、补钾、补钙 临时医嘱： □ 必要时复查的血常规及血肝肾功能、电解质、血糖、血脂等 □ 通知次日出院	出院医嘱： □ 出院带药 □ 门诊随诊
主要护理工作	□ 特殊护理指导 □ 告知复诊时间和地点	□ 出院带药服用指导
病情变异记录	□ 无　□ 有，原因： 1. 2.	□ 无　□ 有，原因： 1. 2.
护士签名		
医师签名		

（二）护士表单

急性横贯性脊髓炎临床路径护士表单

适用对象：第一诊断为急性横贯性脊髓炎（ICD-10：G37.3）

患者姓名：	性别：　　年龄：　　门诊号：	住院号：
住院日期：　　年　月　日	出院日期：　　年　月　日	标准住院日：28~42 天

时间	住院第 1 天	住院第 2 天	住院第 3 天
健康宣教	□ 介绍主管医师、责任护士 □ 介绍医院内相关制度 □ 介绍环境、设施 □ 介绍住院注意事项 □ 介绍疾病知识 □ 告知检查、实验室检查的目的及注意事项 □ 告知腰椎穿刺的目的及配合注意事项 □ 预防感染的指导	□ 针对疾病健康宣教 □ 使用药物作用、不良反应及注意事项的宣教 □ 做检查前宣教 □ 告知视力下降患者活动时注意安全，防止外伤 □ 告知感觉障碍患者禁用热水袋，防止烫伤 □ 告知瘫痪患者安全指导 □ 告知尿便障碍患者锻炼膀胱功能注意事项	□ 告知检查后注意事项 □ 告知检查后饮食、体位要求 □ 评价以前宣教效果，及时补充内容
护理处置	□ 核对患者，佩戴腕带 □ 建立入院护理病历 □ 卫生处置：剃须、剪指（趾）甲、沐浴，更换病号服，随身携带物品放置	□ 协助完善相关检查，做好解释说明 □ 根据病情测量生命体征 □ 遵医嘱完成治疗及用药	□ 协助完善相关检查，做好解释说明 □ 遵医嘱完成治疗及用药 □ 观察药物的疗效及不良反应
基础护理	□ 二级护理（生活不能自理患者予以一级护理） □ 晨、晚间护理 □ 心理护理	□ 二级护理（生活不能自理患者予以一级护理） □ 晨、晚间护理 □ 患者安全管理 □ 心理护理 □ 瘫痪患者定时翻身，摆肢体功能位，必要时穿弹力袜	□ 二级护理（生活不能自理患者予以一级护理） □ 晨、晚间护理 □ 患者安全管理 □ 心理护理 □ 瘫痪患者定时翻身，摆肢体功能位，必要时穿弹力袜
专科护理	□ 评价视力情况、肢体肌力、营养状况，排尿障碍放置尿管 □ 观察病情变化 □ 填写防范跌倒/坠床及压疮记录表（需要时） □ 请家属陪伴（需要时）	□ 观察病情变化 □ 气道护理 □ 管路护理 □ 皮肤护理（压疮护理，必要时填写防范压疮记录表） □ 并发症护理（深静脉血栓、压疮、感染等） □ 康复锻炼注意事项 □ 饮食指导	□ 管路护理 □ 皮肤护理（压疮护理） □ 并发症护理（深静脉血栓、压疮、感染等） □ 康复锻炼 □ 饮食指导

续　表

时间	住院第 1 天	住院第 2 天	住院第 3 天
重点医嘱	□ 详见医嘱执行单	□ 详见医嘱执行单	□ 详见医嘱执行单
病情变异记录	□ 无　□ 有，原因： 1. 2.	□ 无　□ 有，原因： 1. 2.	□ 无　□ 有，原因： 1. 2.
签名执行时间			

时间	住院第 4~26 天	住院第 27~41 天	住院第 28~42 天 （出院日）
健康宣教	□ 评价以前宣教效果，及时补充内容 □ 密切观察是否自行排尿，告知拔除尿管后注意事项。如不能及时排尿，其他物理方法无效后需重置尿管	□ 评价以前宣教效果，及时补充内容 □ 密切观察是否自行排尿，告知拔除尿管后注意事项。如不能及时排尿，其他物理方法无效后需重置尿管	□ 指导办理出院手续 □ 出院带药服药指导，告知出院后激素减量方案及 β-干扰素治疗方案 □ 注意休息，避免外伤、劳累、情绪波动、感冒、感染等诱发因素，预防复发 □ 定时复查
护理处置	□ 协助完善相关检查，做好解释说明 □ 遵医嘱完成治疗及用药 □ 观察药物的疗效及不良反应	□ 协助完善相关检查，做好解释说明 □ 遵医嘱完成用药 □ 观察药物的疗效及不良反应	□ 办理出院手续 □ 完成出院记录
基础护理	□ 二级护理（生活不能自理患者予以一级护理） □ 晨、晚间护理 □ 患者安全管理 □ 心理护理 □ 瘫痪患者定时翻身，摆肢体功能位，必要时穿弹力袜	□ 二级护理（生活不能自理患者予以一级护理） □ 晨、晚间护理 □ 患者安全管理 □ 心理护理 □ 瘫痪患者定时翻身，摆肢体功能位，必要时穿弹力袜	□ 二级护理 □ 指导生活护理 □ 患者安全管理
专科护理	□ 管路护理（尿管） □ 皮肤护理（压疮） □ 并发症护理（深静脉血栓、压疮、感染等） □ 定时夹闭尿管，锻炼膀胱功能 □ 康复锻炼	□ 皮肤护理（压疮） □ 物理方法诱导排尿 □ 康复锻炼	□ 饮食指导 □ 康复锻炼
重点医嘱	□ 详见医嘱执行单	□ 详见医嘱执行单	□ 详见医嘱执行单
病情变异记录	□ 无　□ 有，原因： 1. 2.	□ 无　□ 有，原因： 1. 2.	□ 无　□ 有，原因： 1. 2.
签名执行时间			

（三）患者表单

急性横贯性脊髓炎临床路径患者表单

适用对象：第一诊断为急性横贯性脊髓炎（ICD-10：G37.3）

患者姓名：		性别： 年龄： 门诊号：		住院号：
住院日期： 年 月 日		出院日期： 年 月 日		标准住院日：28~42 天

时间	入院	住院	出院
医患配合	□ 询问病史，体格检查 □ 查看既往辅助检查：头颅CT或MRI □ 交代病情 □ 开实验室检查单及相关检查单	□ 上级医师查房 □ 介绍病情、治疗方案 □ 介绍用药作用、不良反应 □ 必要时相应科室会诊 □ 评价神经功能状态	□ 交代出院后注意事项，预约复诊日期 □ 介绍出院后注意事项，出院后治疗及家庭保健 □ 介绍出院后用药注意事项 □ 办理出院手续，出院
护患配合	□ 配合测量体温、脉搏、呼吸、血压、体重，查体 □ 配合完成入院护理评估 □ 接受入院宣教 □ 接受卫生处置：剃须、剪指（趾）甲、洗澡，更换病号服 □ 如有不适请告知护士	□ 配合完成治疗及用药 □ 配合测量体温、脉搏、呼吸、血压，查体，每日询问大便 □ 接受卫生处置：剃须、剪指（趾）甲，保证六洁到位 □ 配合遵守医院制度 □ 遵医嘱采取正确卧位 □ 如有不适请告知护士 □ 接受进食、进水、排便等生活护理 □ 注意安全，避免坠床、跌倒	□ 办理出院手续 □ 出院用药指导 □ 活动与休息指导 □ 饮食指导 □ 出现不适症状及时就诊 □ 遵医嘱定期复诊
饮食	□ 遵医嘱 □ 低盐低脂 □ 糖尿病	□ 遵医嘱 □ 低盐低脂 □ 糖尿病	□ 遵医嘱 □ 低盐低脂 □ 糖尿病
排泄	□ 正常大小便 □ 避免便秘	□ 正常大小便 □ 避免便秘	□ 正常大小便 □ 避免便秘
活动	□ 卧床休息 □ 遵医嘱	□ 卧床休息 □ 遵医嘱	□ 正常适度活动，避免疲劳

附：原表单（2016 年版）

急性横贯性脊髓炎临床路径表单

适用对象：第一诊断为急性横贯性脊髓炎（ICD-10：G37.3）

患者姓名：	性别：　　年龄：　　门诊号：	住院号：
住院日期：　　年　月　日	出院日期：　　年　月　日	标准住院日：28～42 天

时间	住院第 1 天	住院第 2 天
主要诊疗工作	□ 询问病史，体格检查 □ 查看既往辅助检查：头颅、脊髓 MRI □ 医患沟通 □ 完善检查 □ 确定药物治疗方案 □ 完成首次病程记录和病历记录	□ 上级医师查房 □ 实施检查项目并追踪检查结果 □ 预约康复治疗师会诊，确定康复治疗方案 □ 向家属交代激素治疗的利弊并征得家属知情者同意后开始激素治疗 □ 根据病情以及辅助检查回报，进行修正诊断，并退出路径/转入其他相应疾病路径
重点医嘱	**长期医嘱：** □ 神经科护理常规 □ 一～二级护理 □ 可以留置导尿等对症处理，如有感染，加用抗菌药物治疗 □ 维生素 B 族等神经营养药 **临时医嘱：** □ 血、尿、便常规，心电图，胸部 X 线正侧位片，肝肾功能，电解质，血糖，血脂，抗链球菌溶血素 O、红细胞沉降率，C 反应蛋白，感染性疾病筛查（乙型肝炎、梅毒、艾滋病等）等 □ 查视力、视野、眼底 □ 预约康复治疗 □ 预约诱发电位（视觉诱发电位、听觉诱发电位、体感诱发电位） □ 预约头颅及脊髓 MRI 平扫+强化 □ 必要时选择预约脊髓血管造影 □ 可选择血抗核抗体、ENA、类风湿因子、ANCA、甲状腺功能及其抗体等	**长期医嘱：** □ 神经科护理常规 □ 一～二级护理 □ 可以留置导尿等对症处理，如有感染，加用抗菌药物治疗 □ 应用甲泼尼龙冲击治疗 □ 必要时可予丙种球蛋白静脉输注 □ 继续维生素 B 族等神经营养药 □ 预防治疗应激性溃疡者可选用制酸剂和胃黏膜保护剂 □ 检测电解质，补钾 □ 预防骨质疏松，加用钙剂 **临时医嘱：** □ 腰椎穿刺脑脊液检查 □ 对症处理 □ 可选择诱发电位异常时行水通道蛋白抗体（NMO-IgG）检查 □ 必要时脊髓血管造影除外脊髓血管畸形
主要护理工作	□ 入院评估 □ 病情观察 □ 正确执行医嘱	□ 病情观察 □ 正确执行医嘱 □ 护理措施到位
病情变异记录	□ 无　□ 有，原因： 1. 2.	□ 无　□ 有，原因： 1. 2.
护士签名		
医师签名		

时间	住院第 3 天	住院第 4 ~ 14 天
主要 诊疗 工作	□ 上级医师查房 □ 初级神经康复治疗 □ 根据病情以及辅助检查回报，进行修正诊断，并退出路径/转入其他相应疾病路径	□ 三级医师查房 □ 评估患者治疗效果 □ 药物及神经康复治疗 □ 根据病情以及辅助检查回报，进行修正诊断，并退出路径/转入其他相应疾病路径
重 点 医 嘱	**长期医嘱：** □ 神经科护理常规 □ 一 ~ 二级护理 □ 留置导尿等对症处理 □ 继续应用激素或丙种球蛋白治疗 □ 继续维生素 B 族等神经营养药、血管扩张药 □ 继续预防激素不良反应用药 **临时医嘱：** □ 对症处理 □ 根据患者全身状况决定补充检查项目	**长期医嘱：** □ 神经科护理常规 □ 一 ~ 二级护理 □ 留置导尿等对症处理 □ 调整激素或继续丙种球蛋白治疗□ 继续维生素 B 族等神经营养药、血管扩张药 □ 继续预防激素不良反应用药 **临时医嘱：** □ 必要时可复查腰椎穿刺 □ 必要时可复查血常规及血肝肾功能、电解质、血糖、血脂等
主要 护理 工作	□ 病情观察 □ 正确执行医嘱 □ 护理措施到位	□ 病情观察 □ 正确执行医嘱 □ 护理措施到位
病情 变异 记录	□ 无　□ 有，原因： 1. 2.	□ 无　□ 有，原因： 1. 2.
护士 签名		
医师 签名		

时间	住院第 15 ~ 41 天	住院第 42 天 （出院日）
主要诊疗工作	□ 通知患者及其家属明天出院 □ 向患者交代出院后注意事项，预约复诊日期 □ 如果患者不能出院（如激素治疗效果不佳等），在病程记录中说明原因和继续治疗方案 □ 根据病情以及辅助检查回报进行修正诊断，并退出路径/转入其他相应疾病路径	□ 向患者家属交代出院注意事项 □ 通知住院 □ 开出院诊断书 □ 完成出院记录 □ 告知患者出院后激素减量方案以及如果复发或出现新的其他症状时及时就诊
重点医嘱	**长期医嘱：** □ 神经科护理常规 □ 二级护理 □ 留置导尿等对症处理 □ 调整激素治疗 □ 继续维生素 B 族等神经营养药 □ 继续预防激素不良反应用药 **临时医嘱：** □ 必要时复查的血常规及血肝肾功能、电解质、血糖、血脂等 □ 通知次日出院	**出院医嘱：** □ 出院带药 □ 门诊随诊
主要护理工作	□ 特殊护理指导 □ 告知复诊时间和地点	□ 出院带药服用指导
病情变异记录	□ 无　□ 有，原因： 1. 2.	□ 无　□ 有，原因： 1. 2.
护士签名		
医师签名		

第六章

慢性炎症性脱髓鞘性多发性神经病临床路径释义

一、慢性炎症性脱髓鞘性多发性神经病编码

疾病名称及编码：慢性炎性脱髓鞘性多发性神经病（ICD-10：G61.801）

二、临床路径检索方法

G61.801

三、慢性炎性脱髓鞘性多发性神经病临床路径标准住院流程

（一）适用对象

第一诊断为慢性炎性脱髓鞘性多发性神经病（ICD-10：G61.801）。

> **释义**
>
> ■ 慢性炎性脱髓鞘性多发性神经根神经病（chronic inflammatory demyelinating polyradiculoneuropathy，CIDP）是一类由免疫介导的运动感觉周围神经病，其病程呈慢性进展或缓解复发，多伴有脑脊液蛋白-细胞分离，电生理表现为周围神经传导速度减慢、传导阻滞及异常波形离散；病理显示有髓纤维多灶性脱髓鞘、神经内膜水肿、炎细胞浸润等特点。CIDP 属于慢性获得性脱髓鞘性多发性神经病（chronic acquired demyelinating polyneumpathy，CADP），是 CADP 中最常见的一种类型，大部分患者对免疫治疗反应良好。
>
> ■ CIDP 包括经典型和变异型，变异型包括纯运动型、纯感觉型、远端获得性脱髓鞘性对称性神经病（distal acquired demyelinating symmetric neuropathy，DADS）、多灶性获得性脱髓鞘性感觉运动神经病（multifocal acquired demyelinating sensory and motor neuropathy，MADSAM，或称 Lewis-Sumner 综合征）等。

（二）诊断依据

根据《中国慢性炎性多发性神经病诊疗指南》［中华医学会神经病学分会，中华神经科杂志，2010，43（8）：586-588］。

1. 慢性或亚急性起病，症状进展在 8 周以上；可为慢性进展性或缓解复发性病程。
2. 临床表现不同程度的肢体无力，多数呈对称性，少数为非对称性，近端和远端均可累及，四肢腱反射减低或消失，伴有深、浅感觉异常，可伴有自主神经功能障碍。
3. 脑脊液检查出现蛋白-细胞分离。
4. 电生理检查提示周围神经传导速度减慢、传导阻滞或异常波形离散。
5. 除外其他原因引起的周围神经病。
6. 糖皮质激素治疗有效。

释义

　　■慢性起病，症状进展在8周以上；但有16%的患者呈亚急性起病，症状进展较快，在4~8周内即达高峰，且对糖皮质激素反应敏感，这部分患者目前仍倾向归类于CIDP而不是急性炎性脱髓鞘性多发性神经根神经病。

　　■临床表现：①脑神经异常：<10%的患者会出现面瘫或眼肌麻痹；支配延髓肌的脑神经偶可累及，少数有视盘水肿。②肌无力：大部分患者出现肌无力，可累及四肢的近端和远端，但以近端肌无力为突出特点。③感觉障碍：大部分患者表现为四肢麻木，部分伴疼痛。可有手套、袜套样针刺觉减退，还可有深感觉减退，严重者出现感觉性共济失调。④腱反射异常：腱反射减弱或消失，甚至正常肌力者的腱反射减弱或消失。⑤自主神经功能障碍：可表现为直立性低血压、括约肌功能障碍及心律失常等。

　　■脑脊液检查：80%~90%的患者存在脑脊液蛋白-细胞分离现象，蛋白质通常在0.75~2.00g/L，偶可高达2.00g/L以上。

　　■电生理诊断标准：（1）运动神经传导：至少要有2根神经均存在下述参数中的至少1项异常：①远端潜伏期较正常值上限延长50%以上；②运动神经传导速度较正常值下限下降30%以上；③F波潜伏期较正常值上限延长20%以上［当远端复合肌肉动作电位（compound muscle action potential，CMAP）负相波波幅较正常值下限下降20%以上时，则要求F波潜伏期延长50%以上］或无法引出F波；④运动神经部分传导阻滞：周围神经常规节段近端与远端比较，CMAP负相波波幅下降50%以上；⑤异常波形离散：周围神经常规节段近端与远端比较CAMP负相波时限增宽30%以上。当CMAP负相波波幅不足正常值下限20%时，检测传导阻滞的可靠性下降。（2）感觉神经传导：可以有感觉神经传导速度减慢和（或）波幅下降。（3）针电极肌电图：通常正常，继发轴索损害时可出现异常自发电位、运动单位电位时限增宽和波幅增高，以及运动单位丢失。

　　■需要排除多灶性运动神经病、副蛋白血症相关神经病、副肿瘤相关神经病、腓骨肌萎缩症等。

（三）治疗方案的选择

根据《中国慢性炎性多发性神经病诊疗指南》［中华医学会神经病学分会，中华神经科杂志，2010，43（8）：586-588］。

1. 糖皮质激素。
2. 免疫球蛋白静脉注射。
3. 血浆置换。
4. 神经营养药物，包括各种B族维生素等。
5. 对症治疗及预防并发症。
6. 康复治疗。

释义

　　■糖皮质激素：甲泼尼龙500~1000mg/d，静脉滴注，连续3~5日，然后逐渐减量或直接改口服泼尼松1mg/（kg·d），清晨顿服，维持1~2个月后逐渐减量；或地塞米松 10~20mg/d，静脉滴注，连续 7 日，然后改为泼尼松 1mg/（kg·d），清晨顿服，维持 1~2 个月后逐渐减量；也可以直接口服泼尼松 1mg/（kg·d），清晨顿服，维持 1~2 个月后逐渐减量。

■ 免疫球蛋白静脉注射：400mg/（kg·d），静脉滴注，连续 3~5 日为 1 个疗程。每月重复 1 次，连续 3 个月，有条件或病情需要者可延长应用数月。

■ 血浆置换：每个疗程 3~5 次，间隔 2~3 日，每次交换量为 30ml/kg，每月进行 1 个疗程。

（四）标准住院日为 14~28 天

（五）进入路径标准

1. 第一诊断必须符合 ICD-10：G61.801 慢性炎性脱髓鞘性多发性神经病疾病编码。

2. 当患者同时具有其他疾病诊断，但在住院期间不需要特殊处理也不影响第一诊断的临床路径流程实施时，可以进入路径。

（六）住院期间检查项目

1. 必需的检查项目：

（1）血常规、尿常规、便常规。

（2）肝肾功能、电解质、血糖、红细胞沉降率、蛋白电泳和免疫固定电泳、肿瘤全项、风湿免疫疾病检查组合、感染性疾病筛查（乙型肝炎、丙型肝炎、梅毒、艾滋病等）。

（3）心电图，X 线胸片，甲状腺、腹部和（或）盆腔超声。

（4）肌电图+神经传导速度+F 波。

（5）腰椎穿刺：脑脊液常规、生化和细胞学检查。

2. 根据患者病情可选择的检查项目：周围神经活检、骨髓穿刺、PET 检查、胸部 CT、颈椎和腰椎 MRI，遗传性周围神经病二代基因检查包。

> **释义**
>
> ■ 检查的目的：通过电生理检查、脑脊液检查，有时需要神经病理检查确定 CIDP 诊断。检查排除合并肿瘤、副蛋白血症、风湿免疫疾病、腓骨肌萎缩症等。建议增加甲状腺功能、骨密度检查等必查项目，必要时还可行神经根或臂丛、腰骶丛 MRI 平扫+增强检查遗传性周围神经病的多重连接探针扩增技术（MPLA）等。

（七）选择用药

1. 首选糖皮质激素治疗，包括大剂量甲泼尼龙冲击、静脉注射地塞米松或口服醋酸泼尼松片等。

2. 免疫球蛋白静脉滴注。

3. 血浆置换。

4. 其他免疫抑制剂。

5. 对症治疗和防治并发症的相关药物。

6. 康复治疗。

> **释义**
>
> ■ 如果使用激素，需要检查乙型肝炎、骨骼、血糖、消化性溃疡、有无活动性结核等。
> ■ 需要注意：在应用 IVIg 后 3 周内，不能进行血浆置换治疗。
> ■ 糖皮质激素、IVIG、PE 作为治疗的一线方案，当一线方案均无可考虑选择其他免疫抑制剂，如硫唑嘌呤、环磷酰胺、环孢素 A、利妥昔单抗等。

（八）出院标准

1. 神经功能缺损表现有所好转。
2. 并发症得到有效控制。

（九）变异及原因分析

1. 住院期间合并感染（肺部、泌尿系、肠道等），需要进行抗感染治疗，导致住院时间延长、费用增加。
2. 患者可能确诊为 CIDP 综合征，查到其他的致病原因，导致住院时间延长、费用增加。

四、慢性炎性脱髓鞘性多发性神经根神经病给药方案

【用药选择】

1. 糖皮质激素：甲泼尼龙 500~1000mg/d，静脉滴注，连续 3~5 日，然后逐渐减量或直接改口服泼尼松 1mg/（kg·d），清晨顿服，维持 1~2 个月后逐渐减量；或地塞米松 10~20mg/d，静脉滴注，连续 7 日，然后改为泼尼松 1mg/（kg·d），清晨顿服，维持 1~2 个月后逐渐减量；也可以直接口服泼尼松 1mg/（kg·d），清晨顿服，维持 1~2 个月后逐渐减量。
2. 免疫球蛋白静脉注射：400mg/（kg·d），静脉滴注，连续 3~5 日为 1 个疗程。每月重复 1 次，连续 3 个月，有条件或病情需要者可延长应用数月。
3. 血浆置换：每个疗程 3~5 次，间隔 2~3 日，每次交换量为 30ml/kg，每月进行 1 个疗程。

【药学提示】

1. 糖皮质激素：具有强大的抗炎作用和一定的免疫抑制作用，不良反应主要有：长期使用会出现库欣综合征的面部表现，血压、血糖升高，对细菌、真菌、病毒易感性，促使结核复发，股骨头坏死。
2. 人血丙种球蛋白：通过封闭体内致病抗体和细胞因子发挥作用。主要不良反应为蛋白过敏、发热面红。先天性 IgA 缺乏患者禁用，偶有无菌性脑膜炎、肾衰竭、脑梗死的报道。
3. 血浆置换：治疗作用与清除自身抗体有关；主要不良反应为血流动力学改变可能造成血压变化、心律失常，使用中心导管引发气胸和出血以及可能合并败血症，部分患者也可出现血清病样皮肤反应。

【注意事项】

1. 使用激素，需要检查骨骼、血糖、消化性溃疡、有无活动性结核等。
2. 在应用 IVIg 后 3 周内，不能进行血浆置换治疗。

五、推荐表单

（一）医师表单

慢性炎性脱髓鞘性多发性神经病临床路径医师表单

适用对象：第一诊断为慢性炎性脱髓鞘性多发性神经病（ICD-10：G61.801）

患者姓名：	性别：	年龄：	门诊号：	住院号：

住院日期： 年 月 日	出院日期： 年 月 日	住院天数：14~28 天

时间	住院第 1~2 天	住院第 3~5 天	住院第 6~7 天
主要诊疗工作	□ 询问病史与体格检查 □ 完善病历 □ 医患沟通，交代病情	□ 上级医师查房，书写上级医师查房记录 □ 评价神经功能状态 □ 评估辅助检查结果 □ 必要时请相关科室会诊 □ 记录会诊意见	□ 上级医师查房，书写上级医师查房记录 □ 评价神经功能状态 □ 评估辅助检查结果 □ 必要时相关科室会诊 □ 必要时康复治疗
重点医嘱	**长期医嘱：** □ 神经内科疾病护理常规 □ 一级护理 □ 依据病情下达 **临时医嘱：** □ 血常规、尿常规、便常规 □ 肝肾功能、电解质、血糖、血脂、感染性疾病筛查（乙型肝炎、梅毒、艾滋病等）、蛋白电泳、免疫固定电泳、肿瘤全项、X 线胸片或 CT、心电图 □ 肌电图、神经传导和 F 波 □ 腰椎穿刺：脑脊液常规、生化和细胞学检查	**长期医嘱：** □ 神经内科疾病护理常规 □ 二级护理 □ 依据病情下达 **临时医嘱：** □ 复查异常实验室检查 □ 依据病情需要下达	**长期医嘱：** □ 神经内科疾病护理常规 □ 二级护理 □ 依据病情下达 **临时医嘱：** □ 复查异常实验室检查 □ 依据病情需要下达
病情变异记录	□ 无 □ 有，原因： 1. 2.	□ 无 □ 有，原因： 1. 2.	□ 无 □ 有，原因： 1. 2.
医师签名			

时间	第 8~12 天	第 13~27 天	第 14~28 天 （出院日）
主要诊疗工作	□ 三级医师查房 □ 评估辅助检查结果 □ 评价神经功能状态 □ 必要时相关科室会诊 □ 必要时康复治疗	□ 通知患者及其家属明天出院 □ 向患者交代出院后注意事项，预约复诊日期 □ 如果患者不能出院，在病程记录中说明原因和继续治疗的方案	□ 再次向患者及家属介绍出院后注意事项，出院后治疗及家庭保健 □ 患者办理出院手续，出院
重点医嘱	长期医嘱： □ 神经内科疾病护理常规 □ 二级护理 □ 基础疾病用药 □ 依据病情下达 临时医嘱： □ 异常检查复查 □ 根据病情选择神经活检、骨髓穿刺、PET 检查、胸部 CT、颈椎和腰椎 MRI，基因检查 □ 依据病情需要下达	长期医嘱： □ 神经内科疾病护理常规 □ 二~三级护理 □ 基础疾病用药 □ 依据病情下达 临时医嘱： □ 异常检查复查 □ 明日出院	出院医嘱： □ 通知出院 □ 依据病情给予出院带药及建议 □ 出院带药
病情变异记录	□ 无　□ 有，原因： 1. 2.	□ 无　□ 有，原因： 1. 2.	□ 无　□ 有，原因： 1. 2.
医师签名			

（二）护士表单

慢性炎性脱髓鞘性多发性神经病临床路径护士表单

适用对象：第一诊断为慢性炎性脱髓鞘性多发性神经病（ICD-10：G61.801）

患者姓名：		性别： 年龄： 门诊号：	住院号：
住院日期： 年 月 日		出院日期： 年 月 日	住院天数：14~28 天

时间	住院第 1 天	住院第 2~5 天	住院第 6~7 天
健康宣教	□ 入院宣教 　介绍主管医师、护士 　介绍环境、设施 　介绍住院注意事项 　介绍探视和陪伴制度 　介绍贵重物品制度	□ 药物宣教 □ 各种检查的宣教 □ 肢体功能康复宣教	□ 疾病知识宣教 　告知饮食 　给予患者及家属心理支持 　再次明确探视陪伴须知
护理处置	□ 核对患者，佩戴腕带 □ 建立入院护理病历 □ 协助患者留取各种标本 □ 测量体重	□ 协助患者留取各种标本 □ 各种检查前准备	□ 协助患者留取各种标本
基础护理	□ 一级护理 　晨、晚间护理 　患者安全管理	□ 一级护理 　晨、晚间护理 　患者安全管理	□ 二级护理 　晨、晚间护理 　患者安全管理
专科护理	□ 护理查体 □ 遵医嘱予药物治疗 □ 肢体、吞咽功能评价 □ 生命体征的观察 □ 营养状态、压疮评估 □ 需要时，请家属陪伴 □ 确定饮食种类 □ 心理护理	□ 遵医嘱予药物治疗 □ 病情观察 □ 遵医嘱完成相关检查 □ 心理护理	□ 遵医嘱予药物治疗 □ 病情观察 □ 遵医嘱完成相关检查 □ 心理护理
重点医嘱	□ 详见医嘱执行单	□ 详见医嘱执行单	□ 详见医嘱执行单
病情变异记录	□ 无 □ 有，原因： 1. 2.	□ 无 □ 有，原因： 1. 2.	□ 无 □ 有，原因： 1. 2.
护士签名			

时间	住院第 8～27 天	住院第 14～28 天 （出院日）
健康宣教	□ 饮食、康复活动指导	□ 出院宣教 　复查时间 　服药方法 　活动休息 　指导饮食 　指导办理出院手续
护理处置	□ 遵医嘱完成相关检查	□ 办理出院手续 　书写出院小结
基础护理	□ 二级护理 □ 晨、晚间护理 □ 患者安全管理	□ 三级护理 　晨、晚间护理 　协助或指导进食、进水 　协助或指导活动 　患者安全管理
专科护理	□ 遵医嘱予药物治疗 □ 病情观察 □ 心理护理	□ 病情观察 □ 出院指导 □ 心理护理
重点医嘱	□ 详见医嘱执行单	□ 详见医嘱执行单
病情变异记录	□ 无　□ 有，原因： 1. 2.	□ 无　□ 有，原因： 1. 2.
护士签名		

（三）患者表单

慢性炎性脱髓鞘性多发性神经病临床路径患者表单

适用对象：第一诊断为慢性炎性脱髓鞘性多发性神经病（ICD-10：G61.801）

患者姓名：		性别： 年龄： 门诊号：	住院号：
住院日期： 年 月 日		出院日期： 年 月 日	住院天数：14～28 天

时间	住院第 1 天	住院第 2～27 天	住院 14～28 天
医患配合	□ 配合询问病史、收集资料，请务必详细告知既往史、用药史、过敏史 □ 配合进行体格检查 □ 有任何不适请告知医师	□ 配合完善相关检查、实验室检查，如采血、留尿、心电图、X 线胸片、超声、磁共振和肌电图等 □ 接受药物治疗 □ 医师与患者及家属介绍病情	□ 接受出院前指导 □ 知道复查程序 □ 获取出院诊断书
护患配合	□ 配合测量体温、脉搏、呼吸 3 次，血压 1 次 □ 配合完成入院护理评估（简单询问病史、过敏史、用药史） □ 接受入院宣教（环境介绍、病室规定、订餐制度、贵重物品保管等） □ 接受输液、服药等治疗 □ 有任何不适请告知护士	□ 配合测量体温、脉搏、呼吸 3 次 □ 接受各种检查宣教 □ 接受饮食宣教 □ 接受药物宣教 □ 接受输液、服药等治疗 □ 配合执行探视及陪伴制度	□ 接受出院宣教 □ 办理出院手续 □ 获取出院带药 □ 知道服药方法、作用、注意事项 □ 知道复印病历程序
饮食	□ 遵医嘱饮食	□ 遵医嘱饮食	□ 遵医嘱饮食
活动	□ 正常活动	□ 正常活动	□ 正常活动

附：原表单（2016 年版）

慢性炎性脱髓鞘性多发性神经病临床路径表单

适用对象：第一诊断为慢性炎性脱髓鞘性多发性神经病（ICD-10：G61.801）

患者姓名：	性别：	年龄：	门诊号：	住院号：
住院日期：　年　月　日	出院日期：　年　月　日		住院天数：14~28 天	

时间	住院第 1~2 天	住院第 3~5 天	住院第 6~7 天
主要诊疗工作	□ 询问病史与体格检查 □ 完善病历 □ 医患沟通，交代病情	□ 上级医师查房，书写上级医师查房记录 □ 评价神经功能状态 □ 评估辅助检查结果 □ 必要时请相关科室会诊 □ 记录会诊意见	□ 上级医师查房，书写上级医师查房记录 □ 评价神经功能状态 □ 评估辅助检查结果 □ 必要时相关科室会诊 □ 必要时康复治疗
重点医嘱	**长期医嘱：** □ 神经内科疾病护理常规 □ 二级护理 □ 依据病情下达 **临时医嘱：** □ 血常规、尿常规、便常规 □ 肝肾功能、电解质、血糖、血脂、感染性疾病筛查（乙型肝炎、梅毒、艾滋病等）、蛋白电泳、免疫固定电泳、肿瘤全项、X 线胸片或 CT、心电图 □ 肌电图、神经传导和 F 波 □ 腰椎穿刺：脑脊液常规、生化和细胞学检查	**长期医嘱：** □ 神经内科疾病护理常规 □ 二级护理 □ 依据病情下达 **临时医嘱：** □ 复查异常实验室检查 □ 依据病情需要下达	**长期医嘱：** □ 神经内科疾病护理常规 □ 二级护理 □ 依据病情下达 **临时医嘱：** □ 复查异常实验室检查 □ 依据病情需要下达
主要护理工作	□ 入院宣教及护理评估 □ 正确执行医嘱 □ 观察患者病情变化	□ 正确执行医嘱 □ 观察患者病情变化	□ 正确执行医嘱 □ 观察患者病情变化
病情变异记录	□ 无　□ 有，原因： 1. 2.	□ 无　□ 有，原因： 1. 2.	□ 无　□ 有，原因： 1. 2.
护士签名			
医师签名			

时间	第 8～12 天	第 13～27 天	第 28 天 （出院日）
主要诊疗工作	□ 三级医师查房 □ 评估辅助检查结果 □ 评价神经功能状态 □ 必要时相关科室会诊 □ 必要时康复治疗	□ 通知患者及其家属明天出院 □ 向患者交代出院后注意事项，预约复诊日期 □ 如果患者不能出院，在病程记录中说明原因和继续治疗的方案	□ 再次向患者及家属介绍病出院后注意事项，出院后治疗及家庭保健 □ 患者办理出院手续，出院
重点医嘱	长期医嘱： □ 神经内科疾病护理常规 □ 二级护理 □ 基础疾病用药 □ 依据病情下达 临时医嘱： □ 异常检查复查 □ 根据病情选择神经活检、骨髓穿刺、PET 检查、胸部 CT、颈椎和腰椎 MRI □ 依据病情需要下达	长期医嘱： □ 神经内科疾病护理常规 □ 二～三级护理 □ 基础疾病用药 □ 依据病情下达 临时医嘱： □ 异常检查复查 □ 明日出院	出院医嘱： □ 通知出院 □ 依据病情给予出院带药及建议 □ 出院带药
主要护理工作	□ 正确执行医嘱 □ 观察患者病情变化	□ 正确执行医嘱 □ 观察患者病情变化	□ 出院带药服用指导 □ 特殊护理指导 □ 告知复诊时间和地点 □ 交代常见的药物不良反应 □ 嘱其定期门诊复诊
病情变异记录	□ 无　□ 有，原因： 1. 2.	□ 无　□ 有，原因： 1. 2.	□ 无　□ 有，原因： 1. 2.
护士签名			
医师签名			

第七章

亚急性脊髓联合变性临床路径释义

一、亚急性脊髓联合变性编码

1. 原编码：

疾病名称及编码：亚急性脊髓联合变性（ICD-10：E53.801+ G32.001*/D51.901+ G32.001*）。

2. 修改编码：

疾病名称及编码：脊髓亚急性联合变性（ICD-9-CM：E53.801+ G32.0*）

饮食性维生素 B_{12} 缺乏性贫血性脊髓后侧索硬化（ICD-9-CM：D51.302+ G32.0*）

维生素 B_{12} 缺乏性贫血性脊髓后侧索硬化（ICD-9-CM：D51.901+ G32.0*）

二、临床路径检索方法

E53.801+ G32.0*/D51.302+ G32.0*/ D51.901+ G32.0*

三、亚急性脊髓联合变性临床路径标准住院流程

（一）适用对象

第一诊断为亚急性脊髓联合变性（ICD-10：E53.801+ G32.001*/D51.901+ G32.001*），即维生素 B_{12} 缺乏引起的神经系统变性疾病，病变主要累及脊髓后索、侧索及周围神经，偶可累及视神经及大脑白质。

（二）诊断依据

根据《临床诊疗指南·神经病学分册》（中华医学会编著，人民卫生出版社，2007）。

1. 临床表现：亚急性或慢性起病，出现脊髓侧索、后索及周围神经损害症状和体征，部分患者出现视神经或大脑功能损害表现，可伴有贫血或消化道症状等。常有萎缩性胃炎、大量饮酒或素食等病史。

2. 辅助检查：

（1）实验室检查：全血细胞计数减少，平均红细胞体积增大、平均血红蛋白含量增高。血清维生素 B_{12} 和（或）叶酸水平多数降低，脑脊液蛋白轻度增高/正常。

（2）脊髓 MRI 检查：颈胸段脊髓后索长 T1 长 T2 异常信号，增强扫描无强化。慢性阶段 MRI 表现可正常。

（3）神经电生理检查：肌电图检查显示神经传导速度减慢，运动单位电波波幅和（或）降低。体感诱发电位（SEP）检查提示中枢性损害。运动诱发电位（MEP）检查可显示中枢运动传导异常。视觉诱发电位（VEP）检测可有视神经受损改变。

> **释义**
>
> ■ 维生素 B_{12} 缺乏的病因包括：摄入不足，素食，内因子缺乏，肠壁钴胺素吸收、转运缺陷，细胞内钴胺素代谢缺陷（cbl 酶遗传性缺陷）。

■ 由于脊髓侧索、后索病变出现走路不稳，下肢肌张力增高，膝反射亢进，巴宾斯基征阳性；可有周围感觉神经损害，出现手袜套样感觉障碍。

■ 脊髓 MRI 可有后索长 T2 信号，但临床出现率不高。

■ 血清维生素 B_{12} 水平降低，由于临床表现的多样性，临床实践中维生素 B_{12} 水平经常正常，甚至增高（已经接受维生素 B_{12} 治疗的病例）。

（三）选择治疗方案的依据

根据《临床诊疗指南·神经病学分册》（中华医学会编著，人民卫生出版社，2007）。

1. 补充维生素 B_{12} 治疗：根据病情或病因选择肌内注射或口服治疗。

2. 叶酸治疗：叶酸缺乏患者予以叶酸，但不宜单独使用，以免病情加重。

3. 铁剂治疗：合并缺铁性贫血患者可予以硫酸亚铁。

4. 原发疾病治疗，饮食习惯调整，戒酒。

5. 对症治疗：痛性感觉异常患者可予加巴喷丁或普瑞巴林；肢体痉挛或肌张力高患者可予巴氯芬、氯硝西泮；有精神症状患者可予抗精神病药物。

6. 康复治疗。

（四）标准住院日为 8～14 天

（五）进入路径标准

1. 第一诊断必须符合 ICD-10：E53.801+ G32.001 * /D51.901+ G32.001 * 脊髓亚急性联合变性疾病编码。

2. 有其他疾病，但住院期间无需特殊处理（检查和治疗），不影响第一诊断临床路径流程实施。

（六）住院期间检查项目

1. 必需的检查项目：

（1）血常规、尿常规、便常规。

（2）血清叶酸、维生素 B_{12}、同型半胱氨酸水平和内因子抗体。

（3）肝肾功能、电解质、血糖、血脂、感染性疾病筛查（乙型肝炎、梅毒、艾滋病等）。

（4）神经传导及体感诱发电位（SEP）。

（5）脊髓 MRI 平扫+增强。

2. 根据患者病情可选择的检查项目：

（1）腰椎穿刺检查脑脊液分析。

（2）骨髓穿刺检查。

（3）神经电生理检查：肌电图、MEP、VEP、BAEP。

（4）钴胺素代谢 cbl 酶遗传性缺陷基因检测

（5）胃液分析、胃十二指肠镜检查。

释义

■ 必要时，也可选择血清甲基丙二酸等检查项目。

（七）选择用药

1. 维生素 B_{12}（甲钴铵或腺苷钴胺）、叶酸。

2. 铁剂（缺铁性贫血患者）。

3. 胃蛋白酶、稀盐酸合剂（胃酸缺乏患者）。

4. 加巴喷丁、普瑞巴林等（痛性感觉异常患者）。

5. 巴氯芬、氯硝西泮等（肢体痉挛或肌张力高患者）。

6. 抗精神病药物。

（八）出院标准

1. 诊断明确，病情稳定。

2. 无需要住院治疗的并发症。

（九）变异及原因分析

住院期间病情加重，或出现并发症，导致住院时间延长和住院费用增加。

四、亚急性联合变性给药方案

【用药选择】

1. 维生素 B_{12} 治疗：常用剂量为维生素 B_{12}（甲钴铵或腺苷钴胺），$500 \sim 1000\mu g$，每日 1 次，肌内注射，连续 $2 \sim 4$ 周，然后改为每周 $2 \sim 3$ 次；$2 \sim 3$ 个月后改为口服剂型，$500\mu g$，每日 $2 \sim 3$ 次，总疗程 6 个月。维生素 B_{12} 吸收障碍者或者钴胺素代谢障碍者需要终生服药。

2. 铁剂：缺铁性贫血患者需要补充铁剂，硫酸亚铁 $0.3 \sim 0.6g$ 口服，每日 3 次；或者 10% 枸橼酸铁胺溶液 10ml 口服，每日 3 次；有巨幼红细胞性贫血者，应该叶酸 $5 \sim 10mg$，每日 3 次，与维生素 B_{12} 共同使用。

3. 胃蛋白酶、稀盐酸合剂：对胃液中缺乏胃酸的萎缩性胃炎患者，可服用胃蛋白酶合剂 10ml，每日 3 次。

4. 神经病理性疼痛治疗：加巴喷丁 0.3，每天 $2 \sim 3$ 次；或者，普瑞巴林 75mg，每天 $2 \sim 3$ 次。

【药学提示】

1. 维生素 B_{12}：药物主要为氰钴胺和羟钴胺，在体内具有辅酶活性的维生素 B_{12} 为甲基钴胺和 5'-脱氧腺苷钴胺。维生素 B_{12} 本身无毒性，有可能引起过敏反应。

2. 叶酸：叶酸吸收后在体内还原为四氢叶酸，参与核苷酸合成过程。不良反应是可能引起胃肠道不适。

3. 铁剂：铁主要在十二指肠和空肠上段被吸收，铁制剂用于治疗缺铁性贫血，用药后贫血症状迅速改善，网织红细胞数于治疗后 $5 \sim 10$ 日达到高峰，血红蛋白每日可增加约 $0.1\% \sim 0.3\%$，约 $4 \sim 8$ 周接近正常。不良反应：可刺激胃肠道引起恶心呕吐、上腹部不适和腹泻，也可引起便秘。

4. 胃蛋白酶：来源于动物的胃黏膜，常与稀盐酸合用，辅助治疗胃酸、消化酶分泌不足。

5. 神经病理性疼痛治疗剂：加巴喷丁和普瑞巴林均为钙离子通道 $\alpha 2\delta$ 亚基的配体，为目前多个神经病理性疼痛治疗指南推荐使用的一线药物，主要不良反应为嗜睡、倦怠、下肢水肿、胃肠道不适。

【注意事项】

1. 早期诊断并及时治疗是改善本病预后的关键，能够在起病后 3 个月内积极治疗，多数可完全恢复；

2. 建议叶酸与维生素 B_{12} 合并使用，单独使用叶酸可能导致神经精神症状加重。

五、推荐表单

(一) 医师表单

亚急性联合变性临床路径医师表单

适用对象：第一诊断为亚急性脊髓联合变性（ICD-10：E53.801+ G32.001 * /D51.901+ G32.001 *）

患者姓名：	性别：　　年龄：　　门诊号：	住院号：
住院日期：　　年　月　日	出院日期：　　年　月　日	标准住院日：8~14 天

时间	住院第 1 天	住院第 2 天	住院第 3 天
主要诊疗工作	□ 询问病史与体格检查 □ 完善病历 □ 医患沟通，交代病情	□ 上级医师查房，书写上级医师查房记录 □ 评价神经功能状态 □ 评估辅助检查结果 □ 必要时请相关科室会诊 □ 记录会诊意见	□ 上级医师查房，书写上级医师查房记录 □ 评价神经功能状态 □ 评估辅助检查结果 □ 必要时相关科室会诊 □ 必要时康复治疗
重点医嘱	长期医嘱： □ 神经内科疾病护理常规 □ 二级护理 □ 依据病情下达 临时医嘱： □ 血常规、尿常规、便常规 □ 肝肾功能、电解质、血糖、血脂、感染性疾病筛查（乙型肝炎、梅毒、艾滋病等）、血清叶酸、维生素 B_{12}、内因子抗体、X 线胸片、心电图 □ 根据病情选择：MRI、肌电图、体感诱发电位、神经传导检查 □ 营养科会诊	长期医嘱： □ 神经内科疾病护理常规 □ 二级护理 □ 依据病情下达 临时医嘱： □ 复查异常实验室检查 □ 依据病情需要下达 □ 请消化科会诊 □ 请血液科会诊	长期医嘱： □ 神经内科疾病护理常规 □ 二级护理 □ 依据病情下达 临时医嘱： □ 复查异常实验室检查 □ 依据病情需要下达 □ 必要时行腰椎穿刺、骨髓穿刺
病情变异记录	□ 无　□ 有，原因： 1. 2.	□ 无　□ 有，原因： 1. 2.	□ 无　□ 有，原因： 1. 2.
医师签名			

时间	第 4~6 天	第 7~13 天	第 8~14 天 （出院日）
主要诊疗工作	□ 三级医师查房 □ 评估辅助检查结果 □ 评价神经功能状态 □ 必要时相关科室会诊 □ 必要时康复治疗	□ 通知患者及其家属明天出院 □ 向患者交代出院后注意事项，预约复诊日期 □ 如果患者不能出院，在病程记录中说明原因和继续治疗的方案	□ 再次向患者及家属介绍出院后注意事项，出院后治疗及家庭保健 □ 患者办理出院手续，出院
重点医嘱	长期医嘱： □ 神经内科疾病护理常规 □ 二级护理 □ 基础疾病用药 □ 依据病情下达 临时医嘱： □ 异常检查复查 □ 必要时行胃酸测定、腰椎穿刺、骨髓穿刺 □ 依据病情需要下达	长期医嘱： □ 神经内科疾病护理常规 □ 二~三级护理 □ 基础疾病用药 □ 依据病情下达 临时医嘱： □ 异常检查复查 □ 明日出院	出院医嘱： □ 通知出院 □ 依据病情给予出院带药及建议 □ 出院带药
病情变异记录	□ 无　□ 有，原因： 1. 2.	□ 无　□ 有，原因： 1. 2.	□ 无　□ 有，原因： 1. 2.
医师签名			

（二）护士表单

亚急性脊髓联合变性临床路径护士表单

适用对象：第一诊断为亚急性脊髓联合变性（ICD-10：E53.801+ G32.001＊/D51.901+ G32.001＊）

患者姓名：		性别：　　年龄：　　门诊号：	住院号：
住院日期：　　年　月　日		出院日期：　　年　月　日	标准住院日：8～14 天

时间	住院第 1 天	住院第 2 天	住院第 3 天
健康宣教	□ 入院宣教 　介绍主管医师、护士 　介绍环境、设施 　介绍住院注意事项 　介绍探视和陪伴制度 　介绍贵重物品制度	□ 药物宣教 □ 重要检查前宣教	□ 疾病相关知识宣教 □ 告知饮食 □ 给予患者及家属心理支持 □ 再次明确探视陪伴须知
护理处置	□ 核对患者，佩戴腕带 □ 建立入院护理病历 □ 协助患者留取各种标本 □ 测量体重	□ 协助患者留取各种标本 □ 检查前准备	□ 协助患者留取各种标本
基础护理	□ 一级护理 　晨、晚间护理 　患者安全管理	□ 一级护理 　晨、晚间护理 　患者安全管理	□ 二级护理 　晨、晚间护理 　患者安全管理
专科护理	□ 护理查体 □ 遵医嘱予药物治疗 □ 病情观察 □ 填写跌倒防范表 □ 需要时，请家属陪伴 □ 确定饮食种类 □ 心理护理	□ 遵医嘱予药物治疗 □ 病情观察 □ 遵医嘱完成相关检查 □ 心理护理	□ 遵医嘱予药物治疗 □ 病情观察 □ 心理护理
重点医嘱	□ 详见医嘱执行单	□ 详见医嘱执行单	□ 详见医嘱执行单
病情变异记录	□ 无　□ 有，原因： 1. 2.	□ 无　□ 有，原因： 1. 2.　,	□ 无　□ 有，原因： 1. 2.
护士签名			

时间	住院第 4 ~ 13 天	住院第 8 ~ 14 天 （出院日）
健康宣教	□ 药物使用指导 　饮食、活动指导	□ 出院宣教 　复查时间 　服药方法 　活动休息 　指导饮食 　指导办理出院手续
护理处置	□ 遵医嘱完成相关检查	□ 办理出院手续 　书写出院小结
基础护理	□ 二级护理 □ 晨、晚间护理 □ 患者安全管理	□ 三级护理 　晨、晚间护理 　协助或指进食、进水 　协助或指导活动 　患者安全管理
专科护理	□ 病情观察 □ 心理护理	□ 病情观察 □ 出院指导 □ 心理护理
重点医嘱	□ 详见医嘱执行单	□ 详见医嘱执行单
病情变异记录	□ 无　□ 有，原因： 1. 2.	□ 无　□ 有，原因： 1. 2.
护士签名		

（三）患者表单

亚急性脊髓联合变性临床路径患者表单

适用对象：第一诊断为亚急性脊髓联合变性（ICD-10：E53.801+ G32.001 * /D51.901+ G32.001 * ）

患者姓名：	性别： 年龄： 门诊号：	住院号：
住院日期： 年 月 日	出院日期： 年 月 日	标准住院日：8~14 天

时间	住院第 1 天	住院第 2~13 天	住院 5~7 天
医患配合	□ 配合询问病史、收集资料，请务必详细告知既往史、用药史、过敏史 □ 配合进行体格检查 □ 有任何不适，请告知医师	□ 配合完善相关检查、实验室检查，如采血、留尿、心电图、X线胸片、磁共振和肌电图等 □ 医师与患者及家属介绍病情 □ 配合药物治疗	□ 接受出院前指导 □ 知道复查程序 □ 获取出院诊断书
护患配合	□ 配合测量体温、脉搏、呼吸3次，血压1次 □ 配合完成入院护理评估（简单询问病史、过敏史、用药史） □ 接受入院宣教（环境介绍、病室规定、订餐制度、贵重物品保管等） □ 接受输液、服药等治疗 □ 配合执行探视和陪伴制度 □ 有任何不适，请告知护士	□ 配合测量体温、脉搏、呼吸3次 □ 接受各种检查宣教 □ 接受饮食宣教 □ 接受药物宣教 □ 接受输液、服药等治疗 □ 配合执行探视及陪伴制度	□ 接受出院宣教 □ 办理出院手续 □ 获取出院带药 □ 知道服药方法、作用、注意事项 □ 知道复印病历程序
饮食	□ 遵医嘱饮食	□ 遵医嘱饮食	□ 遵医嘱饮食
活动	□ 正常活动，防止跌倒	□ 正常活动，防止跌倒	□ 正常活动，防止跌倒

附：原表单（2016年版）

亚急性脊髓联合变性临床路径表单

适用对象：第一诊断为亚急性脊髓联合变性（ICD－10：E53.801＋G32.001＊/D51.901＋G32.001＊）

患者姓名：	性别：　年龄：　门诊号：	住院号：
住院日期：　年　月　日	出院日期：　年　月　日	标准住院日：8～14天

时间	住院第1天	住院第2天	住院第3天
主要诊疗工作	□ 询问病史与体格检查 □ 完善病历 □ 医患沟通，交代病情	□ 上级医师查房，书写上级医师查房记录 □ 评价神经功能状态 □ 评估辅助检查结果 □ 必要时请相关科室会诊 □ 记录会诊意见	□ 上级医师查房，书写上级医师查房记录 □ 评价神经功能状态 □ 评估辅助检查结果 □ 必要时相关科室会诊 □ 必要时康复治疗
重点医嘱	长期医嘱： □ 神经内科疾病护理常规 □ 二级护理 □ 依据病情下达 临时医嘱： □ 血常规、尿常规、便常规 □ 肝肾功能、电解质、血糖、血脂、感染性疾病筛查（乙型肝炎、梅毒、艾滋病等）、血清叶酸、维生素 B_{12}、内因子抗体、X线胸片、心电图 □ 根据病情选择：MRI、肌电图、体感诱发电位、神经传导检查 □ 营养科会诊 □ 请消化科会诊	长期医嘱： □ 神经内科疾病护理常规 □ 二级护理 □ 依据病情下达 临时医嘱： □ 复查异常实验室检查 □ 依据病情需要下达	长期医嘱： □ 神经内科疾病护理常规 □ 二级护理 □ 依据病情下达 临时医嘱： □ 复查异常实验室检查 □ 依据病情需要下达 □ 必要时行腰椎穿刺、骨髓穿刺
主要护理工作	□ 入院宣教及护理评估 □ 正确执行医嘱 □ 观察患者病情变化	□ 正确执行医嘱 □ 观察患者病情变化	□ 正确执行医嘱 □ 观察患者病情变化
病情变异记录	□ 无　□ 有，原因： 1. 2.	□ 无　□ 有，原因： 1. 2.	□ 无　□ 有，原因： 1. 2.
护士签名			
医师签名			

时间	第4~6天	第7~13天	第8~14天 （出院日）
主要诊疗工作	□ 三级医师查房 □ 评估辅助检查结果 □ 评价神经功能状态 □ 必要时相关科室会诊 □ 必要时康复治疗	□ 通知患者及其家属明天出院 □ 向患者交代出院后注意事项，预约复诊日期 □ 如果患者不能出院，在病程记录中说明原因和继续治疗的方案	□ 再次向患者及家属介绍病出院后注意事项，出院后治疗及家庭保健 □ 患者办理出院手续，出院
重点医嘱	长期医嘱： □ 神经内科疾病护理常规 □ 二级护理 □ 基础疾病用药 □ 依据病情下达 临时医嘱： □ 异常检查复查 □ 必要时行胃酸测定、腰椎穿刺、骨髓穿刺 □ 依据病情需要下达	长期医嘱： □ 神经内科疾病护理常规 □ 二~三级护理 □ 基础疾病用药 □ 依据病情下达 临时医嘱： □ 异常检查复查 □ 明日出院	出院医嘱： □ 通知出院 □ 依据病情给予出院带药及建议 □ 出院带药
主要护理工作	□ 正确执行医嘱 □ 观察患者病情变化	□ 正确执行医嘱 □ 观察患者病情变化	□ 出院带药服用指导 □ 特殊护理指导 □ 告知复诊时间和地点 □ 交代常见的药物不良反应 □ 嘱其定期门诊复诊
病情变异记录	□ 无　□ 有，原因： 1. 2.	□ 无　□ 有，原因： 1. 2.	□ 无　□ 有，原因： 1. 2.
护士签名			
医师签名			

第八章

脑梗死临床路径释义

一、脑梗死编码

1. 原编码：

疾病名称及编码：急性脑梗死（ICD-10：I63）

2. 修改编码：

疾病名称及编码：脑梗死（ICD-10：I63）

二、临床路径检索方法

I63

三、脑梗死临床路径标准住院流程

（一）适用对象

第一诊断为急性脑梗死（ICD-10：I63）。

（二）诊断依据

根据《中国急性缺血性脑卒中诊治指南2014》（中华医学会神经病学分会脑血管病学组制定，中华神经科杂志，2015，48：246-257）。

1. 急性起病。

2. 局灶神经功能缺损（一侧面部或肢体无力或麻木，语言障碍等），少数为全面神经功能缺损。

3. 症状或体征持续时间不限（当影像学显示有责任缺血性病灶时），或持续24小时以上（当缺乏影像学责任病灶时）。

4. 排除非血管性病因。

5. 脑CT/MRI排除脑出血。

释义

■ 本路径的制订主要参考国内权威参考书籍和诊疗指南。

■ 病史和临床表现是诊断急性脑梗死的初步依据。脑梗死急性起病，多数表现为局灶神经功能缺损的症状和体征（如单侧肢体麻木无力、言语不清、吞咽困难、视物成双等），少数较重的患者出现昏迷、四肢瘫痪等全面神经功能缺损的表现。上述症状和体征的持续时间可长可短，多数持续时间较长，也有患者持续十分钟或数小时后症状完全缓解，但是行头颅影像学检查发现相应新发梗死灶的，此时也应诊断为脑梗死。脑梗死需要与低血糖、癫痫后Todd麻痹、多发性硬化等非脑血管病所致神经功能缺损相鉴别，同时也需要行头CT或MRI与脑出血相鉴别。

（三）治疗方案选择依据

《中国急性缺血性脑卒中诊治指南2014》（中华医学会神经病学分会脑血管病学组制定，中华神经科杂志，2015，48：246-257）。

1. 一般治疗：维持呼吸循环功能，监测控制体温、血压、血糖。

2. 改善脑血循环治疗：根据患者具体情况选择如溶栓、血管内介入治疗、抗血小板、抗凝、降纤、扩容等方法。

3. 神经保护剂：结合患者具体情况选择。

4. 中医中药：结合具体情况选择。

释义

■本病确诊后即应开始综合性治疗，包括内科一般治疗、药物治疗、预防并发症、康复治疗等。准备溶栓者，血压应控制在收缩压＜180mmHg，舒张压＜100mmHg。缺血性脑卒中后24小时内血压升高的患者应先处理紧张焦虑、疼痛、恶心呕吐及颅内压增高等情况。如果血压持续升高，收缩压≥200mmHg或舒张压≥110mmHg，或伴有严重心功能不全、主动脉夹层、高血压脑病的患者，可予降压治疗，并严密观察血压变化。

■对缺血性脑卒中发病4.5小时内的患者，应根据适应证和禁忌证严格筛选患者，尽快静脉给予rtPA溶栓治疗。如没有条件使用rtPA，且发病在6小时内，可严格选择患者考虑静脉给予尿激酶。发病6小时内由大脑中动脉闭塞导致的严重卒中且不适合静脉溶栓的患者，经过严格选择后可在有条件的医院进行动脉溶栓。由后循环大动脉闭塞导致的24小时内的严重卒中且不适合静脉溶栓的患者，经过严格选择后可在有条件的单位进行动脉溶栓。

■对于不符合溶栓适应证且无禁忌证的非心源性缺血性脑卒中患者应在发病后尽早给予口服阿司匹林150~300mg/d。急性期后可改为预防剂量（50~150mg/d），阿司匹林或氯吡格雷（75mg/d）单药治疗均可作为首选抗血小板药物；有证据表明氯吡格雷与阿司匹林相比，对于高危患者获益更显著。溶栓治疗者，阿司匹林等抗血小板药物应在溶栓24小时后开始使用。对不能耐受阿司匹林者，可考虑选用氯吡格雷等抗血小板治疗。

■对于不符合溶栓适应证，为提高急性血管再通治疗获益率、降低出血转化的风险，通过药物建立并促进良好的脑侧支循环可显著降低症状性颅内动脉狭窄患者卒中复发风险，减少脑梗死病灶的数量和体积，如丁基苯酞等改善脑血循环类药物。

■高度怀疑心源性栓塞的患者可在评估风险/效益比后选择抗凝治疗。

■对不适合溶栓并经过严格筛选的脑梗死患者，特别是高纤维蛋白血症者可选用降纤治疗。

■对一般缺血性脑卒中患者，不推荐扩容。对于低血压或脑血流低灌注所致的急性脑梗死（如分水岭梗死）可考虑扩容治疗。

■缺血性脑卒中起病前已服用他汀的患者，可继续使用他汀，因其可降脂稳定斑块，同时具有一定的神经保护作用。其他神经保护剂的疗效与安全性尚需开展更多高质量临床试验进一步证实，可根据患者意愿与梗死范围选用，如脑苷肌肽、曲克芦丁脑蛋白水解物等，改善神经细胞代谢，延长缺氧细胞生存时间。

■中成药和针刺治疗急性脑梗死的疗效尚需更多高质量循证医学证据进一步证实，建议根据患者具体情况决定是否选用。目前的系统评价显示，银杏叶提取物、醒脑静、三七总皂苷等可以起到改善神经功能缺损、提高临床治疗有效率的作用；多项研究提示，某些化瘀通脉类中成药具有抗血小板聚集、改善微循环等作用，如三七总皂苷制剂［血塞通软胶囊（每粒含三七总皂苷60mg）、血栓通胶囊］、脉血康胶囊、银杏叶滴丸、银杏二萜内酯葡胺注射液等，在改善神经功能缺损、提高临床疗效和患者卒中后生活质量等方面具有一定效果，可考虑选用。

■ 对于发病48小时内，60岁以下的恶性大脑中动脉梗死伴严重颅内压增高患者，可请脑外科会诊考虑是否行减压术；对压迫脑干的大面积小脑梗死患者可请脑外科会诊协助处理。

■ 鼓励患者在病情稳定的情况下应尽早开始坐、站、走等活动，必要时给予肢体或语言或吞咽功能等康复治疗，可适当使用中成药改善脑梗后继发性认知功能障碍。可使用长春西汀改善缺血区血液循环，促进神经功能恢复。对于无抗凝和溶栓禁忌的下肢深静脉血栓或肺栓塞患者，可给予低分子肝素或普通肝素治疗，症状无缓解的近端下肢深静脉血栓或肺栓塞患者可给予溶栓治疗。

（四）标准住院日为7～10天

> **释义**
>
> ■ 急性脑梗死患者入院后，无禁忌证的情况下，应尽快给予抗栓、他汀治疗，稳定血压、血糖，预约头颅CT、MRI、颈部血管超声、经颅多普勒超声等明确颅内病变和颅内外血管情况，行相关实验室检查筛查脑血管病的危险因素，预防肺部感染、下肢静脉血栓等并发症，需要时给予肢体、语言、吞咽功能等康复治疗。住院期间给予患者饮食指导、戒烟、限酒等健康宣教。总住院时间不超过10天符合本路径要求。

（五）进入路径标准

1. 第一诊断必须符合脑梗死疾病编码（ICD-10：I63）。
2. 当患者同时具有其他疾病诊断，但在住院期间不需要特殊处理也不影响第一诊断的临床路径流程实施时，可以进入路径。

> **释义**
>
> ■ 进入本路径的患者为第一诊断为急性脑梗死。
>
> ■ 入院后常规检查发现有基础疾病，如高血压、冠状动脉粥样硬化性心脏病、糖尿病、肝肾功能不全等，经系统评估后对脑血管病诊断治疗无特殊影响者，可进入路径。但可能增加医疗费用，延长住院时间。

（六）住院后检查项目

1. 必需的检查项目：
（1）血常规、尿常规、便常规。
（2）肝功能、肾功能、电解质、血糖、血脂、凝血功能、感染性疾病筛查（乙型肝炎、丙型肝炎、梅毒、艾滋病等）。

（3）胸部 X 线片、心电图。

（4）颈部动脉血管超声、经颅多普勒超声（TCD）。

（5）颅脑 CT，有条件的可行颅脑 MRI+弥散加权成像（DWI）。

2. 根据具体情况可选择的检查项目：

（1）自身免疫抗体 [抗核抗体（ANA）、可提取性核抗原（ENA）、抗中性粒细胞胞质抗体（ANCA）等]、红细胞沉降率、同型半胱氨酸、纤维蛋白原水平、易栓检查、抗心磷脂抗体、维生素 B_{12}、叶酸。

（2）TCD 发泡试验。

（3）超声心动图、动态心电监测、腹部 B 超（肝、胆、胰、脾、肾）。

（4）头颅磁共振：磁共振血管造影（MRA）、磁共振静脉血管成像（MRV）、灌注加权成像（PWI）等。

（5）头颈 CT 血管造影（CTA）、CT 灌注成像（CTP）。

（6）数字减影血管造影（DSA）。

释义

■ 血常规、尿常规、便常规+隐血是最基本的三大常规检查，进入路径的患者均需完成。肝肾功能、电解质、血糖、凝血功能、心电图、X 线胸片可评估有无基础疾病，是否影响住院时间、费用及其治疗预后；感染性疾病筛查用于发现梅毒性血管炎等少见的脑梗死病因；头颅 CT、头颅 MRI、颈部血管彩超、经颅多普勒超声、CTA、必要时行 DSA 用于明确颅内病变和颅内外血管情况。下肢静脉彩超用于筛查有无下肢深静脉血栓，无下肢深静脉血栓的肢体瘫痪患者，尽早给予肢体康复治疗。

■ 对于无高血压、糖尿病、高脂血症等常见脑血管病的危险因素的患者，可检查自身免疫抗体、血同型半胱氨酸、抗心磷脂抗体等，筛查有无血管炎、高同型半胱氨酸血症、抗心磷脂抗体综合征等的证据。经常规脑血管检查未发现相关血管病变的患者，可行超声心动图、动态心电监测、主动脉弓彩超等，明确有无心脏瓣膜病、心房颤动、主动脉弓不稳定斑块等心源性栓塞的证据；行 TCD 发泡试验，明确有无心源性栓塞、肺动静脉瘘等所致脑栓塞的证据。MRV 检查可用于发现怀疑静脉窦血栓或狭窄所致静脉性脑梗死的患者。CTP 及 PWI 可用于明确脑组织灌注情况，有助于筛选超时间窗但仍适合溶栓的患者。

（七）选择用药

根据《中国急性缺血性脑卒中诊治指南 2014》，结合患者具体情况选择治疗药物。

1. 溶栓治疗：可选择重组组织型纤溶酶原激活剂（rtPA）或尿激酶。

2. 抗血小板治疗：根据患者情况可选择阿司匹林/氯吡格雷等。

3. 抗凝、降纤、扩容、神经保护和（或）中药治疗：可根据具体情况选择使用。

4. 降低颅内压：可选择甘露醇、甘油果糖、呋塞米、高渗盐水和白蛋白等。

5. 并发症治疗：根据患者具体情况选择抗感染、控制癫痫发作及预防深静脉血栓形成药物。

释义

■ 对缺血性脑卒中发病4.5小时内的患者，应根据适应证和禁忌证严格筛选患者，尽快静脉给予rtPA溶栓治疗。如没有条件使用rtPA，且发病在6小时内，可严格选择患者考虑静脉给予尿激酶。

■ 对于不符合溶栓适应证且无禁忌证的非心源性缺血性脑卒中患者应在发病后尽早给予口服阿司匹林150~300mg/d。急性期后可改为预防剂量（50~150mg/d），阿司匹林或氯吡格雷（75mg/d）单药治疗均可作为首选抗血小板药物；有证据表明氯吡格雷与阿司匹林相比，对于高危患者获益更显著。对不能耐受阿司匹林者，可考虑选用氯吡格雷等抗血小板治疗或考虑选用丁基苯酞、长春西汀等建立侧支循环，改善脑血循环药物。

■ 有研究显示脑梗死急性期血浆纤维蛋白原和血液黏滞度增高，蛇毒酶制剂如纤溶酶，可显著降低血浆纤维蛋白原，并有轻度溶栓和抑制血栓形成作用。对不适合溶栓并经过严格筛选的脑梗死患者可考虑选用。

■ 脑梗死患者病情稳定后应尽快开始改善脑血循环以及神经保护等多种措施，可考虑选用含生物活性肽等物质的神经营养保护药物，改善细胞代谢，延长缺氧细胞的存活时间，如脑苷肌肽、曲克芦丁脑蛋白水解物等。

■ 中成药在我国广泛用于治疗脑梗死已有多年，但疗效尚需更多高质量随机对照试验进一步证实，建议根据具体情况结合患者意愿决定是否选用。例如某些活血化瘀、化痰通络类中药具有抗血小板聚集、改善脑血循环的作用，包括三七类 [血塞通软胶囊（每粒含三七总皂苷60mg）、血栓通胶囊]；包括银杏叶类（银杏叶滴丸、银杏二萜内酯葡胺注射液）、水蛭类（脉血康胶囊）等。

■ 可使用甘露醇静脉滴注，必要时也可用甘油果糖、呋塞米、高渗盐水、白蛋白等治疗脑水肿与颅内压增高。此外，还可应用七叶皂苷钠，该药具有抗炎、抗渗出及消除肿胀的作用。

■ 不推荐预防性应用抗癫痫药物；孤立发作1次或急性期癫痫发作控制后，不建议长期使用抗癫痫药物；卒中后2~3个月再发的癫痫，建议按癫痫治疗常规进行长期药物治疗。

■ 疑有肺炎或尿路感染的患者应给予抗菌药物治疗，但不推荐预防性使用抗菌药物。

（八）出院标准

1. 患者病情稳定。
2. 没有需要住院治疗的并发症。

释义

■ 出院前患者应完成必查项目，医师为其制订二级预防药物治疗方案，无肺部感染、应激性溃疡、下肢静脉血栓等并发症，或上述并发症已经稳定、无需继续住院治疗。

(九) 变异及原因分析

当患者出现以下情况时,退出路径:

1. 缺血性梗死病情危重,需要外科手术治疗时,退出本路径,进入相应疾病临床路径。

2. 当患者存在颈动脉狭窄,根据现行诊治指南需要外科或血管介入干预时,进入相应疾病临床路径。

3. 病情危重:意识障碍、呼吸循环衰竭,需转入 ICU 或手术治疗。

4. 既往其他系统疾病加重而需要治疗,或出现严重并发症,导致住院时间延长和住院费用增加。

> **释义**
>
> ■ 急性大面积脑梗死需要去骨瓣减压等神外手术治疗的,急性脑梗死行颈动脉支架、内膜剥脱术或动脉取栓的需终止本路径,进入相应疾病临床路径。
>
> ■ 患者住院治疗期间出现急性冠脉综合征等严重疾病,或出现严重肺部感染、肺栓塞等并发症,导致住院时间明显延长和住院费用显著增加,需终止本路径。
>
> ■ 患者住院治疗期间出现昏迷、呼吸循环障碍,需转入 ICU 或手术治疗的,终止本路径。
>
> ■ 认可的变异原因主要是指患者入选路径后,在检查及治疗过程中发现患者合并存在事前未预知的或新发的、对本路径治疗可能产生影响的情况,需要终止执行路径或延长治疗时间、增加治疗费用。医师需在表单中明确说明。
>
> ■ 因患者方面的主观原因导致执行路径出现变异,需医师在表单中予以说明。

四、脑梗死临床路径给药方案

【用药选择】

1. 溶栓治疗:超早期应用重组组织型纤溶酶原激活剂(rtPA)是改善缺血性卒中结局的最有效的药物治疗手段。对缺血性脑卒中发病 3 小时内和 3~4.5 小时的患者,应根据适应证和禁忌证严格筛选患者,尽快静脉给予 rtPA 溶栓治疗。rtPA 使用剂量为 0.9mg/kg,最大剂量为 90mg。根据患者体重计算总剂量,将总剂量的 10% 在注射器内混匀,1~2 分钟内团注;将剩余的 90% 生理盐水混匀后静脉点滴,持续 1 小时以上。用药期间及用药 24 小时内应严密监护患者。如没有条件使用 rtPA,且发病在 6 小时内,可考虑静脉应用尿激酶。使用方法是尿激酶 100 万~150 万单位,溶于 100~200ml 的生理盐水中,持续静脉滴注 30 分钟。

2. 抗栓治疗:对于不符合溶栓适应证且无禁忌证的非心源性缺血性脑卒中患者应在发病后尽早给予口服阿司匹林 150~300mg/d。急性期后可改为预防剂量(50~150mg/d),阿司匹林或氯吡格雷(75mg/d)单药治疗均可作为首选抗血小板药物;有证据表明氯吡格雷与阿司匹林相比,对于高危患者获益更显著。溶栓治疗者,阿司匹林等抗血小板药物应在溶栓 24 小时后开始使用。对不能耐受阿司匹林者,可考虑选用氯吡格雷等抗血小板治疗。阿司匹林(25mg)+缓释型双嘧达莫(200mg)2 次/天或西洛他唑(100mg)2 次/天,均可作为阿司匹林和氯吡格雷的替代治疗药物。抗血小板药应在患者危险因素、费用、耐受性和其他临床特性的基础上个体化选择。发病 24 小时内,具有脑卒中高复发风险(ABCD2 评分≥4 分)的急性非心源性 TIA 或轻型缺血性脑卒中患者(NIHSS 评分≤3 分),应尽早给予阿司匹林联合氯吡格雷治疗 21 天(氯吡格雷首日负荷剂量 300mg),但应严密观察出血风险,此后氯吡格雷(75mg/d)单药治疗预防缺血性脑卒中复发。发病 30 天内伴有症状性颅内动脉严重狭窄（狭窄率70%～99%）的缺血性脑卒中或 TIA 患者，应尽早给予阿司匹林联合氯吡格雷治疗90天。此后阿司匹林或氯吡格雷单用均作为长期二级预防一线用药。伴有主动脉弓动脉粥样硬化斑块证据的缺血性脑卒中或 TIA 患者，推荐抗血小板药物治疗。非心源性栓塞性缺血性脑卒中或 TIA 患者，不推荐常规长期应用阿司匹林联合氯吡格雷抗血小板治疗。对伴有心房颤动（包括阵发性）的缺血性脑卒中或 TIA 患者，推荐使用适当剂量的华法林口服抗凝治疗，以预防脑梗死复发。华法林的目标剂量是维持 INR 在 2.0～3.0。新型口服抗凝剂可作为华法林的替代药物，新型口服抗凝剂包括达比加群、利伐沙班、阿哌沙班以及依度沙班，选择何种药物应考虑个体化因素。

3. 他汀类药物治疗：对于非心源性缺血性脑卒中或 TIA 患者，无论是否伴有其他动脉粥样硬化证据，推荐高强度他汀类药物长期治疗以减少脑卒中和心血管事件的风险。有证据表明当 LDL-C 下降≥50% 或 LDL-C≤1.8mmol/L（70mg/dl）时，二级预防更有效。由于颅内大动脉粥样硬化性狭窄（狭窄率70%～99%）导致的缺血性脑卒中或 TIA 患者，推荐高强度他汀类药物长期治疗以减少脑卒中和心血管事件的风险，推荐目标值为 LDL-C≤1.8mmol/L（70mg/dl）。颅外大动脉狭窄导致的缺血性脑卒中或 TIA 患者，推荐高强度他汀类药物长期治疗以减少脑卒中和心血管事件的风险。

4. 其他改善脑血循环药物治疗：在临床工作中，可依据随机对照实验结果，个体化应用丁基苯酞等其他改善循环类药物。一项双盲双模拟随机对照试验显示丁基苯酞注射液和其胶囊序贯治疗组（注射液14天，胶囊序贯治疗至第90天）功能结局优于奥扎格雷和阿司匹林序贯治疗组。

【药学提示】

1. 溶栓药物：rtPA 将纤溶酶原转化为纤溶酶，纤溶酶将纤维蛋白原和血栓中的纤维蛋白交联网分解。虽然 rtPA 是目前国内外指南推荐的最好治疗方式，但具有一定的风险性：100 例使用该药物的患者，约有 6 例可能引起症状性脑出血，但引起出血并未增加患者死亡率。以下几种情况可能增加症状性脑出血风险：从卒中发生到开始治疗的时间过长；收缩压过高；rtPA 使用剂量过大；高龄；早期神经功能缺损严重；发病早期进行 CT 检查表明缺血面积超过半球面积的33%。本品不可用于有高危出血倾向者，如：目前或过去 6 个月中有显著的出血疾病；已知出血体质；口服抗凝血药，如华法林；显著的或是近期有严重的或危险的出血；已知有颅内出血史或疑有颅内出血；疑有蛛网膜下腔出血或处于由动脉瘤而导致蛛网膜下腔出血状态；有中枢神经系统病变史或创伤史（如肿瘤、动脉瘤以及颅内或椎管内手术）；最近 10 天内曾进行有创的心外按压、分娩或非压力性血管穿刺（如锁骨下或颈静脉穿刺）；严重的未得到控制的动脉高血压；细菌性心内膜炎或心包炎；急性胰腺炎；最近 3 个月有胃肠溃疡史、食管静脉曲张、动脉瘤或动脉/静脉畸形史；出血倾向的肿瘤；严重的肝病，包括肝功能衰竭、肝硬化、门静脉高压（食管静脉曲张）及活动性肝炎；最近 3 个月内有严重的创伤或大手术。

2. 抗栓药物：由于抗血小板药物对血小板聚集的抑制作用，可能增加出血的风险。可继发上、下胃肠道不适，如消化不良、胃肠道和腹部疼痛，罕见的胃肠道炎症、胃十二指肠溃疡，非常罕见的可能出现胃肠道出血和穿孔。

3. 他汀类药物：长期使用他汀类药物治疗总体上是安全的。有脑出血病史的非心源性缺血性脑卒中或 TIA 患者应权衡风险和获益合理使用。老年患者或合并严重脏器功能不全的患者，初始剂量不宜过大。

4. 改善脑血循环药物：使用改善脑血循环药物治疗，要防止缺血区再灌注损伤，并且关注血压控制，防止由于药物联合作用造成的血压急剧下降造成的缺血风险。

【注意事项】

1. 如果有潜在的出血危险尤其是脑出血，则应停止 rtPA 溶栓治疗。因 rtPA 的半衰期短，对凝血系统影响轻微，所以大多数出血患者，可经中断溶栓和抗凝治疗，扩容及人工压迫损伤血管来控制出血。对于少数使用保守治疗无效的患者，可输注血制品，包括冷沉淀物、新鲜冷冻血浆和血小板。

2. 由于阿司匹林和氯吡格雷对血小板聚集的抑制作用可持续数天，可能导致手术中或手术后增加出血。低剂量阿司匹林减少尿酸的消除，可诱发痛风。下列情况禁用阿司匹林肠溶片：对阿司匹林或其他水杨酸盐，或药品的任何其他成分过敏；水杨酸盐或含水杨酸物质、非甾体抗炎药导致哮喘的历史；急性胃肠道溃疡；出血体质；严重的肾衰竭；严重的肝衰竭；严重的心力衰竭；与氨甲蝶呤（剂量为15mg/w或更多）合用；妊娠的最后3个月。

3. 氯吡格雷部分地通过 CYP2C19 代谢为其活性代谢物，服用抑制此酶活性的药物可能降低氯吡格雷转化为活性代谢物的水平。药物相互作用的临床意义尚不能确定。不推荐与氯吡格雷同时使用强效或中度 CYP2C19 抑制剂（如奥美拉唑）。泮托拉唑、兰索拉唑与氯吡格雷联用后，未观察到氯吡格雷活性代谢物的血药浓度大幅下降。

4. 他汀类药物治疗期间，如果监测指标持续异常并排除其他影响因素，或出现指标异常相应的临床表现，应及时减药或停药观察（参考：肝酶超过 3 倍正常值上限，肌酶超过 5 倍正常值上限，应停药观察）。

5. 其他改善脑血循环类药品：丁苯酞主要不良反应为氨基转移酶轻度-过性升高，根据随访观察病例，停药后可恢复正常。此外，丁苯酞注射液的辅料为羟丙基-β-环糊精，需经肾小球过滤清除，肌酐清除率<30ml/min 的患者慎用本品，因此治疗期间可监测相关指标的变化。

五、推荐表单

（一）医师表单

脑梗死临床路径医师表单

适用对象：第一诊断为急性脑梗死（ICD-10：I63）

患者姓名：	性别： 年龄： 门诊号：	住院号：
住院日期： 年 月 日	出院日期： 年 月 日	标准住院日：7～10 天

时间	住院第 1 天 （急诊室到病房或直接到卒中单元）	住院第 2 天	住院第 3 天
主要诊疗工作	□ 询问病史 □ 体格检查（包括 NIHSS 评分、GCS 评分及 Bathel 评分、吞咽功能、营养评估） □ 完善病历书写 □ 护理及饮食医嘱 □ 医患沟通，交代病情 □ 监测并管理血压（必要时降压） □ 预防并发症：感染、应激性溃疡、压疮等 □ 抗血小板（或抗凝）治疗 □ 他汀治疗、降血糖治疗 □ 健康宣教：饮食、戒烟	□ 上级医师查房，书写上级医师查房记录 □ 评价神经功能状态 □ 继续宣教：饮食、戒烟 □ 完成或预约辅助检查（三大常规、三全、红细胞沉降率、CRP、HCY、感染指标、胸部 X 线片、TCD、颈部血管超声、下肢静脉彩超、UCG、头 MRI+DWI、腹部 B 超） □ 继续抗血小板（或抗凝）、他汀类药物治疗 □ 继续防治并发症 □ 康复治疗评估及治疗	□ 上级医师查房，书写上级医师查房记录 □ 评价神经功能状态 □ 宣教：饮食、戒烟 □ 完善辅助检查 □ 继续抗血小板（或抗凝）、他汀类药物治疗 □ 继续防治并发症 □ 继续康复治疗
重点医嘱	长期医嘱： □ 神经内科疾病护理常规 □ 一～二级护理 □ 低盐低脂（或糖尿病）饮食 □ 监测生命体征、血糖 □ 抗血小板（或抗凝）治疗 □ 他汀类药物治疗 临时医嘱： □ 血常规、肝功能、肾功能、电解质、血糖、血脂、心肌酶谱、凝血功能、血气分析、感染性疾病筛查、心电图等 □ 预约 TCD、颈部血管超声、头颅 CT、UCG、下肢静脉彩超等检查 □ 必要时预约颅脑 MRI+DWI+MRA、CTA、DSA、腹部超声等	长期医嘱： □ 神经内科疾病护理常规 □ 一～二级护理 □ 低盐低脂（或糖尿病）饮食 □ 监测生命体征及血糖 □ 抗血小板（或抗凝） □ 他汀类药物治疗 □ 床旁康复治疗 临时医嘱： □ 辅助检查：生命体征监测 □ 必要时复查有异常值的检查 □ 康复科会诊	长期医嘱： □ 神经内科疾病护理常规 □ 一～二级护理 □ 低盐低脂（或糖尿病）饮食 □ 监测生命体征及血糖 □ 抗血小板（或抗凝）治疗 □ 他汀类药物治疗 □ 床旁康复治疗 临时医嘱： □ 必要时复查有异常值的检查
病情变异记录	□ 无　□ 有，原因： 1. 2.	□ 无　□ 有，原因： 1. 2.	□ 无　□ 有，原因： 1. 2.
医师签名			

时间	第 4~6 天	第 7~10 天（出院日）
主要诊疗工作	□ 上级医师查房 □ 评估辅助检查结果 □ 评价神经功能状态 □ 继续防治并发症 □ 必要时相关科室会诊 □ 继续抗血小板（或抗凝）治疗 □ 继续他汀类药物治疗 □ 康复治疗	□ 通知病情稳定患者及其家属出院准备 □ 康复治疗 □ 向患者交代出院后注意事项，预约复诊日期 □ 如果患者不能出院，在病程记录中说明原因和继续治疗的方案 □ 出院宣教：出院后继续规范脑卒中二级预防、控制危险因素、生活方式等
重点医嘱	长期医嘱： □ 神经内科疾病护理常规 □ 一~三级护理 □ 低盐低脂（糖尿病）饮食 □ 抗血小板（或抗凝） □ 他汀类药物治疗 □ 床旁康复训练 临时医嘱： □ 异常检查复查 □ 复查血常规、肾功能、血糖、电解质	长期医嘱： □ 神经内科疾病护理常规 □ 一~三级护理 □ 低盐低脂（糖尿病）饮食 □ 抗血小板（或抗凝） □ 他汀类药物治疗 □ 床旁康复训练 临时医嘱： □ 出院 □ 出院前神经系统功能评估（NIHSS、Bathel 指数） □ 出院带药
病情变异记录	□ 无　□ 有，原因： 1. 2.	□ 无　□ 有，原因： 1. 2.
医师签名		

（二）护士表单

脑梗死临床路径护士表单

适用对象：第一诊断为急性脑梗死（ICD-10：I 63）

患者姓名：	性别： 年龄： 门诊号：	住院号：
住院日期： 年 月 日	出院日期： 年 月 日	标准住院日：7～10 天

时间	住院第1天	住院第2天	住院第3天
健康宣教	□ 入院宣教 □ 介绍主管医师、护士 □ 介绍环境、设施 □ 介绍住院注意事项 □ 介绍探视和陪伴制度 □ 介绍贵重物品制度	□ 药物宣教 □ 健康宣教：饮食、戒烟、限酒 □ 告知患者配合医师完成各项检查与实验室检查	□ 健康宣教：饮食、戒烟、限酒 □ 协助完成医师开立的各项检查 □ 给予患者及家属心理支持 □ 再次明确探视陪伴须知
护理处置	□ 核对患者，佩戴腕带 □ 建立入院护理病历 □ 协助患者留取各种标本 □ 测量体重	□ 协助完成医师开立的各项检查及实验室检查	□ 协助完成医师开立的各项检查
基础护理	□ 一～二级护理 □ 晨、晚间护理 □ 患者安全管理	□ 一～二级护理 □ 晨、晚间护理 □ 患者安全管理 □ 协助或指导活动	□ 一～二级护理 □ 晨、晚间护理 □ 患者安全管理 □ 协助或指导活动
专科护理	□ 护理查体 □ 病情观察 □ 观察患者意识状态、肢体肌力、吞咽功能、下肢有无肿胀等，病情如有变化及时通知医师 □ 需要时，填写跌倒及压疮防范表 □ 需要时，请家属陪伴 □ 瘫痪卧床患者，勤翻身，预防坠积性肺炎和压疮 □ 心理护理	□ 病情观察 □ 观察患者意识状态、肢体肌力、吞咽功能、下肢有无肿胀等，病情如有变化及时通知医师 □ 瘫痪卧床患者，勤翻身，预防坠积性肺炎和压疮 □ 心理护理	□ 病情观察 □ 观察患者意识状态、肢体肌力、吞咽功能、下肢有无肿胀等，病情如有变化及时通知医师 □ 瘫痪卧床患者，勤翻身，预防坠积性肺炎和压疮 □ 心理护理
重点医嘱	□ 详见医嘱执行单	□ 详见医嘱执行单	□ 详见医嘱执行单
病情变异记录	□ 无 □ 有，原因： 1. 2.	□ 无 □ 有，原因： 1. 2.	□ 无 □ 有，原因： 1. 2.
护士签名			

时间	住院第 4~6 天	住院第 7~10 天 （出院日）
健康宣教	□ 健康宣教：饮食、戒烟、限酒 □ 协助患者及家属完成医师开立的各项检查 □ 给予患者及家属心理支持	□ 出院宣教 □ 复查时间 □ 服药方法 □ 活动休息 □ 指导饮食 □ 指导办理出院手续
护理处置	□ 遵医嘱完成相关检查	□ 办理出院手续
基础护理	□ 一~三级护理 □ 晨、晚间护理 □ 协助或指导活动 □ 患者安全管理	□ 一~三级护理 □ 晨、晚间护理 □ 协助或指导活动 □ 患者安全管理
专科护理	□ 病情观察 □ 观察患者意识状态、肢体肌力、吞咽功能、下肢有无肿胀等 □ 瘫痪卧床患者，勤翻身，预防坠积性肺炎和压疮 □ 心理护理	□ 病情观察 □ 观察患者意识状态、肢体肌力、吞咽功能、下肢有无肿胀等 □ 出院指导（脑梗死患者需要定期神经内科门诊复查脑血管相关检查及抽血实验室检查） □ 需要时，勤翻身，预防坠积性肺炎和压疮 □ 心理护理
重点医嘱	□ 详见医嘱执行单	□ 详见医嘱执行单
病情变异记录	□ 无　□ 有，原因： 1. 2.	□ 无　□ 有，原因： 1. 2.
护士签名		

（三）患者表单

脑梗死临床路径患者表单

适用对象：第一诊断为急性脑梗死（ICD-10：I 63）

患者姓名：	性别：　年龄：　门诊号：		住院号：
住院日期：　　年　月　日	出院日期：　　年　月　日		标准住院日：7～10 天

时间	入院	住院第 2 天	住院第 3 天
医患配合	□ 配合询问病史、收集资料，请务必详细告知既往史、用药史、过敏史 □ 配合进行体格检查 □ 有任何不适请告知医师	□ 配合医护人员完成脑血管相关检查以及实验室检查，如TCD、颈部血管超声、采血、留尿、心电图、X线胸片等 □ 医师与患者及家属介绍病情、目前的治疗方案及需要完善的相关检查 □ 如有肢体瘫痪或吞咽困难等，配合医师或康复师评价是否需要肢体或吞咽功能康复	□ 配合医师完成相关检查、实验室检查 □ 如经评估需康复锻炼，配合医师或康复师进行康复锻炼
护患配合	□ 配合测量体温、脉搏、血压、体重 □ 配合完成入院护理评估（简单询问病史、过敏史、用药史） □ 接受入院宣教（环境介绍、病室规定、订餐制度、贵重物品保管等） □ 配合执行探视和陪伴制度 □ 有任何不适请告知护士	□ 配合测量体温、血压、脉搏、呼吸，询问大便 1 次 □ 接受健康宣教：饮食、戒烟、限酒等 □ 接受药物宣教 □ 有不适请告知护士	□ 配合测量体温、血压、脉搏、呼吸 □ 接受健康宣教：饮食、戒烟、限酒等 □ 接受药物宣教 □ 有不适请告知护士
饮食	□ 遵医嘱饮食 □ 如有吞咽困难、饮食呛咳，及时告知医师、护士，由医师或康复师评估决定是否需要鼻饲饮食	□ 遵医嘱饮食 □ 如有吞咽困难、饮食呛咳，及时告知医师、护士，评估决定是否需要鼻饲饮食	□ 遵医嘱饮食 □ 如有吞咽困难、饮食呛咳，及时告知医师、护士，评估决定是否需要鼻饲饮食
排泄	□ 如有大便干燥，告知医师、护士给予通便治疗 □ 如有小便困难，告知医师、护士，评估决定是否需导尿治疗	□ 如有大便干燥，告知医师、护士给予通便治疗 □ 如有小便困难，告知医师、护士，评估决定是否需导尿治疗	□ 如有大便干燥，告知医师、护士给予通便治疗 □ 如有小便困难，告知医师、护士，评估决定是否需导尿治疗
活动	□ 意识清楚、肢体活动正常、无头晕走路不稳且无下肢深静脉血栓的患者可正常下地活动 □ 肢体瘫痪的卧床患者，是否可坐起或下地活动，需听从医师安排	□ 意识清楚、肢体活动正常、无头晕走路不稳且无下肢深静脉血栓的患者可正常下地活动 □ 肢体瘫痪的卧床患者，是否可坐起或下地活动，需听从医师安排 □ 瘫痪卧床的患者如无下肢深静脉血栓，听从医师或康复师安排适当的康复锻炼，预防下肢静脉血栓形成	□ 意识清楚、肢体活动正常、无头晕走路不稳且无下肢深静脉血栓的患者可正常下地活动 □ 瘫痪卧床的患者如无下肢深静脉血栓，听从医师或康复师安排适当的康复锻炼，预防下肢静脉血栓形成

时间	住院第 4~6 天	住院第 7~10 天（出院日）
医患配合	□ 配合医师完成相关检查、实验室检查 □ 如经评估需康复锻炼，配合医师或康复师进行康复锻炼	□ 配合完成相关检查、实验室检查 □ 如经评估需康复锻炼，配合医师或康复师进行康复锻炼 □ 接受出院前指导 □ 知道复查程序 □ 获取出院诊断书
护患配合	□ 配合定时测量生命体征 □ 接受输液、服药等治疗 □ 接受进食、进水、排便等生活护理 □ 配合活动，预防压疮和下肢静脉血栓 □ 注意活动安全，避免坠床或跌倒 □ 配合执行探视及陪伴	□ 接受出院宣教 □ 办理出院手续 □ 获取出院带药 □ 知道服药方法、作用、注意事项 □ 知道复印病历程序
饮食	□ 遵医嘱饮食 □ 如有吞咽困难、饮食呛咳，及时告知医师、护士，评估决定是否需要鼻饲饮食	□ 遵医嘱饮食 □ 如有吞咽困难、饮食呛咳，及时告知医师、护士，评估决定是否需要鼻饲饮食
排泄	□ 如有大便干燥，告知医师、护士给予通便治疗 □ 如有小便困难，告知医师、护士，评估决定是否导尿治疗	□ 如有大便干燥，告知医师、护士给予通便治疗 □ 如有小便困难，告知医师、护士，评估决定是否导尿治疗
活动	□ 意识清楚、肢体活动正常、无头晕走路不稳且无下肢深静脉血栓的患者可正常下地活动 □ 瘫痪卧床的患者如无下肢深静脉血栓，听从医师或康复师安排适当的康复锻炼，预防下肢静脉血栓形成	□ 意识清楚、肢体活动正常、无头晕走路不稳且无下肢深静脉血栓的患者可正常下地活动 □ 瘫痪卧床的患者如无下肢深静脉血栓，听从医师或康复师安排适当的康复锻炼，预防下肢静脉血栓形成

附：原表单（2016 年）

脑梗死临床路径表单

适用对象：第一诊断为急性脑梗死（ICD-10：I 63）

患者姓名：	性别：	年龄：	门诊号：	住院号：

住院日期： 年 月 日	出院日期： 年 月 日	标准住院日：7～10 天

时间	住院第 1 天 （急诊室到病房或直接到卒中单元）	住院第 2 天	住院第 3 天
主要诊疗工作	□ 询问病史 □ 体格检查（包括 NIHSS 评分、GCS 评分及 Bathel 评分、吞咽功能、营养评估） □ 完善病历书写 □ 护理及饮食医嘱 □ 医患沟通，交待病情 □ 监测并管理血压（必要时降压） □ 预防并发症：感染、应激性溃疡、压疮等 □ 抗血小板（或抗凝）治疗 □ 他汀治疗、降血糖治疗 □ 健康宣教：饮食、戒烟	□ 上级医师查房，书写上级医师查房记录 □ 评价神经功能状态 □ 继续宣教：饮食、戒烟 □ 完成或预约辅助检查（三大常规、三全、红细胞沉降率，CRP，HCY，感染指标、胸部 X 线片、TCD、颈部血管超声、UCG）、头 MRI + DWI、腹部 B 超 □ 继续抗血小板（或抗凝）、他汀类药物治疗。 □ 继续防治并发症 □ 康复治疗评估及治疗	□ 上级医师查房，书写上级医师查房记录 □ 评价神经功能状态 □ 宣教：饮食、戒烟 □ 完善辅助检查： □ 继续抗血小板（或抗凝）、他汀类药物治疗。 □ 继续防治并发症 □ 继续康复治疗
重点医嘱	长期医嘱： □ 神经内科疾病护理常规 □ 一～二级护理 □ 低盐低脂（糖尿病）饮食 □ 监测生命体征、血糖 □ 抗血小板（或抗凝）治疗 □ 他汀类药物治疗 临时医嘱： □ 血常规、肝功能、肾功能、电解质、血糖、血脂、心肌酶谱、凝血功能、血气分析、感染性疾病筛查、心电图等 □ 预约 TCD、颈部血管超声、UCG 辅助检查： □ 必要时预约颅脑 MRI + DWI、腹部超声	长期医嘱： □ 神经内科疾病护理常规 □ 一～二级护理 □ 低盐低脂（糖尿病）饮食 □ 监测生命体征及血糖 □ 抗血小板（或抗凝） □ 他汀类药物治疗 □ 床旁康复治疗 临时医嘱： □ 辅助检查：生命体征监测 □ 必要时复查有异常值的检查 □ 康复科会诊	长期医嘱： □ 神经内科疾病护理常规 □ 一～二级护理 □ 低盐低脂（糖尿病）饮食 □ 监测生命体征及血糖 □ 抗血小板（或抗凝）治疗 □ 他汀类药物治疗 □ 床旁康复治疗 临时医嘱： □ 必要时复查有异常值的检查 □ 必要时行 MRA、CTA、DSA 检查
病情变异记录	□ 无 □ 有，原因： 1. 2.	□ 无 □ 有，原因： 1. 2.	□ 无 □ 有，原因： 1. 2.
医师签名			

时间	第 4～6 天	第 7～10 天（出院日）
主要诊疗工作	□ 上级医生查房 □ 评估辅助检查结果 □ 评价神经功能状态 □ 继续防治并发症 □ 必要时相关科室会诊 □ 继续抗血小板（或抗凝）治疗 □ 继续他汀类药物治疗 □ 康复治疗	□ 通知病情稳定患者及其家属出院准备 □ 向患者交待出院后注意事项，预约复诊日期 □ 如果患者不能出院，在"病程记录"中说明原因和继续治疗的方案 □ 出院宣教：出院后继续规范脑卒中二级预防、控制危险因素、生活方式等
重点医嘱	长期医嘱： □ 神经内科疾病护理常规 □ 一～三级护理 □ 低盐低脂（糖尿病）饮食 □ 抗血小板（或抗凝） □ 他汀类药物治疗 □ 床旁康复训练 临时医嘱： □ 异常检查复查 □ 复查血常规、肾功能、血糖、电解质	长期医嘱： □ 神经内科疾病护理常规 □ 一～三级护理 □ 低盐低脂（糖尿病）饮食 □ 抗血小板（或抗凝） □ 他汀类药物治疗 □ 床旁康复训练 临时医嘱： □ 出院 □ 出院前神经系统功能评估（NIHSS，Bathel 指数） □ 出院带药
病情变异记录	□ 无　□ 有，原因： 1. 2.	□ 无　□ 有，原因： 1. 2.
医师签名		

第九章

阿尔茨海默病临床路径释义

一、阿尔茨海默病编码

1. 原编码：

疾病名称及编码：阿尔茨海默病（ICD-10：G30.904）

2. 修改编码：

疾病名称及编码：阿尔茨海默病（ICD-10：G30）

二、临床路径检索方法

G30

三、阿尔茨海默病临床路径标准住院流程

（一）适用对象

第一诊断为阿尔茨海默病（ICD-10：G30.904）。

释义

■ 适用对象编码参见第一部分。

■ 本路径适用对象为临床诊断为阿尔茨海默病（无并发症）的患者，如诊断考虑为其他类型的痴呆，需进入其他相应路径。

（二）诊断依据

根据《中国痴呆与认知障碍诊治指南》（中华医学会神经病学分会痴呆与认知障碍学组、中国阿尔茨海默病协会编写，中华医学杂志，2011 年）、《美国国立老化研究所与阿尔茨海默病协会诊断指南写作组对阿尔茨海默病诊断指南的推荐和介绍》（中华神经科杂志，2012年）和国际工作组标准-2（Advancing research diagnostic criteria for Alzheimer's disease：the IWG-2 criteria Lancet Neurol，2014 年），符合痴呆的诊断标准：慢性隐袭起病，数月或数年，认知功能障碍导致工作能力或日常生活功能受到影响。排除其他疾病导致的痴呆。影像学可能见到内侧、底部、外侧颞叶、顶叶的萎缩。

1. 一项或一项以上的认知功能障碍：

（1）工作能力或日常生活功能受到影响。

（2）比以往的功能和执行力水平有所下降。

（3）无法用谵妄或主要精神障碍解释。

（4）通过联合以下两者来检测和诊断患者的认知损害：①来自患者和知情人的病史采集；②客观的认知评价——简单的精神状态检查或神经心理学测验。当常规的病史和简易精神状态检查（MMSE）结果不足以形成确凿的诊断时．应进行全面的神经心理学测验。

（5）包括以下至少一个和/或两个领域以上的认知或行为损害：①学习并记住新信息的能力受损。症状包括：重复问题或谈话，乱放个人财物．忘记重要事件或约会，在一个熟悉的路线上

迷路等。②推理能力和处理复杂任务的能力受损，判断力差。症状包括：理解力差，无法管理财务，决策制定能力差，无法规划复杂或连续的活动。③视空间功能受损。症状包括：不能识别面孔或常见物品，尽管视力很好仍不能通过直接观察找到物品，不能操作简单的工具，穿衣定向障碍等。④语言功能受损（说、读、写）。症状包括：说话时找词困难、犹豫不决，有语音或语义错语、拼写或书写错误。⑤人格、行为或举动改变。症状包括：异常的情绪波动如激动不安、动机缺乏、主观努力、淡漠、失去动力、回避社交．对以往活动的兴趣减低、失去同理心、强迫的或强迫观念行为、同社会相悖的行为等。神经系统检查没有其他异常发现。同时要符合阿尔茨海默病的特征性认知功能障碍：比如记忆障碍是最突出的异常，可以有语言问题、视空间问题、推理判断问题。同时要鉴别路易体痴呆以及额颞叶痴呆的特征性表现。

2. 辅助检查：对所有首次就诊的患者进行辅助检查有助于揭示认知障碍的病因或发现伴随疾病，基因检测有助于提高诊断级别。

> **释义**
>
> ■ 本路径的制定主要参考国内权威参考书籍和诊疗指南。
>
> ■ 阿尔茨海默病的确诊需要组织病理学检查。临床中，阿尔茨海默病的诊断依靠临床评估、实验室和影像学检查及除外其他诊断。2011 年美国国立衰老研究所（NIA）和阿尔茨海默协会（AA）建立的阿尔茨海默病性痴呆的诊断标准为目前最新的阿尔茨海默病诊断标准，推荐临床及研究应用。
>
> 阿尔茨海默病分类标准包括：①很可能的阿尔茨海默病；②可能的阿尔茨海默病；③生物标志物支持的很可能或可能的阿尔茨海默病。①和②用于所有临床情况；③主要用于研究领域。
>
> 1. 很可能的阿尔茨海默病的核心诊断标准：
>
> （1）符合痴呆标准。
>
> （2）起病隐匿，症状在数月至数年中逐渐出现。
>
> （3）明确的认知损害的证据。起始的和最突出的认知障碍在以下某一范畴中表现明显。
>
> 1）遗忘型：是阿尔茨海默病最常见的类型。以遗忘表现为主，至少还存在 1 个其他认知领域功能障碍的证据。
>
> 2）非遗忘型：主要包括以下三种亚型。①语言障碍型：以找词困难为主，其他认知领域也存在障碍。②视空间功能障碍型：以空间认知功能障碍为主，包括物体失认、面部识别受损、图像组合失认和失读，其他认知领域也存在障碍。③执行功能障碍型：以推理、判断和解决问题能力受损为主，其他认知领域也可能存在障碍。
>
> （4）排除标准：①伴确凿的脑血管病的证据；②伴路易体痴呆的核心症状；③额颞叶变性的核心症状。④伴其他原因引起的认知功能障碍。⑤伴药物所致的认知功能障碍。
>
> 2. 可能的阿尔茨海默病的核心诊断标准：有以下所述的任一情况，即可诊断可能的阿尔茨海默病。
>
> （1）非典型过程：非典型过程是指符合很可能的阿尔茨海默病的核心诊断标准的（1）和（3），但认知障碍可呈突然发作，或病史不够详细，或客观认知功能进行性下降的证据不足。
>
> （2）病因混杂的表现：满足阿尔茨海默病的所有核心标准，但具有下列证据：①伴确凿的脑血管病的证据；②伴路易体痴呆的核心症状；③额颞叶变性的核心症

状；④伴其他疾病引起的认知功能障碍；⑤伴药物引起的认知功能障碍。

3. 生物标志物支持的很可能或可能的阿尔茨海默病

在临床诊断很可能或可能的阿尔茨海默病的基础上，有条件的医疗机构应该进一步进行生物标志物的筛查，以增加阿尔茨海默病诊断的准确度。已明确的生物标志物包括：①脑脊液内 Aβ1-42 降低或正电子发射计算机断层扫描（PET）提示 Aβ 示踪剂滞留增加；②神经元损伤标志物（如脑脊液内的 tau）升高、PET 提示脑葡萄糖代谢率降低及结构 MR 提示海马萎缩等。①和②均阳性为生物标志物高度支持的很可能或可能的阿尔茨海默病。①或②阳性为生物标志物中度支持的很可能或可能的阿尔茨海默病。①和②均阴性，为非阿尔茨海默病所致的痴呆。

■ 病史、临床症状是诊断阿尔茨海默病的初步依据。

（三）选择治疗方案的依据

根据《中国痴呆与认知障碍诊治指南》（贾建平，人民卫生出版社，第二版，2015）制订治疗方案。目前无特效治疗，采用综合治疗方案，药物治疗和护理照顾结合，药物治疗主要如下。

1. 胆碱酯酶抑制剂：多奈哌齐、卡巴拉汀、加兰他敏和石杉碱甲。
2. 兴奋性氨基酸受体拮抗剂：美金刚。
3. 非典型抗精神病药物：根据患者具体情况选用奥氮平、利培酮和喹硫平。
4. 抗抑郁焦虑药物：可根据患者具体情况选用抗抑郁及抗焦虑药物。
5. 其他：对症治疗。

> **释义**
>
> ■ 明确诊断为阿尔茨海默病的患者可以选用胆碱酯酶抑制剂治疗（A 级推荐）。该类药物包括多奈哌齐、卡巴拉汀、加兰他敏和石杉碱甲。
> ■ N-甲基-D-天冬氨酸受体拮抗剂：主要为美金刚。中重度阿尔茨海默病患者可以选用美金刚或美金刚与多奈哌齐、卡巴拉汀联合治疗，对出现明显精神行为症状的重度阿尔茨海默病患者，尤其推荐胆碱酯酶抑制剂与美金刚联合使用（A 级推荐）。
> ■ 中药及其他治疗药物：如银杏叶提取物、脑蛋白水解物，奥拉西坦或吡拉西坦等。该类药物可作为胆碱酯酶抑制剂、兴奋性氨基酸受体拮抗剂治疗阿尔茨海默病患者的协同治疗药物（专家共识）。
> ■ 选择药物时应与患者或知情人重复讨论治疗益处及其可能出现的不良反应。
> ■ 应遵循低起始剂量逐渐滴定的给药原则。

（四）进入路径时间

AD 是慢性变性疾病，短期住院时间 14 ~ 21 天。

> **释义**
>
> ■ 怀疑阿尔茨海默病患者入院后，完成常规实验室检查1~2天，第3~5天行头部影像学检查（如头颅CT或头颅MRI及MRA），认知量表评测（如MMSE、MoCA），焦虑、抑郁、淡漠等量表评定。检查后开始药物治疗，主要观察服药后有无不良反应，总住院时间6~8天符合本路径要求。

（五）进入路径标准

1. 第一诊断必须符合阿尔茨海默病疾病编码（ICD-10：G30.904）。
2. 当患者同时具有其他疾病诊断，但在住院期间不需要特殊处理也不影响第一诊断的临床路径流程实施时，可以进入路径。

> **释义**
>
> ■ 进入本路径的患者为第一诊断为阿尔茨海默病。
>
> ■ 入院后常规检查发现有其他伴随疾病，经系统评估后对阿尔茨海默病诊断治疗无特殊影响者，可进入路径。但可能增加医疗费用，延长住院时间。

（六）住院期间检查项目

1. 必需的检查项目：
（1）全血细胞计数、红细胞沉降率、血电解质、血钙、血糖、肝功能、肾功能和甲状腺素（TSH）水平、甲状腺抗体、维生素 B_{12}、感染性疾病筛查（乙型肝炎、丙型肝炎、梅毒、艾滋病等）。
（2）认知功能检查：简易精神状态检查（MMSE）或全面的神经心理学测验。
（3）颅脑 CT。
2. 根据具体情况可选择的检查项目：
（1）血和脑脊液自身免疫脑炎抗体检测（Hu-Yo-Ri，抗 NMDA 受体抗体等）。
（2）脑脊液（CSF）：常规、生化、细胞学，β 淀粉样蛋白、tau 蛋白（T·tau）、磷酸化 tau 蛋白（P-tau）、14-3-3 蛋白含量。
（3）基因检测：app/psn1/psn2 基因。
（4）脑电图（EEG）。
（5）颅脑 MRI。
（6）PET。

> **释义**
>
> ■ 血常规、尿常规、便常规、血生化、心电图、X 线胸片、感染性疾病筛查等是最基本的入院常规检查，可帮助筛查患者是否有其他伴随疾病，是否影响住院时间、费用及其治疗预后，进入本临床路径的患者均需完成。甲状腺功能、肝肾功能、电解质检查可帮助筛查患者是否具有其他可能影响患者认知功能及精神状态的内科疾病，帮助鉴别诊断。

　　■认知功能检查：简易精神状态检查（MMSE）、蒙特利尔认知评估量表（MoCA）。是进入本路径患者最重要的检查，帮助医师了解患者认知功能损害的程度、特点，帮助诊断和鉴别诊断，指导下一步用药，并帮助判断预后。

　　■神经心理学测验：汉密尔顿焦虑及抑郁量表（HAMA、HAMD）。阿尔茨海默病患者常伴有焦虑抑郁情绪，进行神经心理学测验可帮助了解患者心理情况，帮助进行鉴别诊断。

　　■进行神经影像学检查（头 CT 或头颅 MRI 及 MRA）可帮助了解患者颅内基本情况，是否合并其他神经系统疾病，了解脑萎缩程度，帮助判断预后。

　　■脑电图（EEG）、事件相关电位；脑脊液生物标志物的筛查：①脑脊液内 $A\beta1$ –42 降低；②神经元损伤标志物，如脑脊液内的 tau 升高；PET 提示 $A\beta$ 示踪剂滞留增加；FDG-PET 提示脑葡萄糖代谢率降低。进行脑电图、脑脊液生物标志物筛查、头 PET 检查以及基因检测主要为有条件的临床中心可进行上述相关检查，帮助鉴别诊断，进一步筛查患病相关危险因素，是否有家族遗传相关性等。

　　■治疗方案和药物选择详见"四、阿尔茨海默病临床路径给药方案"。

（七）出院标准

既往其他系统疾病加重而需要治疗，或出现严重并发症，退出本路径。

　【释义】

　　■患者阿尔茨海默病诊断明确，无其他需入院治疗的严重伴随疾病，用药后未发现不良反应，病情稳定的患者可考虑出院。患者出院前应完成所有必须检查的项目，且开始药物治疗，观察是否出现不良反应。

　　■出院前应对患者家属及照料者进行健康宣教。

　　■变异及原因分析：

　　1. 合并有其他疾病，如脑血管病、脑动脉狭窄、冠心病等，可能增加其他检查，进行相应治疗与干预，导致住院时间延长，治疗费用增加，并可能转入其他疾病相关临床路径。

　　2. 对于合并精神行为症状的患者，应进行药物干预，如抗焦虑抑郁药物、苯二氮䓬类药物及抗精神病药物（奋乃静、奥氮平、喹硫平）等，导致住院时间延长。

　　3. 经检查诊断为其他类型的痴呆患者应退出本路径，进入其他临床路径。

　　■患者入选路径后，在检查及治疗过程中发现患者合并存在事前未预知的、对本路径治疗可能产生影响的情况，需要终止执行路径或进行相关检查，并给以相应干预，延长治疗时间、增加治疗费用，医师均需在表单中明确说明。若相关疾病病情较为严重，可能转入其他疾病相关路径。

　　■合并精神行为症状的患者，或因入院后环境改变加重该症状的患者应给以相应干预，并应向患者或知情人告知可能出现的不良反应。医师均需在表单中明确说明。

　　■因患者方面的主观原因导致执行路径出现变异，需医师在表单中予以说明。

■ 参考费用标准推荐为 6000～12000 元。患者入选路径后，如只进行必须完成
的检查，并给以相应干预，则费用相对较低。患者如进行其他相关检查，如脑电图、
PET、基因检查等，则费用会增加。

四、阿尔茨海默病临床路径给药方案

【用药选择】

1. 胆碱酯酶抑制剂：胆碱酯酶抑制剂（ChEI）通过减少乙酰胆碱的水解增加脑内乙酰胆碱
含量而发挥增强胆碱能神经的功能，改善阿尔茨海默病患者的认知功能、日常生活能力及精
神行为症状。胆碱酯酶抑制剂为阿尔茨海默病治疗的主要药物，常规剂量主要用于轻中度阿
尔茨海默病的治疗，大剂量的胆碱酯酶抑制剂可用于中重度阿尔茨海默病的治疗。我国常用
胆碱酯酶抑制剂为多奈哌齐、卡巴拉汀及石杉碱甲。卡巴拉汀贴剂是一种治疗阿尔茨海默病
的新剂型，与片剂相比，更容易滴定，胃肠道反应小。
中国痴呆及认知功能障碍诊治指南推荐：明确诊断为阿尔茨海默病的患者，可以选用胆碱酯
酶抑制剂治疗（A 级推荐）。应用某一胆碱酯酶抑制剂治疗无效或因不良反应不能耐受时，
可根据患者病情及出现不良反应的程度，调换其他胆碱酯酶抑制剂或换作贴剂进行治疗，治
疗过程中严格观察患者可能出现的不良反应（B 级推荐）。胆碱酯酶抑制剂存在剂量效应关
系，中重度阿尔茨海默病患者可选用高剂量的胆碱酯酶抑制剂作为治疗药物，但应遵循低起
始剂量逐渐滴定的给药原则，并注意药物可能出现的不良反应（专家共识）。

2. 兴奋性氨基酸受体拮抗剂：阿尔茨海默病使 N-甲基-D-天冬氨酸受体处于轻度激活状态，
导致记忆长时程效应缺失，影响认知功能，同时引发钙超载及细胞凋亡等兴奋性氨基酸毒
性。盐酸美金刚是一具有非选择性、非竞争性、电压依赖性、中度亲和力的 N-甲基-D-天
冬氨酸受体拮抗剂，在病理状态下，可以阻止钙离子经 N-甲基-D-天冬氨酸通道内流，拮
抗谷氨酸的兴奋性毒性。由于美金刚具有电压依赖性，在生理情况下，N-甲基-D-天冬氨酸
受体激活可不受影响。盐酸美金刚可有效改善阿尔茨海默病患者的认知功能、整体功能及日
常生活能力，对阿尔茨海默病的精神症状如妄想、激越等效果明显，是一个对中至重度阿尔
茨海默病疗效确切的药物。最新研究提示，美金刚对轻中度阿尔茨海默病也有一定的疗效。
中国痴呆及认知功能障碍诊治指南推荐：明确诊断为中重度阿尔茨海默病的患者，可以选用
美金刚或美金刚与多奈哌齐、卡巴拉汀联合治疗。出现明显精神行为症状的重度阿尔茨海默
病患者，尤其推荐胆碱酯酶抑制剂与美金刚联合使用（A 级推荐）。

【药学提示】

1. 胆碱酯酶抑制剂：
（1）盐酸多奈哌齐：
1）适应证：轻度或中度阿尔茨海默病症状的治疗。
2）禁忌证：禁用于对盐酸多奈哌齐、哌啶衍生物或制剂中赋形剂有过敏史的患者；禁用于
孕妇；因该剂含有乳糖，对半乳糖不耐症、乳糖酶缺乏症或半乳糖吸收不良患者禁用。
3）用法用量：①成年人/老年人，初始剂量为 1 日 1 次，1 次 5mg，维持 1 个月后可增至 1
次 10mg/d；②肝肾功能不全：由于盐酸多奈哌齐的清除并不受肝肾功能影响，故服用方法
与正常人相同。
（2）卡巴拉汀：
1）适应证：轻度、中度阿尔茨海默病的症状的治疗。

2）禁忌证：对该药及其成分过敏者禁用；禁用于孕妇；因该剂含有乳糖，对半乳糖不耐症、乳糖酶缺乏症或半乳糖吸收不良患者禁用。

3）用法用量：①与食物同服，每天2次服药，对于不能耐受者可考虑分3次口服；②起始剂量为3mg/d，每隔2周增加剂量，最大推荐剂量为12mg/d；③肾衰竭和轻中度器官衰竭患者不必调整剂量，但应密切监测。

2. 兴奋性氨基酸受体拮抗剂：美金刚：

1）适应证：中重度至重度阿尔茨海默病。

2）禁忌证：对该药活性成分及赋形剂过敏者。

3）用法用量：①成人最大剂量为20mg；②第一周，5mg/d（半片，晨服）；第二周，10mg/d（1片，晨服）；第三周，15mg/d（1.5片，晨服）；第四周，20mg/d（2片，晨服）；③可空腹服药，也可与食物同服。

【注意事项】

1. 胆碱酯酶抑制剂：

（1）盐酸多奈哌齐：

1）最常见有腹泻、肌肉痉挛、乏力、恶心呕吐和失眠。

2）其他不良反应还包括头痛、感冒、厌食、呕吐、皮疹、幻觉、易激惹、昏厥、眩晕、尿失禁、疼痛等。

3）少见不良反应包括癫痫、心动过缓、胃肠道出血溃疡及锥体外系症状。

4）对发生昏厥和癫痫者，应警惕心脏传导阻滞或窦性停搏。

5）如出现精神紊乱症状，应减少剂量或停止用药。

6）如出现肝功能障碍，应考虑停止用药。

（2）卡巴拉汀：

1）最常见不良反应为胃肠道反应，其他还包括代谢和营养异常、精神异常（如攻击性、不安等）、病态窦房结综合征、肝炎等。

2）对于病态窦房结综合征和其他心脏传导阻滞患者服用该药时应谨慎。

3）对尿路梗阻及癫痫患者应慎重使用该药。

4）对哮喘和其他阻塞性肺疾病患者应慎用该药。

5）可能使锥体外系症状加重。

2. 兴奋性氨基酸受体拮抗剂：美金刚：

1）常见不良反应有幻觉、意识模糊、头晕头痛、疲倦。少见不良反应有焦虑、肌张力增高、呕吐、膀胱炎、性欲增加、癫痫发作。

2）肾功能损害患者应减量为10mg/d。

3）癫痫患者慎用。

五、推荐表单

（一）医师表单

阿尔茨海默病临床路径医师表单

适用对象：第一诊断为阿尔茨海默病

患者姓名：	性别： 年龄： 门诊号：	住院号：
住院日期： 年 月 日	出院日期： 年 月 日	标准住院日：6~8 天

时间	住院第 1 天	住院第 2 天	住院第 3 天
主要诊疗工作	□ 询问病史及体格检查 □ 初步评估患者的认知功能和生活能力 □ 完善辅助检查 □ 做出初步诊断 □ 初步确定治疗方案 □ 完成首次病程记录和病历资料	□ 上级医师查房 □ 认知功能评估 □ 实施检查项目并评估检查结果 □ 根据患者病情制订治疗方案 □ 向患者及其家属告知病情、检查结果及治疗方案 □ 开始治疗	□ 上级医师查房 □ 进一步完善认知功能检查 □ 实施治疗方案 □ 伴随疾病的诊断及处理
重点医嘱	长期医嘱： □ 神经科护理常规 □ 一~二级护理 □ 药物 临时医嘱： □ 血常规、尿常规、便常规、血生化全套、红细胞沉降率、甲状腺功能、维生素 B$_{12}$、感染性疾病筛查（乙型肝炎、丙型肝炎、梅毒、艾滋病等） □ 心电图、X 线胸片 □ 预约头颅 CT、头颅 MRI 及 MRA	长期医嘱： □ 神经科护理常规 □ 一~二级护理 □ 药物 临时医嘱（必要时）： □ 简易精神状态检查（MMSE）、蒙特利尔认知评估量表（MoCA） □ 神经心理学测验：汉密尔顿焦虑及抑郁量表（HAMA、HAMD） □ 必要时可预约脑电图、诱发电位 □ 必要时可行腰椎穿刺查脑脊液生物标志物 □ 必要时可预约 PET 检查 □ 必要时基因检查	长期医嘱： □ 神经科护理常规 □ 一~二级护理 □ 药物 临时医嘱： □ 复查异常实验室检查指标 □ 辅助药物治疗
病情变异记录	□ 无 □ 有，原因： 1. 2.	□ 无 □ 有，原因： 1. 2.	□ 无 □ 有，原因： 1. 2.
医师签名			

时间	住院第 4 天	住院第 5~6 天	住院第 7~8 天 （出院日）
主要诊疗工作	□ 上级医师查房 □ 进一步完善相关检查 □ 观察治疗后病情有无变化，有无出现不良反应 □ 伴随疾病的诊断及处理	□ 通知患者及其家属出院准备并在次日办理出院手续 □ 向患者交代出院后注意事项，预约复诊日期 □ 如果患者不能出院，在病程记录中说明原因和继续治疗的方案	□ 办理出院手续 □ 向患者交代出院注意事项 □ 开出院诊断书 □ 完成出院记录 □ 告知出院后注意事项及治疗方案
重点医嘱	**长期医嘱：** □ 神经科护理常规 □ 一~二级护理 □ 药物 □ 辅助药物治疗 **临时医嘱：** □ 复查异常实验室检查指标	**长期医嘱：** □ 神经科护理常规 □ 一~二级护理 □ 药物 □ 辅助药物治疗 **临时医嘱：** □ 复查异常实验室检查指标 □ 通知患者明日出院	**出院医嘱：** □ 出院带药 □ 预约门诊随诊
病情变异记录	□ 无　□ 有，原因： 1. 2.	□ 无　□ 有，原因： 1. 2.	□ 无　□ 有，原因： 1. 2.
医师签名			

（二）护士表单

阿尔茨海默病临床路径护士表单

适用对象：第一诊断为阿尔茨海默病

患者姓名：	性别： 年龄： 门诊号：	住院号：
住院日期： 年 月 日	出院日期： 年 月 日	标准住院日：6~8天

时间	住院第1天	住院第2天	住院第3天
健康宣教	□ 入院宣教 □ 介绍主管医师、护士 □ 介绍环境、设施 □ 介绍住院注意事项 □ 介绍探视和陪伴制度 □ 介绍贵重物品制度	□ 日常生活宣教 □ 告知各项检查注意事项 □ 告知患者在检查中配合医师 □ 告知检查后可能出现的情况及应对方式	□ 药物宣教 □ 告知各项检查注意事项 □ 告知患者在检查中配合医师 □ 告知检查后可能出现的情况及应对方式
护理处置	□ 核对患者，佩戴腕带 □ 建立入院护理病历 □ 协助患者留取各种标本 □ 测量体重	□ 完成各项相关处置	□ 完成各项相关处置
基础护理	□ 一级护理 　晨、晚间护理 　排泄管理 　患者安全管理	□ 一级护理 　晨、晚间护理 　排泄管理 　患者安全管理	□ 一级护理 　晨、晚间护理 　排泄管理 　患者安全管理
专科护理	□ 护理查体 □ 病情观察 □ 患者认知、语言、日常生活能力的观察 □ 必要时，填写跌倒及压疮防范表 □ 必要时，请家属陪伴 □ 确定饮食种类 □ 心理护理	□ 病情观察 □ 遵医嘱完成相关检查 □ 心理护理	□ 病情观察 □ 遵医嘱完成相关检查 □ 心理护理
重点医嘱	□ 详见医嘱执行单	□ 详见医嘱执行单	□ 详见医嘱执行单
病情变异记录	□ 无 □ 有，原因： 1. 2.	□ 无 □ 有，原因： 1. 2.	□ 无 □ 有，原因： 1. 2.
护士签名			

时间	住院第 4~6 天	住院第 7~8 天 （出院日）
健康宣教	□ 药物宣教及日常生活宣教 □ 告知各项检查注意事项 □ 告知检查后可能出现的情况及应对方式	□ 出院宣教 　复查时间 　服药方法 　活动休息 　指导饮食 　指导办理出院手续
护理处置	□ 遵医嘱完成相关处置	□ 办理出院手续 　书写出院小结
基础护理	□ 一级护理 　晨、晚间护理 　排泄管理 　患者安全管理	□ 二级护理 　晨、晚间护理 　患者安全管理
专科护理	□ 病情观察 □ 遵医嘱完成相关检查	□ 出院指导 □ 心理护理
重点医嘱	□ 详见医嘱执行单	□ 详见医嘱执行单
病情变异记录	□ 无　□ 有，原因： 1. 2.	□ 无　□ 有，原因： 1. 2.
护士签名		

（三）患者表单

阿尔茨海默病临床路径患者表单

适用对象：第一诊断为阿尔茨海默病

患者姓名：		性别： 年龄： 门诊号：	住院号：
住院日期： 年 月 日		出院日期： 年 月 日	标准住院日：6~8 天

时间	住院第 1 天	住院第 2 天	住院第 3 天
医患配合	□ 配合询问病史、收集资料，请务必详细告知既往史、用药史、过敏史 □ 配合进行体格检查 □ 有任何不适请告知医师 □ 配合进行知情同意书签字	□ 配合完善相关检查、实验室检查，如采血、留尿便、心电图、X 线胸片 □ 医师与患者及家属介绍病情 □ 配合医师进行相关治疗	□ 配合完善相关检查 □ 配合医师进行相关治疗
护患配合	□ 配合测量体温、脉搏、呼吸 3 次，血压、体重 1 次 □ 配合完成入院护理评估 □ 询问病史、过敏史、用药史 □ 接受入院宣教（环境介绍、病室规定、订餐制度、贵重物品保管等） □ 配合执行探视和陪伴制度 □ 有任何不适请告知护士	□ 配合测量体温、脉搏、呼吸、血压、询问大小便情况 □ 接受日常生活宣教 □ 接受饮食宣教 □ 接受药物宣教	□ 配合测量体温、脉搏、呼吸、血压，询问大小便情况 □ 接受日常生活宣教 □ 接受饮食宣教 □ 接受药物宣教
饮食	□ 遵医嘱饮食	□ 遵医嘱饮食	□ 遵医嘱饮食
排泄	□ 正常排尿便	□ 正常排尿便	□ 正常排尿便
活动	□ 遵医嘱活动	□ 遵医嘱活动	□ 遵医嘱活动

时间	住院第 4~6 天	住院第 7~8 天 （出院日）
医患 配合	□ 配合完善相关检查 □ 配合医师进行相关治疗	□ 接受出院前指导 □ 知道门诊随诊复查程序 □ 获取出院诊断书
护 患 配 合	□ 配合测量体温、脉搏、呼吸、血压，询问大小便情况 □ 接受日常生活宣教 □ 接受饮食宣教 □ 接受药物宣教	□ 接受出院宣教 □ 办理出院手续 □ 获取出院带药 □ 知道服药方法、作用、注意事项 □ 知道复印病历程序
饮食	□ 遵医嘱饮食	□ 遵医嘱饮食
排泄	□ 正常排尿便	□ 正常排尿便
活动	□ 遵医嘱活动	□ 遵医嘱活动

附：原表单（2016 年）

阿尔茨海默病临床路径表单

适用对象：第一诊断为阿尔茨海默病（ICD-10：G30.904）

患者姓名：	性别： 年龄： 门诊号：	住院号：
住院日期： 年 月 日	出院日期： 年 月 日	标准住院日：14～21 天

时间	住院第 1 天	住院第 2 天	住院第 3 天
主要诊疗工作	□ 询问病史及体格检查 □ 初步评估患者的认知功能和生活能力 □ 完善辅助检查 □ 做出初步诊断 □ 初步确定治疗方案 □ 完成首次病程记录和病历资料	□ 上级医师查房 □ 认知功能评估 □ 实施检查项目并评估检查结果 □ 根据患者病情制订治疗方案 □ 向患者及其家属告知病情、检查结果及治疗方案 □ 开始治疗	□ 上级医师查房 □ 进一步完善认知功能检查 □ 实施治疗方案
重点医嘱	长期医嘱： □ 神经科护理常规 □ 一～二级护理（根据病情） □ 药物 临时医嘱： □ 血常规、尿常规、大小便常规、肝功能、肾功能、电解质、血糖、血钙、血脂、红细胞沉降率、甲状腺功能、维生素 B_{12}、感染性疾病筛查（乙肝、丙肝、梅毒、艾滋病等） □ 心电图、简易精神状态检查（MMSE） □ 必要时预约 EEG、颅脑 MRI 和 PET 检查	长期医嘱： □ 神经科护理常规 □ 一～二级护理 □ 药物 临时医嘱（必要时）： □ 根据检查结果，选择肿瘤相关筛查，免疫及代谢指标筛查 □ 必要时可行腰穿检查：脑脊液生化、常规、细胞学，β 淀粉样蛋白、tau 蛋白（T·tau）、磷酸化 tau 蛋白（P—tau）、14-3-3 蛋白含量 □ 必要时基因检查：app／psn1／psn2 基因等	长期医嘱： □ 神经科护理常规 □ 一～二级护理 □ 药物
医师签名			

时间	住院第 4 ~ 6 天	住院第 7 ~ 13 天	住院第 14 ~ 21 天 （出院日）
主要诊疗工作	□ 上级医师查房 □ 简单认知功能、日常生活能力评估 □ 观察治疗后有病情有无变化	□ 通知患者及其家属出院准备并在次日办理出院手续 □ 向患者交代出院后注意事项，预约复诊日期 □ 如果患者不能出院，在"病程记录"中说明原因和继续治疗的方案	□ 办理出院手续 □ 向患者交代出院注意事项 □ 开出院诊断书 □ 完成出院记录 □ 告知出院后注意事项及治疗方案
重点医嘱	长期医嘱： □ 神经科护理常规 □ 一 ~ 二级护理 □ 药物	长期医嘱： □ 神经科护理常规 □ 一 ~ 二级护理 □ 药物 临时医嘱： □ 复查异常化验指标 □ 辅助药物治疗 □ 通知患者明日出院	出院医嘱： □ 出院带药 □ 门诊随诊

第十章

重症帕金森病临床路径释义

一、重症帕金森病编码

1. 原编码：

疾病名称及编码：帕金森病（ICD-10：G20.02）

2. 修改编码：

疾病名称及编码：帕金森病3级（ICD-10：G20.x04）

帕金森病4级（ICD-10：G20.x05）

帕金森病5级（ICD-10：G20.x06）

二、临床路径检索方法

G20.x04/G20.x05/G20.x06

三、重症帕金森病临床路径标准住院流程

（一）适用对象

第一诊断为帕金森病（ICD-10：G20.02）。

> **释义**
>
> ■ 本路径适用于对象为临床诊断为帕金森病患者，同时 Hoehn-Yahr 为 3~5 级的中晚期患者，如合并严重肺炎、骨折、下肢静脉血栓等合并症的患者，需进入其他相应路径。
>
> Hoehn-Yahr 分级：
>
> 0 级：无症状。
>
> 1 级：身体单侧受影响，但没有影响平衡。
>
> 2 级：身体双侧受影响，但没有影响平衡。
>
> 3 级：平衡受影响，但患者可以独立生活。
>
> 4 级：严重无活动能力，但患者可以自行走动和站立。
>
> 5 级：在没有他人帮助的情况下，只能卧床或坐轮椅。

（二）诊断依据

英国脑库 PD 诊断标准：

1. 纳入标准：运动迟缓（随意运动减少，进行性言语和重复动作幅度变小），至少符合下列表现之一：①肌强直；②4~6Hz 静止性震颤；③姿势不稳（并非由视觉、前庭功能、小脑或本体觉障碍引起）。

2. 支持标准：①单侧起病；②存在静止性震颤；③进行性病程；④症状长期不对称，起病一侧症状最明显；⑤L-dopa 反应良好（70%~100%）；⑥L-dopa 诱导的舞蹈症；⑦对 L-dopa 有反应持续 5 年或以上；⑧临床病程 10 年以上。

3. 排除标准：①反复卒中史，帕金森样症状阶梯性加重；②反复头部外伤史；③明确脑炎病史；④症状出现时有镇静药物治疗史；⑤症状持续缓解；⑥3 年后仍表现为严格单侧症状；⑦核上性麻痹；⑧小脑症状；⑨早期严重的自主神经功能障碍；⑩早期严重的痴呆、记忆、语言和行为异常；巴宾斯基征阳性；影像学检查发现有小脑肿瘤或交通性脑积水；大剂量 L-dopa 治疗无反应（排除吸收不良）；1-甲基-4-苯基-1，2，3，6-四氢吡啶（MPTP）接触史。
Hoehn-Yahr3 ~ 5 级的中晚期患者定义为重症帕金森病。

释义

■ 本路径的制订主要参考国内外权威参考文献和诊疗指南。

■ 根据《中国帕金森病的诊断标准（2016 版）》[中华医学会神经病学分会帕金森病及运动障碍学组，中华神经科杂志，2016，49（4）：268-271]、《2015 年 MDS 版帕金森病诊断标准》等国内外诊断标准。

1. 纳入帕金森综合征的诊断：帕金森综合征诊断的确立是诊断帕金森病的先决条件。诊断帕金森综合征基于 3 个核心运动症状，即必备运动迟缓和至少存在静止性震颤或肌强直 2 项症状的 1 项。

2. 帕金森病的诊断：分为临床确诊的帕金森病，需要具备：①不存在绝对排除标准；②至少存在 2 条支持标准；③没有警示征象。临床很可能的帕金森病，需要具备：①不符合绝对排除标准；②如果出现警示征象则需要通过支持标准来抵消，如果出现 1 条警示征象，必须需要至少 1 条支持标准抵消；如果出现 2 条警示征象，必须需要至少 2 条支持标准抵消；如果出现 2 条以上警示征象，则诊断不能成立。

■ 关于诊断标准中的支持标准、绝对排除标准和警示征象如下：

1. 支持标准：

（1）患者对多巴胺能药物的治疗明确且显著有效。在初始治疗期间，患者的功能可恢复或接近至正常水平。在没有明确记录的情况下，初始治疗的显著应答可定义为以下两种情况：①药物剂量增加时症状显著改善，剂量减少时症状显著加重。以上改变可通过客观评分（治疗后 UPDRS. Ⅲ评分改善超过 30%）或主观描述（由患者或看护者提供的可靠而显著的病情改变）来确定；②存在明确且显著的开/关期症状波动，并在某种程度上包括可预测的剂末现象。

（2）出现左旋多巴诱导的异动症。

（3）临床体检观察到单个肢体的静止性震颤（既往或本次检查）。

（4）以下辅助检测阳性有助于鉴别帕金森病与非典型性帕金森综合征：存在嗅觉减退或丧失，或头颅超声显示黑质异常高回声（>20mm^2），或心脏间碘苄胍闪烁显像法显示心脏去交感神经支配。

2. 绝对排除标准：出现下列任何 1 项即可排除帕金森病的诊断（但不应将有明确其他原因引起的症状算入其中，如外伤等）：

（1）存在明确的小脑性共济失调，或者小脑性眼动异常（持续的凝视诱发的眼震、巨大方波跳动、超节律扫视）。

（2）出现向下的垂直性核上性凝视麻痹，或者向下的垂直性扫视选择性减慢。

（3）在发病后 5 年内，患者被诊断为高度怀疑的行为变异型额颞叶痴呆或原发性进行性失语。

（4）发病 3 年后仍局限于下肢的帕金森综合征症状。

（5）多巴胺受体阻滞剂或多巴胺耗竭剂治疗诱导的帕金森综合征，其剂量和时程与药物性帕金森综合征相一致。

（6）尽管病情为中等严重程度（即根据 MDS-UPDRS，评定肌强直或运动迟缓的计分>2 分），但患者对高剂量（≥600mg/d）左旋多巴治疗缺乏显著的治疗应答。

（7）存在明确的皮质复合感觉丧失（如在主要感觉器官完整的情况下出现皮肤书写觉和实体辨别觉损害），以及存在明确的肢体观念运动性失用或进行性失语。

（8）分子神经影像学检查突触前多巴胺能系统功能正常。

（9）存在明确可导致帕金森综合征或疑似与患者症状相关的其他疾病，或者基于全面诊断评估，由专业医师判断其可能为其他综合征，而非帕金森病。

3. 警示征象：

（1）发病后 5 年内出现快速进展的步态障碍，以至于需要经常使用轮椅。

（2）运动症状或体征在发病后 5 年内或 5 年以上完全不进展，除非这种病情的稳定与治疗相关。

（3）发病后 5 年内出现球麻痹症状，表现为严重的发音困难、构音障碍或吞咽困难（需进食较软的食物，或通过鼻胃管、胃造瘘进食）。

（4）发病后 5 年内出现吸气性呼吸功能障碍，即在白天或夜间出现吸气性喘鸣或者频繁的吸气性叹息。

（5）发病后 5 年内出现严重的自主神经功能障碍，包括：①直立性低血压，即在站起后 3min 内，收缩压下降至少 30mmHg 或舒张压下降至少 20mmHg，并排除脱水、药物或其他可能解释自主神经功能障碍的疾病；②发病后 5 年内出现严重的尿潴留或尿失禁（不包括女性长期存在的低容量压力性尿失禁），且不是简单的功能性尿失禁（如不能及时如厕）。对于男性患者，尿潴留必须不是由前列腺疾病所致，且伴发勃起障碍。

（6）发病后 3 年内由于平衡障碍导致反复（>1 次/年）跌倒。

（7）发病后 10 年内出现不成比例的颈部前倾或手足挛缩。

（8）发病后 5 年内不出现任何一种常见的非运动症状，包括嗅觉减退、睡眠障碍（睡眠维持性失眠、日间过度嗜睡、快动眼期睡眠行为障碍）、自主神经功能障碍（便秘、日间尿急、症状性直立性低血压）、精神障碍（抑郁、焦虑、幻觉）。

（9）出现其他原因不能解释的锥体束征。

（10）起病或病程中表现为双侧对称性的帕金森综合征症状，没有任何侧别优势，且客观体检亦未观察到明显的侧别性。

（三）治疗方案的选择

根据《中国帕金森病治疗指南（第 3 版）》[中华医学会神经病学分会帕金森病及运动障碍学组，中华神经科杂志，2014，47（6）：428-433]确定治疗方案。

目前应用的治疗手段，无论是药物或手术治疗，只能改善患者的症状，并不能阻止病情的发展，更无法治愈。重症帕金森病的临床表现极其复杂，其中有疾病本身的进展，也有药物不良反应或运动并发症的因素参与其中。对中晚期帕金森病患者的治疗，一方面要继续力求改善患者的运动症状；另一方面要妥善处理一些运动并发症和非运动症状。

1. 一般治疗：应采用综合治疗，包括运动治疗、心理疏导、照料护理等，吞咽困难者应加强营养，必要时管饲喂养。肢体活动受限者应适当增加体疗或理疗，避免跌倒等。

2. 药物治疗：

（1）抗胆碱能药：可选择盐酸苯海索。

（2）金刚烷胺。

（3）复方左旋多巴（左旋多巴/苄丝肼、卡比多巴/左旋多巴）：根据病情逐渐增加剂量至疗效满意和不出现不良反应的适宜剂量维持，餐前 1 小时或餐后 1.5 小时服药。

（4）多巴胺受体激动剂：可选择普拉克索、罗匹尼罗、吡贝地尔等。

（5）可选择的治疗：口服司来吉兰、恩他卡朋等；脑深部电刺激（DBS）手术。

3. 运动并发症治疗：调整药物种类、剂量及服药次数。

4. 姿势平衡障碍治疗。

5. 非运动症状治疗：根据患者情况可选择抗精神症状、调节自主神经功能、改善感觉障碍及睡眠的药物。

释义

■ 本病确诊后即应开始综合性治疗，包括药物治疗和一般治疗，同时对于有手术意向的患者人群进行 DBS 术前评估，完善术前检查，目的在于进一步缓解患者的临床症状，提高患者的生活质量。

■ 重症帕金森病患者往往合并严重运动障碍，故一般治疗中注意加强患者的护理，包括行走帮助、吞咽帮助和康复，最大可能地避免跌倒、呛咳等并发症的发生。

■ 重症帕金森病患者的药物治疗兼顾运动症状改善的同时，需要警惕药物不良反应，因为重症帕金森病患者往往合并认知功能障碍、精神障碍，使用抗胆碱能药物、金刚烷胺等药物时需注意药物可能会给患者带来的不良反应，包括幻觉、排尿困难、精神症状等。同时服用左旋多巴类药物时注意食物中蛋白的摄入，适当减少蛋白的摄入或者将蛋白放在某一餐中，从而减少左旋多巴代谢，最大程度发挥药物作用。具体治疗方案参见（七）治疗方案和药物选择。

（四）标准住院日

重症帕金森病是慢性病，短期住院日为 14～21 天。

释义

■ 怀疑重症帕金森病的患者入院后，7 天时间完善头颅 MRI、多巴胺能药物测评以及相关检查后，确诊为帕金森病并明确患者目前存在的问题，给予调整药物，必要时进行术前评估。观察患者对于药物的反应和药物的不良反应约 7～10 天，总住院时间不超过 21 天符合路径要求。

（五）进入路径标准

1. 第一诊断必须符合帕金森病编码（ICD-10：G20.02）。

2. Hoehn-Yahr 分级 3～5 级的中晚期帕金森病患者。

3. 具有其他疾病，但住院期间不需要特殊处理也不影响本临床路径流程实施患者。

释义

■ 进入本路径的患者第一诊断为帕金森病，需除外非帕金森病的帕金森综合征，如多系统萎缩、进行性核上性麻痹、继发性帕金森综合征等，同时需要除外合并有严重并发症的患者，如合并严重肺炎、骨折等。

■ Hoehn-Yahr 分级 1~2 级的早期帕金森病患者不能进入本路径。

■ 入院后常规检查发现有基础疾病，如高血压、糖尿病、冠心病、陈旧性脑梗死、甲状腺功能减退等，经系统评估后对帕金森病诊断治疗无特殊影响者，可进入该路径，但可能增加医疗费用，延长住院时间。

（六）住院期间检查项目

1. 必需的检查项目：
（1）血常规、尿常规、便常规。
（2）肝功能、肾功能、电解质、血糖、血脂、血清肌酶、感染性疾病筛查（乙型肝炎、艾滋病、梅毒等）。
（3）心电图、胸部 X 线片。
2. 选择检查的项目：
（1）肿瘤相关筛查：肿瘤抗原及标志物，选择行超声检查、胸腹 CT、MRI 检查，消化道钡餐或内镜检查。
（2）免疫及代谢指标筛查：自身免疫抗体、ANA、ENA、dsDNA、RF、维生素 B_{12}、叶酸、免疫球蛋白、补体、红细胞沉降率、抗链球菌溶血素 O 检测、甲状腺功能。
（3）肌电图（常规、分段传导速度和重频刺激）、颈椎或腰椎 MRI。
（4）颅脑 MRI、PET、CT 等。

释义

■ 必须检查的项目是住院患者最基本的检查，进入路径的患者均需完成。
■ 肌电图（常规、分段传导速度和重频刺激、肛门括约肌肌电图、震颤分析、诱发电位）。脑血管方面的筛查：包括经颅多普勒超声、颈动脉超声、MRA、CTA、DSA 等；直立倾斜试验。
■ 本病需要与其他类型的帕金森综合征相鉴别，帕金森病患者多为老年患者，需要进行全身重要脏器功能的检查和评估。肿瘤相关筛查有助于判断是否同时合并肿瘤，对于退出本路径有意义。免疫和代谢因素会影响帕金森病诊断，对于鉴别诊断帕金森病有一定帮助。对于既往合并高血压、糖尿病等基础疾病的患者建议进行脑血管病方面的筛查，评估脑血管病变，对于鉴别是否血管性帕金森综合征以及抗血小板药物治疗的选择有意义。肛门括约肌肌电图对于判断自主神经功能受损有一定作用，对于鉴别帕金森病和多系统萎缩有帮助；震颤分析对于药物治疗效果的判定有意义。对于怀疑存在自主神经功能受累、有延迟的直立性低血压的患者进行该检查，对明确直立性头晕的病因和鉴别多系统萎缩有帮助。
■ 治疗方案和药物选择
1. 运动并发症治疗：包括症状波动和异动症。

（1）症状波动的治疗：症状波动主要包括剂末恶化、开-关现象。对剂末恶化的处理方法为：①不增加服用复方左旋多巴的每日总剂量，而适当增加每日服药次数，减少每次服药剂量，或适当增加每日总剂量，每次服药剂量不变，而增加服药次数；②由常释剂换用控释剂以延长左旋多巴的作用时间；③加用长半衰期的多巴胺受体激动剂；④加用对纹状体产生持续性多巴胺能刺激的儿茶酚-O-甲基转移酶（COMT）抑制剂；⑤加用单胺氧化酶-B（MAO-B）抑制剂；⑥避免饮食（含蛋白质）对左旋多巴吸收及通过血脑屏障的影响，宜在餐前1小时或餐后1.5小时服药；⑦丘脑底核脑深部电刺激（STN-DBS）手术治疗。对开-关现象的处理较为困难，可以选用口服多巴胺受体激动剂，或可采用微泵持续输注左旋多巴甲酯或乙酯或多巴胺受体激动剂（如麦角乙脲等）。

（2）异动症的治疗：包括剂峰异动症、双相异动症和肌张力障碍。对剂峰异动症的处理方法：①减少每次复方左旋多巴的剂量；②若患者是单用复方左旋多巴，可适当减少剂量，同时加用多巴胺受体激动剂，或加用COMT抑制剂；③加用金刚烷胺；④加用非典型抗精神病药如氯氮平；⑤若使用复方左旋多巴控释剂，则应换用常释剂，避免控释剂的累积效应。对双相异动症（包括剂初异动症和剂末异动症）的处理方法：①使用复方左旋多巴控释剂应换用常释剂；②加用长半衰期的多巴胺受体激动剂或延长左旋多巴血浆清除半衰期的COMT抑制剂。微泵持续输注多巴胺受体激动剂或左旋多巴甲酯或乙酯可以同时改善异动症和症状波动。对晨起肌张力障碍的处理方法：睡前加用复方左旋多巴控释片或长效多巴胺受体激动剂，或在起床前服用复方左旋多巴常释剂或水溶剂；对"开"期肌张力障碍的处理方法同剂峰异动症。手术治疗方式主要为DBS，可获裨益。

2. 非运动症状的治疗：主要包括精神障碍、自主神经功能障碍、睡眠障碍和感觉障碍。

（1）精神障碍：首先需要甄别患者的精神障碍是由抗帕金森病药物诱发，还是由疾病本身导致。若为前者则需根据易诱发患者精神障碍的概率而依次逐步减量或停用如下抗帕金森病药物：抗胆碱能药、金刚烷胺、MAO-B抑制剂、多巴胺受体激动剂；若采取以上措施患者的症状仍然存在，在不明显加重帕金森病运动症状的前提下，可将复方左旋多巴逐步减量。针对幻觉和妄想的治疗，推荐选用氯氮平或喹硫平。对于抑郁和（或）焦虑的治疗，可应用选择性5-羟色胺再吸收抑制剂（SSRI），也可应用多巴胺受体激动剂。劳拉西泮和地西泮缓解易激惹状态十分有效。针对认知障碍和痴呆的治疗，可应用胆碱酯酶抑制剂。

（2）自主神经功能障碍：对于便秘，摄入足够的液体、水果、蔬菜、纤维素和乳果糖（10~20g/d）或其他温和的导泻药物能改善便秘症状；也可加用胃蠕动药，如莫沙必利等。对泌尿障碍中的尿频、尿急和急迫性尿失禁的治疗，可采用外周抗胆碱能药，如奥昔布宁、托特罗定等。若出现尿潴留，应采取间歇性清洁导尿，严重者必要时可行手术治疗。位置性低血压患者应增加盐和水的摄入量；睡眠时抬高头位，不要平躺；可穿弹力裤；不要快速地从卧位或坐位起立；首选α肾上腺素能激动剂盐酸米多君治疗。

（3）睡眠障碍：失眠如果与夜间的帕金森病症状相关，加用左旋多巴控释剂、多巴胺受体激动剂或COMT抑制剂。如果服用司来吉兰，需在早晨、中午服用；金刚烷胺需在下午4时前服用；若无明显改善，则需减量甚至停药，或选用短效的镇静安眠药。对快速眼动睡眠行为障碍（RBD）患者可睡前给予氯硝西泮，一般0.5mg 就能显效。白天过度睡眠（EDS）可能与抗帕金森病药物应用有关，用药减量会有助于改善 EDS。

（4）感觉障碍：嗅觉减退在帕金森病患者中相当常见，但是目前尚无明确措施能够改善嗅觉障碍。疼痛或麻木可以由帕金森病引起，也可以是伴随骨关节病变所致，根据观察抗帕金森病药物对疼痛或麻木影响来调整治疗。对伴有不安腿综合征的帕金森病患者，在入睡前 2 小时内选用多巴胺受体激动剂或给予复方左旋多巴。

■ 重症帕金森病的临床表现极其复杂，其中有疾病本身的进展，也有药物不良反应或运动并发症的因素参与其中。对重症帕金森病患者的治疗，一方面要继续力求改善患者的运动症状；另一方面要妥善处理一些运动并发症和非运动症状。

■ 根据 2014 年在《中华神经科杂志》上发表的《中国帕金森病治疗指南（第三版）》，运动并发症是重症帕金森病（即中晚期帕金森病）常见的症状，调整药物种类、剂量及服药次数可以改善症状，手术治疗如 DBS 也有疗效。对于改善剂末恶化：由常释剂换用控释剂更适宜在早期出现剂末恶化、尤其发生在夜间时为较佳选择，剂量需增加 20%～30%（美国指南为 C 级证据，而英国 NICE 指南推荐可在晚期患者中应用，但不作为首选，为 B 级证据）；加用长半衰期的多巴胺受体激动剂时，其中普拉克索、罗匹尼罗为 B 级证据，卡麦角林、阿朴吗啡为 C 级证据，溴隐亭不能缩短"关"期，为 C 级证据，若已用多巴胺受体激动剂而疗效减退可尝试换用另一种多巴胺受体激动剂；COMT 抑制剂中恩托卡朋为 A 级证据，托卡朋为 B 级证据；MAO-B 抑制剂中雷沙吉兰为 A 级证据，司来吉兰为 C 级证据；STN-DBS 手术为 C 级证据。

■ 精神障碍的治疗中氯氮平作用强于喹硫平，但氯氮平会有 1%～2% 的概率导致粒细胞缺乏症，故需监测血常规。针对认知障碍和痴呆的治疗，可选用药物如利伐斯明、多奈哌齐以及美金刚等。

■ 疼痛或麻木在帕金森病尤其在重症帕金森病患者中比较常见，如腰痛、下肢疼痛麻木、腹痛，可以由帕金森病本身引起，常发生在"关"期，也可以伴随骨关节病变出现。如果抗帕金森病药物治疗的"开"期时，疼痛或麻木减轻或消失，"关"期复现，则提示由帕金森病所致，可以通过调整治疗延长"开"期缓解疼痛或麻木。反之，则由其他疾病或原因引起，可以选择相应的治疗措施。

（七）出院标准

1. 病情稳定，暂时排除其他疾病。
2. 没有需要住院治疗的并发症。

> **释义**
>
> ■ 患者出院前应完成所有必须检查的项目，且开始药物调整或完成术前评估，观察临床症状是否减轻或者缓解，有无明显药物相关不良反应。

（八）变异及原因分析

当患者出现下述情况时，退出路径：

1. 发现合并其他严重疾病，如恶性肿瘤等，转入相应临床路径诊治。

2. 既往其他系统疾病加重而需要治疗，或发生严重并发症，需进一步治疗，由此延长住院时间，增加住院费用，患者转入相应临床路径。

> **释义**
>
> ■ 认可的变异原因主要是指患者入选路径后，在检查及治疗过程中发现患者合并存在事前未预知的、对本路径治疗可能产生影响的情况，需要终止执行路径或延长治疗时间、增加治疗费用，如住院期间发生严重肺部感染、泌尿系感染、骨折、消化道出血、心力衰竭等，医师需在表单中明确说明。
>
> ■ 因患者方面的主观原因导致执行路径出现变异，需医师在表单中予以说明。
>
> ■ 参考费用标准：10000～20000元。不同地区和等级医院对于相应的检查项目收费可能有一定区别，另外费用与患者住院时间相关。

四、重症帕金森病临床路径给药方案

【用药选择】

帕金森病药物主要有6大类：

复方左旋多巴：包括左旋多巴/苄丝肼和卡比多巴/左旋多巴。左旋多巴在体内可转化为多巴胺而起作用。从小剂量开始，根据病情而逐渐增加剂量至疗效满意和不出现不良反应的适宜剂量维持，餐前1小时或餐后1.5小时服药。

多巴胺受体激动药：目前大多选择非麦角类多巴胺受体激动剂，包括普拉克索、罗匹尼罗、吡贝地尔。这类长半衰期制剂能减少对纹状体突触后膜的多巴胺受体产生脉冲样刺激，从而预防或减少运动并发症的发生。激动剂均应从小剂量开始，逐渐增加剂量至获得满意疗效而不出现不良反应为止。

MAO-B抑制药：主要有司来吉兰和雷沙吉兰。MAO-B抑制剂可抑制MAO-B的活性，减少多巴胺降解；可以抑制多巴转运体的功能，增加多巴胺的合成。

COMT抑制药：恩他卡朋。COMT广泛存在于中枢及外周，其主要功能是清除有生物活性的儿茶酚及其他羟基代谢物；在脱羧酶抑制剂存在时，是大脑及外周降解左旋多巴的主要代谢酶。而COMT抑制剂通过抑制该酶，增加了左旋多巴的生物利用度。

金刚烷胺：抗帕金森病机制主要是促进纹状体多巴胺的合成和释放，减少神经细胞对多巴胺的再摄取，并有抗乙酰胆碱作用，从而改善帕金森病患者的症状，对少动、强直、震颤均有改善作用，也可以改善中晚期帕金森病患者的异动症。

抗胆碱能药：盐酸苯海索。抗胆碱药是中枢抗胆碱抗帕金森病药，作用在于选择性阻断纹状体的胆碱能神经通路，而对外周作用较小，从而有利于恢复帕金森病患者脑内多巴胺和乙酰胆碱的平衡，改善患者的帕金森病症状。对于帕金森病，抗胆碱药可减轻震颤，对强直和运动迟缓的作用轻微，对减轻流涎可能有效。

【药学提示】

复方左旋多巴：左旋多巴/苄丝肼禁用于已知对左旋多巴、苄丝肼或其赋形剂过敏的患者；禁止将多巴丝肼与非选择性单胺氧化酶抑制剂合用。但选择性MAO-B抑制剂和选择性单胺氧化酶A抑制剂则不受限制；严重的内分泌、肾脏、肝脏、心脏病、精神病、闭角型青光眼患者禁用。有潜在妊娠可能的妇女及 25 岁以下的患者禁用。卡比多巴/左旋多巴不能与非选择性单胺氧化酶抑制剂类药物同时服用；闭角型青光眼、皮肤损伤或黑色素瘤患者不能服用。

多巴胺受体激动药：常见做梦异常、冲动控制障碍和强迫行为的症状、幻觉、失眠、头晕、头痛、运动障碍、嗜睡、视力损害、低血压、恶心、便秘呕吐、疲劳、外周水肿、体重下降；偶见肺炎、暴食、强迫性购物、妄想、性欲亢进、偏执、病理性赌博、躁动、健忘、痉挛、晕厥、睡眠突然发作、呼吸困难、呃逆、过敏、瘙痒、皮疹。吡贝地尔对于心血管性休克、心肌梗死急性期禁用，禁与止吐类精神安定药联用。

MAO-B 抑制药：常见不良反应恶心、便秘、腹泻、口干、直立性低血压、运动障碍、眩晕、睡眠障碍、意识模糊、幻觉、关节痛、肌痛、口腔溃疡等。严重精神病及痴呆、迟发性运动障碍、有消化性溃疡病史、肾上腺髓质肿瘤、甲状腺功能亢进、闭角型青光眼者禁用。

COMT 抑制药：应与左旋多巴/苄丝肼或卡比多巴/左旋多巴同时服用，常见不良反应包括直立性低血压、运动障碍、运动功能亢进、头晕、头痛、疲乏、幻觉、尿色异常、恶心、腹泻、腹痛、口干、便秘、多汗等。肝功能不全、嗜铬细胞瘤、既往有恶性神经阻滞药综合征或非创伤性横纹肌溶解症病史者禁用。

金刚烷胺：不良反应包括眩晕、失眠和神经质、恶心、呕吐、厌食、口干、便秘。偶见抑郁、焦虑、幻觉、精神错乱、共济失调、头痛。罕见惊厥。少见白细胞减少、中性粒细胞减少。孕妇慎用，哺乳期妇女、新生儿及 1 岁以下婴儿禁用。老年人慎用。

抗胆碱能药：不良反应包括便秘、口干、恶心、呕吐、心动过速、头晕、意识模糊、欣快感、幻觉、记忆力缺损、焦虑、多动、尿潴留、视物模糊、皮疹。青光眼、尿潴留、前列腺增生患者禁用。

【注意事项】

复方左旋多巴：服用左旋多巴/苄丝肼或卡比多巴/左旋多巴可能会出现胃肠道反应，如恶性、呕吐等，从小剂量开始并逐渐加量可减少这种不良反应，服用多潘立酮或莫沙必利也可以控制此不良反应。使用左旋多巴时不能突然停药，以免发生撤药恶性综合征。对有心肌梗死、冠状动脉供血不足或心律不齐的患者应定期监测心血管系统。多巴丝肼片不宜与利血平和 α-甲基多巴联用。长期治疗时，应对肝脏、造血系统、心血管系统及肾功能进行定期检查。

多巴胺受体激动药：多巴胺受体激动剂的不良反应包括直立性低血压、脚踝水肿和精神异常（幻觉、食欲亢进、性欲亢进等）的发生率较高。同时多巴胺受体激动药会导致白天睡眠过多和发作性睡眠，特别是非麦角类。应告知患者服药期间不应驾驶车辆、操纵机械和高空作业等，以避免危险。对于伴随严重心血管疾病的患者，建议密切监测血压。

MAO-B 抑制药：对于胃和十二指肠溃疡者、不稳定的高血压、心律失常、严重心绞痛、严重肝或肾衰竭或精神病患者服用司来吉兰需特别注意。服用司来吉兰常见的不良反应包括不随意运动、恶心、激越、错乱、幻觉、头痛、直立性低血压、心律失常及眩晕。排尿困难及皮疹也曾有报道。治疗帕金森病的用量司来吉兰 1 日不应超过 10mg。

COMT 抑制药：①本品可经乳汁分泌，哺乳期妇女应慎用或停止哺乳；②帕金森病患者使用恩他卡朋后偶可发生继发于严重的运动障碍的横纹肌溶解症或恶性神经阻滞综合征；③本品可能会加重左旋多巴所致的直立性低血压；④与左旋多巴联用，有报道出现病理性赌博、性欲提高和性欲亢进症状。

金刚烷胺：有癫痫史、精神错乱、幻觉、充血性心力衰竭、肾功能不全、外周血管性水肿或直立性低血压的患者，应在严密监控下使用。治疗帕金森病时不应突然停药。用药期间不宜驾驶车辆、操纵机械和高空作业。每日最后 1 次服药时间应在下午 4 时前，以避免失眠。

抗胆碱能药：对无震颤的患者不推荐应用。使用期间定期复查认知功能。心血管病、高血压、精神病、发热、闭角型青光眼、肝肾功能不全、妊娠及哺乳期妇女、儿童及伴有动脉硬化的老年患者慎用。

五、推荐表单

（一）医师表单

重症帕金森病临床路径医师表单

适用对象：第一诊断为帕金森病（ICD-10：G20.02）

患者姓名：	性别： 年龄： 门诊号：	住院号：
住院日期： 年 月 日	出院日期： 年 月 日	标准住院日：14~21 天

时间	住院第 1 天	住院第 2 天	住院第 3 天
主要诊疗工作	□ 询问病史及体格检查 □ 评估患者的运动并发症 □ 完善辅助检查 □ 做出初步诊断 □ 初步确定治疗方案 □ 完成首次病程记录和病历资料	□ 上级医师查房 □ 运动障碍检查 □ 实施检查项目并评估检查结果 □ 根据患者病情制订治疗方案 □ 向患者及其家属告知病情、检查结果及治疗方案	□ 主任医师查房 □ 运动障碍检查
重点医嘱	长期医嘱： □ 神经科护理常规 □ 根据病情一~二级护理 □ 药物 临时医嘱： □ 血常规、尿常规、便常规 □ 肝功能、肾功能、电解质、血糖、血脂、红细胞沉降率、甲状腺功能、自身免疫指标、感染性疾病筛查 □ 心电图、胸部 X 线片、颈椎或腰椎 MRI □ 必要时预约头颅 MRI、PET/DAT	长期医嘱： □ 神经科护理常规 □ 一~二级护理 □ 药物 临时医嘱（必要时）： □ 根据检查结果，选择肿瘤相关筛查，免疫及代谢指标筛查 □ 呼吸肌受累者，必要时给予机械通气	长期医嘱： □ 神经科护理常规 □ 一~二级护理 □ 药物
病情变异记录	□ 无 □ 有，原因： 1. 2.	□ 无 □ 有，原因： 1. 2.	□ 无 □ 有，原因： 1. 2.
医师签名			

时间	住院第 4~6 天	住院第 7~13 天	住院第 14~21 天 （出院日）
主要诊疗工作	□ 上级医师查房 □ 运动能力检查 □ 观察治疗后有病情有无变化	□ 通知患者及其家属做出院准备 □ 向患者交代出院后注意事项，预约复诊日期 □ 如果患者不能出院，在病程记录中说明原因和继续治疗的方案	□ 向患者交代出院注意事项 □ 出院 □ 开出院诊断书 □ 完成出院记录 □ 告知出院后注意事项及治疗方案
重点医嘱	长期医嘱： □ 神经科护理常规 □ 一~二级护理 □ 药物	长期医嘱： □ 神经科护理常规 □ 一~二级护理 □ 药物 临时医嘱： □ 复查异常实验室检查指标 □ 辅助药物治疗 □ 通知患者明日出院	出院医嘱： □ 出院带药 □ 门诊随诊
病情变异记录	□ 无　□ 有，原因： 1. 2.	□ 无　□ 有，原因： 1. 2.	□ 无　□ 有，原因： 1. 2.
医师签名			

（二）护士表单

重症帕金森病临床路径护士表单

适用对象：第一诊断为帕金森病（ICD-10：G20.02）

患者姓名：	性别： 年龄： 门诊号：	住院号：
住院日期： 年 月 日	出院日期： 年 月 日	标准住院日：14~21 天

时间	住院第1天	住院第2天	住院第3天
健康宣教	□ 入院宣教 □ 介绍主管医师、护士 □ 介绍环境、设施 □ 介绍住院注意事项 □ 介绍探视和陪伴制度 □ 介绍贵重物品制度	□ 药物宣教 □ 告知帕金森病药物的特殊性 □ 告知规律服药的必要性 □ 告知食物与药物之间的关系 □ 告知药物测评的注意事项 □ 检查宣教 □ 宣教帕金森病相关特殊检查 □ 告知患者在检查中配合医师 □ 告知正确的观察患者运动并发症	□ 用药宣教 □ 按照医嘱服用时间服药，观察服用药物后的不良反应 □ 跌倒宣教 □ 避免跌倒 □ 直立性低血压宣教 □ 三个1分钟 □ 穿着弹力袜、腹带 □ 夜间卧位床位抬高 □ 心理宣教 □ 介绍帕金森病并不可怕，给予患者心理支持
护理处置	□ 核对患者，佩戴腕带 □ 建立入院护理病历 □ 协助患者留取各种标本 □ 测量体重	□ 协助医师完成药物测评 □ 完成预约检查的登记，并告知患者注意事项 □ 协助患者运动功能的改善	□ 协助医师进行药物调整 □ 协助患者"关"期的运动、翻身、进食、如厕等
基础护理	□ 根据病情一~二级护理 □ 神经科常规护理 □ 排泄管理 □ 患者安全管理	□ 一~二级护理 □ 神经科常规护理 □ 排泄管理 □ 患者安全管理	□ 一~二级护理 □ 神经科常规护理 □ 患者安全管理
专科护理	□ 护理查体 □ 病情观察 □ 运动功能和运动并发症的观察 □ 非运动症状的观察 □ 填写跌倒及压疮防范表 □ 需要时，请家属陪伴 □ 确定饮食种类 □ 心理护理	□ 病情观察 □ 药物测评后患者对于药物的反应 □ 调整药物后患者运动功能及非运动症状的改善程度 □ 遵医嘱完成相关检查 □ 心理护理	□ 病情观察 □ 药物调整后症状的改善 □ 药物的不良反应 □ 心理护理
重点医嘱	□ 详见医嘱执行单	□ 详见医嘱执行单	□ 详见医嘱执行单
病情变异记录	□ 无 □ 有，原因： 1. 2.	□ 无 □ 有，原因： 1. 2.	□ 无 □ 有，原因： 1. 2.
护士签名			

时间	住院第 4 ~ 6 天	住院第 7 ~ 13 天	住院第 14 ~ 21 天 （出院日）
健康宣教	□ 药物作用及服药次数 □ 饮食、活动指导	□ 服药方法 □ 活动休息 □ 指导饮食 □ 指导办理出院手续 □ 指导帕金森病的日常锻炼	□ 向患者交代出院注意事项 □ 告知出院后注意事项及治疗方案 □ 心理指导
护理处置	□ 遵医嘱完成相关检查	□ 遵医嘱完成相关治疗	□ 办理出院手续 □ 书写出院小结
基础护理	□ 一 ~ 二级护理 □ 神经科常规护理 □ 排泄管理 □ 患者安全管理	□ 一 ~ 二级护理 □ 神经科常规护理 □ 协助及指导活动 □ 患者安全管理	□ 二级护理 □ 神经科常规护理 □ 患者安全管理
专科护理	□ 病情观察 □ 观察药物反应 □ 心理护理	□ 病情观察 □ 出院指导（需要定期门诊复查、规律服药） □ 心理护理	□ 出院指导 □ 服药注意事项 □ 门诊复查
重点医嘱	□ 详见医嘱执行单	□ 详见医嘱执行单	□ 详见医嘱执行单
病情变异记录	□ 无　□ 有，原因： 1. 2.	□ 无　□ 有，原因： 1. 2.	□ 无　□ 有，原因： 1. 2.
护士签名			

（三）患者表单

重症帕金森病临床路径患者表单

适用对象：第一诊断为帕金森病（ICD-10：G20.02）

患者姓名：	性别： 年龄： 门诊号：	住院号：
住院日期： 年 月 日	出院日期： 年 月 日	标准住院日：14 ~ 21 天

时间	入院	住院期间	出院
医患配合	□ 配合询问病史、收集资料，请务必详细告知既往史、用药史、过敏史 □ 配合进行体格检查 □ 有任何不适请告知医师 □ 医师与患者及家属介绍病情及谈话	□ 配合完善相关检查、实验室检查，如采血、留尿、心电图、X 线胸片及帕金森病相关特殊检查 □ 配合完善药物测评 □ 告诉医师服药后的反应及目前不适症状，协助医师调整用药	□ 接受出院前指导 □ 知道复查程序 □ 获取出院诊断书
护患配合	□ 配合测量体温、脉搏、呼吸3 次，血压、体重 1 次 □ 配合完成入院护理评估（简单 □ 询问病史、过敏史、用药史） □ 接受入院宣教（环境介绍、病室规定、订餐制度、贵重物品保管等） □ 配合执行探视和陪伴制度 □ 有任何不适请告知护士	□ 配合测量体温、脉搏、呼吸3 次，询问大便 1 次 □ 接受帕金森病服药宣教 □ 接受帕金森病运动锻炼宣教 □ 接受帕金森病心理宣教 □ 接受帕金森病中晚期运动并发症的识别 □ 接受帕金森病中晚期非运动症状加重的识别和防范	□ 接受出院宣教 □ 办理出院手续 □ 获取出院带药 □ 知道服药方法、作用、注意事项 □ 知道复印病历程序
饮食	□ 遵医嘱饮食	□ 遵医嘱饮食	□ 遵医嘱饮食
排泄	□ 正常排尿便	□ 正常排尿便	□ 正常排尿便
活动	□ 正常适度活动，避免疲劳	□ 正常适度活动，避免疲劳	□ 正常适度活动，避免疲劳

附：原表单（2016 年版）

重症帕金森病临床路径表单

适用对象：第一诊断为帕金森病（ICD-10：G12.2）

患者姓名：	性别： 年龄： 门诊号：	住院号：
住院日期： 年 月 日	出院日期： 年 月 日	标准住院日：14~21 天

时间	住院第 1 天	住院第 2 天	住院第 3 天
主要诊疗工作	□ 询问病史及体格检查 □ 评估患者的运动并发症 □ 完善辅助检查 □ 做出初步诊断 □ 初步确定治疗方案 □ 完成首次病程记录和病历资料	□ 上级医师查房 □ 运动障碍检查 □ 实施检查项目并评估检查结果 □ 根据患者病情制定治疗方案 □ 向患者及其家属告知病情、检查结果及治疗方案	□ 主任医师查房 □ 运动障碍检查
重点医嘱	**长期医嘱：** □ 神经科护理常规 □ 根据病情一~二级护理 □ 药物 **临时医嘱：** □ 血常规、尿常规、便常规 □ 肝功能、肾功能、电解质、血糖、血脂、红细胞沉降率、甲状腺功能、自身免疫指标、感染性疾病筛查 □ 心电图、胸部 X 线片、颈椎或腰椎 MRI □ 必要时预约头颅 MRI、PET/DAT	**长期医嘱：** □ 神经科护理常规 □ 一~二级护理 □ 药物 **临时医嘱（必要时）：** □ 根据检查结果，选择肿瘤相关筛查，免疫及代谢指标筛查 □ 呼吸肌受累者，必要时给予机械通气	**长期医嘱：** □ 神经科护理常规 □ 一~二级护理 □ 药物
病情变异记录	□ 无 □ 有，原因： 1. 2.	□ 无 □ 有，原因： 1. 2.	□ 无 □ 有，原因： 1. 2.
医师签名			

时间	住院第 4~6 天	住院第 7~13 天	住院第 14~21 天 （出院日）
主要诊疗工作	□ 上级医师查房 □ 运动能力检查 □ 观察治疗后有病情有无变化	□ 通知患者及其家属做出院准备 □ 向患者交代出院后注意事项，预约复诊日期 □ 如果患者不能出院，在"病程记录"中说明原因和继续治疗的方案	□ 向患者交代出院注意事项 □ 出院 □ 开出院诊断书 □ 完成出院记录 □ 告知出院后注意事项及治疗方案
重点医嘱	长期医嘱： □ 神经科护理常规 □ 一~二级护理 □ 药物	长期医嘱： □ 神经科护理常规 □ 一~二级护理 □ 药物 临时医嘱： □ 复查异常化验指标 □ 辅助药物治疗 □ 通知患者明日出院	出院医嘱： □ 出院带药 □ 门诊随诊
病情变异记录	□ 无 □ 有，原因： 1. 2.	□ 无 □ 有，原因： 1. 2.	□ 无 □ 有，原因： 1. 2.
医师签名			

第十一章

全面惊厥性癫痫持续状态临床路径释义

一、全面惊厥性癫痫持续状态编码

1. 原编码：

疾病名称及编码：全面惊厥性癫痫持续状态（GCSE）（ICD-10：G40.309）

2. 修改编码：

疾病名称及编码：全面惊厥性癫痫持续状态（GCSE）（ICD-10：G40.3-G40.4）

二、临床路径检索方法

G40.3/G40.4

三、全面惊厥性癫痫持续状态临床路径标准住院流程

（一）适用对象

第一诊断为全面惊厥性癫痫持续状态（ICD-10：G40.309）。

> **释义**
>
> ■ 适用对象编码参见第一部分。
> ■ 本路径适用于第一诊断为全面惊厥性癫痫持续状态者，其他疾病诊疗过程中出现的癫痫持续状态不纳入本路径，如中枢神经系统感染、急性卒中病程中出现的癫痫持续状态等。

（二）诊断依据

根据《惊厥性癫痫持续状态监护与治疗（成人）中国专家共识》（中华医学会神经病学分会，中华神经科杂志，2014，47：661-666）。

1. 经典癫痫持续状态定义为癫痫发作超过30分钟或2次及2次以上间断发作，发作间期无意识恢复。但全面惊厥性癫痫持续状态按实际操作定义执行：

（1）发作超过5分钟以上或2次及2次以上发作。

（2）发作之间无意识恢复。

（3）表现为持续的肢体强直、阵挛或强直-阵挛，并伴有意识障碍（包括意识模糊、嗜睡、昏睡、昏迷）。

> **释义**
>
> ■ 本路径的制订主要参考国内权威参考书籍和诊疗指南。
> ■ 全面惊厥性癫痫持续状态是一种以反复或持续的癫痫发作为特征的病理状况，为神经科的急症，一旦发作持续就应该紧急处理。基于癫痫持续状态的临床控制和

对脑的保护，GCSE 按实际操作定义执行，即发作超过 5 分钟以上或两次/两次以上发作，发作之间无意识恢复。表现为持续的肢体强直、阵挛或强直-阵挛，并伴有意识障碍（包括意识模糊、嗜睡、昏睡、昏迷）。

（三）治疗方案的选择

根据《惊厥性癫痫持续状态监护与治疗（成人）中国专家共识》（中华医学会神经病学分会神经重症协作组，中华神经科杂志，2014，47：661-666）制订治疗方案。

1. 一般措施：

生命支持：首先评估生命体征，如呼吸、心率、血压、体温、血氧。随即采取生命支持措施，如开放气道/氧治疗；开放静脉输液通路/生理盐水输注；维持内环境稳定、温度控制、注意纠正电解质紊乱、低血糖和酸中毒等。

2. 终止全面惊厥性癫痫持续状态。

3. 病因治疗：寻找全面惊厥性癫痫持续状态病因，并予以病因治疗。

4. 药物治疗期间，建议脑电及呼吸、心电监测，保障呼吸功能，必要时在机械通气前提下开始用药，可请麻醉科医师协助。

> **释义**
>
> ■ 全面惊厥性癫痫持续状态治疗首先要维持生命体征稳定，进行必要的实验室检查，查找病因并对症治疗。
>
> ■ 必须尽快终止癫痫发作，药物选择见（七）治疗药物的选择。
>
> ■ 除抗惊厥治疗外，针对全面惊厥性癫痫持续状态患者进行病因治疗是控制发作的重要内容。
>
> ■ 抗惊厥治疗期间应持续监测呼吸、心电，在有机械通气前提下可应用咪达唑仑、异丙酚等药物，必要时请麻醉科协助治疗。
>
> ■ 如抽搐已停止，而意识状态未迅速恢复，应行脑电图检查，以明确癫痫放电的发作活动是否停止。

（四）标准住院日为 10 天

> **释义**
>
> ■ 全面惊厥性癫痫持续状态患者住院后，应立即开始静脉抗惊厥药物治疗，并逐渐完成向肌内注射剂或口服剂过渡以及病因检查，主要观察临床症状的缓解情况和有无药物不良反应。总住院天数不超过 10 天符合本路径要求。

（五）进入路径标准

1. 第一诊断必须符合 ICD-10：G40.309 全面惊厥性癫痫持续状态疾病编码。

2. 同时并发或伴有其他疾病，但住院期间不需特殊处理也不影响全面惊厥性癫痫持续状态临床路径实施患者，可以进入路径。

> **释义**
>
> ■ 所有进入路径患者必须符合第一诊断为成人全面惊厥性癫痫持续状态，需除外中枢神经系统感染、急性卒中等其他疾病病程中出现的癫痫持续状态。
>
> ■ 入院后常规检查发现有基础疾病，如高血压、冠状动脉粥样硬化性心脏病、糖尿病、肝肾功能不全等，经系统评估后对全面惊厥性癫痫持续状态诊断治疗无特殊影响者，可进入路径。但可能增加医疗费用，延长住院时间。

(六) 住院期间检查项目

1. 必需的检查项目：血常规、尿常规、便常规、感染性疾病筛查（乙型肝炎、丙型肝炎、梅毒、艾滋病等）、血糖、肝肾功能、血清肌酶、电解质、血气分析、凝血功能、脑电图、心电图、X 线胸片、头颅 CT。

2. 根据患者病情可选择的检查项目：自身免疫脑炎抗体检查（如抗 NMDA 受体抗体、抗 LGI1 抗体等）、头颅 MRI、肺 CT、腰椎穿刺脑脊液检查（常规、生化、细胞学、TORCH 等）、持续脑电图监测和 AEDs 血药浓度监测。

> **释义**
>
> ■ 对于所有患者均应进行血常规、尿常规、便常规、感染性疾病筛查（乙型肝炎、丙型肝炎、梅毒、艾滋病等）、血糖、肝肾功能、血清肌酶、电解质、血气分析、凝血功能等血液检查以及心电图、X 线胸片检查，以评估患者病因及目前疾病的状态。进行头颅 CT 检查以查找病因。脑电图检查对于明确诊断、评估患者脑功能以及疗效和预后的判断具有重要的价值。
>
> ■ 自身免疫脑炎抗体检查、头颅 MRI、腰椎穿刺脑脊液检查（常规、生化、细胞学、TORCH 等）是病因诊断的重要方法，需结合患者病史及临床症状酌情选择。
>
> ■ AEDs 血药浓度监测有助于药物剂量的调整。
>
> ■ 本病需与其他非痫性发作性疾病如假性发作、过度换气综合征鉴别，临床症状以及持续脑电图监测结果是主要的鉴别点。

(七) 治疗药物选择

1. 可选择劳拉西泮、地西泮、苯妥英钠、丙戊酸钠、咪达唑仑或丙泊酚静脉制剂终止全面惊厥性癫痫持续状态。

2. 全面惊厥性癫痫持续状态终止后，首选同种 AEDs 静脉注射剂向肌内注射剂或口服剂过渡，可选择苯巴比妥、丙戊酸、左乙拉西坦、氯硝西泮、卡马西平、奥卡西平、托吡酯、拉莫三嗪、加巴喷丁等。注意药物种类或药物剂型的过渡参考血药浓度，以避免癫痫持续状态复发。

3. 病因治疗：对病因明确的全面惊厥性癫痫持续状态患者，积极予以病因治疗。

释义

■ 静脉输注抗癫痫药物，应首先给予负荷剂量再给予维持剂量，以迅速控制发作。

■ 注意监测劳拉西泮、地西泮、咪达唑仑、丙泊酚对呼吸的抑制作用。

■ 注意丙戊酸的肝脏毒性，肝功异常患者慎用。

■ 对于老年患者注意减少药物剂量，肾功能异常者根据肌酐清除率选择药物种类及剂量。

■ 卡马西平、奥卡西平、拉莫三嗪等药物应注意皮疹等过敏反应，有过敏体质者更应慎用。

■ 根据药代动力学特点，注意抗癫痫药物之间以及与其他药物之间的相互作用，如 P450 肝酶诱导药物的作用应用抗菌药物等其他药物时考虑对抗癫痫药物血药浓度的影响。

（八）出院标准

1. 全面惊厥性癫痫持续状态终止，病情稳定。
2. 没有需要住院治疗的并发症。

释义

■ 患者病情稳定，临床无发作，完成所有必须检查的项目，癫痫持续状态病因明确，已完成神经功能评估。静脉及肌注药物已经停用，并确定出院后抗癫痫药物治疗方案。

（九）变异及原因分析

1. 住院期间病情加重，需呼吸机辅助呼吸，导致住院时间延长和住院费用增加。
2. 既往其他系统疾病加重而需要治疗，或出现严重并发症，导致住院时间延长和住院费用增加。

释义

■ 如通过视频脑电图监测诊断为非癫痫性发作，则终止本路径；发现其他严重基础疾病，需调整药物治疗或继续其他基础疾病的治疗，则终止本路径；难治性全面惊厥性癫痫持续状态治疗疗程长、治疗费用高者，需退出本路径；病因诊断为急性颅内感染、脑卒中等，需转入相应路径。

■ 认可的变异原因主要是指患者入选路径后，在检查及治疗过程中发现患者合并存在事前未预知的、对本路径治疗可能产生影响的情况，需要终止执行路径或延长治疗时间、增加治疗费用。医师需在表单中明确说明。

■ 因患者方面的主观原因导致执行路径出现变异，需医师在表单中予以说明。

■ 癫痫发作可能为非癫痫性发作，经住院检查和观察确认后，终止抗癫痫药物治疗并让患者出院。主管医师应在临床路径表中说明退出路径原因。

> ■ 癫痫病因复杂多样，病因不明或难治性癫痫，可能需要一些特殊检查和治疗，导致住院时间延长，治疗费用增加，主管医师应进行变异原因分析，并在临床路径表单中予以说明。

四、全面惊厥性癫痫持续状态给药方案

【用药选择】

1. 一线治疗药物（针对早期癫痫持续状态）：为苯二氮䓬类药物，包括劳拉西泮（国内尚无）、地西泮、咪达唑仑（非静脉应用）。

2. 二线治疗药物（针对确定性癫痫持续状态）：丙戊酸（静脉）、苯巴比妥、苯妥英（静脉）、磷苯妥英（静脉）、左乙拉西坦（静脉）。目前国内无苯妥英、磷苯妥英以及左乙拉西坦静脉剂型。

3. 三线治疗药物（针对难治性癫痫持续状态）：主要为麻醉药，包括咪达唑仑（静脉）、丙泊酚、戊巴比妥、硫喷妥等。

【药学提示】

1. 地西泮：用于癫痫持续状态、惊厥、中毒引起的惊厥时，可静脉注射，成人剂量 10mg，注射速度保持在 3～5mg/min，必要时 10 分钟后重复；12 岁以下儿童剂量 0.3～0.4mg/kg，必要时 10 分钟后重复。直肠溶液的保留灌肠，成人和>10kg 的儿童 0.5mg/kg，最大剂量是 30mg（老年人 0.25mg/kg，最大剂量是 15mg），必要时 15 分钟后重复。

2. 劳拉西泮：用于癫痫持续状态时，可静脉注射（大静脉），成人剂量 4mg，如再次发作，10 分钟后可重复 1 次；儿童剂量 0.1mg/kg（最大剂量为 4mg），复发则 10 分钟后重复 1 次。

3. 苯巴比妥：用于癫痫持续状态时，剂量为按体重 10mg/kg，可静脉注射，以注射用水稀释 1∶10 的溶液，速度慢于 100mg/min；最大剂量为 1g。

4. 苯妥英钠：用于癫痫持续状态、神经外科病变引起的癫痫时，可缓慢静脉注射或静脉滴注（监测血压和心电），癫痫持续状态，负荷量为 18mg/kg，速度≤50mg/min；此后应给予大约 100mg 的维持量，每隔 6～8 小时给予 1 次，并监测血药浓度，速度和剂量根据体重调整；儿童负荷量为 18mg/kg［新生儿 15～20mg/kg，速度为 1～3mg/（kg·min）］。另外，为避免局部刺激，1 次静脉注射或静脉滴注前后都应用氯化钠注射液冲管。不推荐肌内注射。

5. 丙戊酸钠：用于癫痫持续状态，15～30mg/kg，最大 3000mg/剂，单次。静推［3～6mg/（kg·min）］，如有效可静脉维持滴注［1～2mg/（kg·h）］，注意监测肝功能。

6. 左乙拉西坦：注射液可以用于癫痫持续状态，可以 20～30mg/kg 静推，最大 60mg/kg，最大 4500mg/剂，单次。

7. 咪达唑仑：用于癫痫持续状态，若无静脉通道，立即给予咪达唑仑 0.3mg/kg（≤10mg/次）肌内注射；静脉注射首剂 0.1～0.2mg/kg，随后 0.05～0.5mg/（kg·h）逐渐加量至有效。

8. 丙泊酚：用于治疗顽固性癫痫持续状态，首剂 1～2mg/kg，随后 2～10mg/（kg·h），逐渐加量至有效，维持至少 24 小时，达到脑电图呈现广泛爆发抑制考虑加用口服抗癫痫药物。药物使用时推荐持续监测脑电图。

【注意事项】

1. 应用苯二氮䓬类药物及苯巴比妥应注意镇静、呼吸抑制、低血压等不良反应。

2. 苯妥英钠及磷苯妥英需要注意心血管方面不良反应，监测血药浓度。

3. 怀疑遗传代谢病患者慎用丙戊酸。

4. 丙泊酚输注综合征（>48 小时，尤其儿童，合用激素及儿茶酚时）；注射部位疼痛；可诱发不自主动作（如肌阵挛）。

五、推荐表单

(一) 医师表单

全面惊厥性癫痫持续状态临床路径医师表单

适用对象：第一诊断为全面惊厥性癫痫持续状态

患者姓名：	性别：　　年龄：　　门诊号：	住院号：
住院日期：　　年　月　日	出院日期：　　年　月　日	标准住院日：10 天

时间	住院第 1 天	住院第 2 天	住院第 3~4 天
主要诊疗工作	□ 生命体征监护（呼吸、心率、血压、血氧、体温） □ 基础生命支持（气道开放/氧疗，开放静脉输液通路，物理降温） □ 初步确定静脉抗癫痫药物治疗方案 □ 纠正内环境紊乱：注意纠正电解质紊乱、低血糖和酸中毒等 □ 快速了解病史及查体	□ 三级医师查房，书写查房记录 □ 明确癫痫持续状态分类及病因诊断 □ 记录并分析发作特点 □ 根据患者病情、辅助检查结果等确认或修正治疗方案，进行药物调整，癫痫持续状态控制后予以 AEDs 维持用药 □ 复查相关实验室检查结果，及早发现和逆转药物不良反应 □ 不明原因患者必要时行腰椎穿刺检查 □ 发作不对称或病因不明者，行头颅 CT □ 肺部感染患者根据病情查 X 线胸片、血常规，予以抗菌药物治疗 □ 及时与家属沟通，介绍病情变化及相关检查结果	□ 上级医师查房，书写上级医师查房记录 □ 记录临床发作，发作终止后行意识及神经功能评估 □ 必要时修正诊断和治疗方案 □ 必要时行头颅 MRI 和发作间期脑电图检查 □ 根据发作情况及检查结果进行药物调整 □ 逆转可能出现的药物不良反应 □ 及时与家属沟通，向家属介绍相关检查结果及下一步诊疗计划

时间	住院第 1 天	住院第 2 天	住院第 3~4 天
重点医嘱	**长期医嘱:** □ 神经科重症护理常规 □ 特级护理 □ 生命体征监护（呼吸、心率、血压、血氧、体温） **临时医嘱:** □ 生命支持（气道开放、给氧、开放静脉输液通路、物理降温） □ 静脉抗癫痫药物尽快终止癫痫持续状态 □ 迅速纠正内环境紊乱 □ 检查：血常规、血糖、肝肾功能、血清肌酶、电解质、血气分析、凝血功能、心电图 □ 服抗癫痫药物者行血药浓度测定 □ 脑水肿者甘露醇脱水降颅压治疗 □ 补液：生理盐水 □ 难治性癫痫持续状态有条件的转 NICU □ 难治性癫痫持续状态有条件的行脑电图实时监测 □ 难治性癫痫持续状态或在 NICU 呼吸衰减患者需气管插管，必要时机械通气	**长期医嘱:** □ 神经科护理常规 □ 一级护理 □ 尽早肠道营养 □ 癫痫持续状态控制后予以口服抗癫痫药物维持疗效 □ 肺部感染患者根据病情予以抗菌药物治疗 **临时医嘱:** □ 头颅影像学检查头颅 CT □ 脑电图实时监测 □ 不明原因者行腰椎穿刺脑脊液检查 □ 复查血常规、肝肾功能、电解质、血糖、血气分析、凝血功能等 □ X 线胸片/肺 CT □ 痰培养 □ 发热患者物理降温 □ 发作控制患者拟行脱机	**长期医嘱:** □ 神经科护理常规 □ 一~二级护理 □ 口服抗癫痫药物 **临时医嘱:** □ 脑电图监测 □ 复查血常规、肝肾功能、电解质、血糖、血气分析、凝血功能 □ 复查痰培养 □ 发热患者行物理降温 □ 发作控制患者拟行脱机
病情变异记录	□ 无　□ 有，原因: 1. 2.	□ 无　□ 有，原因: 1. 2.	□ 无　□ 有，原因: 1. 2.
医师签名			

时间	住院第 5~8 天	住院第 9 天	住院第 10 天 （出院日）
主要诊疗工作	□ 三级医师查房，完成病程记录和查房记录 □ 观察癫痫发作情况及病情变化，评价药物治疗效果以及是否需要调整药物 □ NICU 患者脱机成功或意识好转，拟转普通病房 □ 向家属介绍相关检查结果和治疗效果，征求家属及患者意见后制订下一步诊疗计划	□ 上级医师查房，完成病程记录和查房记录 □ 根据发作类型调整抗癫痫药物，拟行出院，癫痫门诊随诊 □ 复查肝肾功能、电解质、血常规 □ 书写病程记录及出院小结 □ 向患者及家属介绍病情及出院后注意事项 □ 转科患者书写转科记录	□ 向患者及家属介绍出院后注意事项 □ 患者办理出院手续，出院 □ 转科患者办理转科手续
重点医嘱	长期医嘱： □ 神经科护理常规 □ 一~二级护理饮食 □ 口服药物 临时医嘱： □ 转科（由 NICU 转普通病房者）	长期医嘱： □ 神经科护理常规 □ 二级护理 □ 口服药物 临时医嘱： □ 明日出院或转科	出院医嘱： □ 出院带药 □ 门诊随诊
病情变异记录	□ 无　□ 有，原因： 1. 2.	□ 无　□ 有，原因： 1. 2.	□ 无　□ 有，原因： 1. 2.
医师签名			

（二）护士表单

全面惊厥性癫痫持续状态临床路径护士表单

适用对象：第一诊断为全面惊厥性癫痫持续状态（无并发症患者）

患者姓名：	性别：　年龄：　门诊号：	住院号：
住院日期：　　年　月　日	出院日期：　　年　月　日	标准住院日：10 天

时间	住院第 1 天	住院第 2 天	住院第 3~4 天
健康宣教	□ 入院宣教 □ 介绍主管医师、护士 □ 介绍环境、设施 □ 介绍住院注意事项 □ 介绍探视和陪伴制度 □ 介绍贵重物品制度	□ 药物宣教 □ 脑电图检查前宣教 □ 宣教脑电图检查前准备及检查时注意事项 □ 告知患者在检查中配合医师 □ 主管护士与患者沟通，消除患者紧张情绪	□ 呼吸机脱机前宣教 □ 主管护士与患者沟通，消除患者紧张情绪 □ 给予患者及家属心理支持 □ 再次明确探视陪伴须知
护理处置	□ 核对患者，佩戴腕带 □ 建立入院护理病历 □ 协助患者留取各种标本	□ 协助医师完成相关实验室检查 □ 协助医师完成相关检查	□ 协助医师完成相关实验室检查及检查 □ 协助医师完成脱机管理
基础护理	□ 特级护理 □ 晨、晚间护理 □ 排泄管理 □ 患者安全管理	□ 一级护理 □ 晨、晚间护理 □ 排泄管理 □ 患者安全管理	□ 二~一级护理 □ 晨、晚间护理 □ 患者安全管理
专科护理	□ 入院护理评估（意识、生命体征、瞳孔、言语、肌力、外伤情况） □ 书写护理病历及药物剂量、疗效、皮肤情况 □ 记录发作情况（意识、生命体征、瞳孔、头眼偏向、四肢姿势、发作起始部位、持续时间、发作间隔；发作后立即评估定向力、言语、有无 Todd 麻痹及有无外伤、大小便失禁） □ 做好防御措施（床档保护套、准备通气措施如吸氧、压舌板、口咽通气道、面罩、吸痰、气管插管及呼吸机，抬高头位30°） □ 做好发作护理：扶持患者侧卧，头偏向一侧以防误吸，发作后吸痰，大小便失禁更换衣服床单 □ 协助做好检查前准备	□ 运用安全流程，进行安全护理 □ 记录发作情况（意识、生命体征、瞳孔、头眼偏向、四肢姿势、发作持续时间、发作间隔；发作后立即评估定向力、言语、四肢运动及有无损伤） □ 协助做好检查前准备 □ 书写护理记录	□ 做好安全护理 □ 记录发作情况 □ 书写护理记录 □ 针对具体情况做个体化调整
重点医嘱	□ 详见医嘱执行单	□ 详见医嘱执行单	□ 详见医嘱执行单

续　表

时间	住院第1天	住院第2天	住院第3~4天
病情 变异 记录	□无　□有，原因： 1. 2.	□无　□有，原因： 1. 2.	□无　□有，原因： 1. 2.
护士 签名			

时间	住院第 5~8 天	住院第 9 天	住院第 10 天（出院日）
健康宣教	□ 抗癫痫药物作用及不良反应 □ 饮食、活动指导 □ 针对具体情况做个体化指导	□ 癫痫发作时的处理	□ 抗癫痫药物服药方法 □ 复诊注意事项 □ 指导饮食，活动休息 □ 指导办理出院手续
护理处置	□ 遵医嘱完成相关检查	□ 遵医嘱完成相关检查	□ 办理出院手续 □ 书写出院小结
基础护理	□ 一~二级护理 □ 晨、晚间护理 □ 患者安全管理	□ 二级护理 □ 晨、晚间护理 □ 患者安全管理	□ 三级护理 □ 晨、晚间护理 □ 患者安全管理

专科护理	□ 做好安全护理
	□ 督导服药，避免自行用药、减药及停药
	□ 记录发作情况
	□ 书写护理记录
		□ 做好出院指导
		  1. 遵医嘱进行用药指导
		  2. 选择适合的锻炼方法及工作，避免危险活动，防止意外伤害
		  3. 指导定期癫痫门诊随诊
		□ 完成出院护理病历书写
			□ 出院带药及服药指导
			□ 特殊护理指导
			□ 告知复诊时间和地点
			□ 交代常见的药物不良反应，嘱其定期癫痫门诊复诊

重点医嘱	□ 详见医嘱执行单	□ 详见医嘱执行单	□ 详见医嘱执行单
病情变异记录	□ 无 □ 有，原因： 1. 2.	□ 无 □ 有，原因： 1. 2.	□ 无 □ 有，原因： 1. 2.
护士签名			

（三）患者表单

全面惊厥性癫痫持续状态临床路径患者表单

适用对象：第一诊断为全面惊厥性癫痫持续状态（无并发症患者））

患者姓名：		性别： 年龄： 门诊号：	住院号：
住院日期： 年 月 日		出院日期： 年 月 日	标准住院日：10 天

时间	入院	癫痫持续状态控制前	癫痫持续状态控制后
医患配合	□ 配合询问病史、收集资料，请务必详细告知既往史、用药史、过敏史 □ 配合进行体格检查 □ 有任何不适请告知医师	□ 配合完善相关检查、实验室检查，如采血、留尿、心电图、头 CT、脑电图、X 线胸片、腰椎穿刺等 □ 医师与家属介绍病情及相关治疗、检查前签字	□ 配合完善相关检查、实验室检查
护患配合	□ 生命体征监护（呼吸、心率、血压、血氧、体温） □ 基础生命支持（气道开放/氧疗，开放静脉输液通路，物理降温） □ 配合完成入院护理评估（简单询问病史、过敏史、用药史） □ 接受入院宣教（环境介绍、病室规定、订餐制度、贵重物品保管等） □ 配合执行探视和陪伴制度 □ 有任何不适请告知护士	□ 配合生命体征监护（呼吸、心率、血压、血氧、体温） □ 配合胃肠道营养 □ 配合鼻饲药物	□ 配合测量体温、脉搏、呼吸 3 次，询问大便 1 次 □ 接受抗癫痫药物宣教 □ 接受癫痫发作处理及复诊宣教 □ 有任何不适请告知护士
饮食	□ 遵医嘱饮食	□ 遵医嘱饮食	□ 遵医嘱饮食
排泄	□ 尿管/正常排尿便	□ 尿管/正常排尿便	□ 正常排尿便
活动	□ 遵嘱活动	□ 遵嘱活动	□ 正常活动

附：原表单（2016 年版）

全面惊厥性癫痫持续状态临床路径表单

适用对象：第一诊断为全身惊厥性癫痫持续状态（ICD-10：G40.309）

患者姓名：		性别：　　年龄：　　门诊号：	住院号：
住院日期：　　年　月　日		出院日期：　　年　月　日	标准住院日：10 天

时间	住院第 1 天
主要诊疗工作	□ 生命体征监护（呼吸、心率、血压、血氧、体温） □ 基础生命支持（气道开放/氧疗，开放静脉输液通路，物理降温） □ 初步确定静脉抗癫痫药物治疗方案 □ 纠正内环境紊乱：注意纠正电解质紊乱、低血糖和酸中毒等 □ 快速了解病史及查体 □ 查看既往辅助检查：影像学、脑电图、血药物浓度等 □ 初步诊断，包括癫痫持续状态发作类型、发作特点，查寻潜在病因及诱发因素 □ 开实验室检查单（血常规、血糖、电解质、肝肾功能、血清肌酶、凝血功能、血气分析）及相关检查单（如头 CT/心电图/X 线胸片等） □ 完成病程记录等病历书写 □ 难治性癫痫持续状态：准备请麻醉科气管插管，有条件的转 NICU，行床旁脑电图监测及呼吸机床旁准备 □ 发作控制后进行临床（尤其意识）和（或）脑电图的评价 □ 及时与家属沟通：交待病情、治疗目的、风险和诊疗计划
重点医嘱	**长期医嘱：** □ 神经科重症护理常规 □ 特级护理 □ 生命体征监护（呼吸、心率、血压、血氧、体温） **临时医嘱：** □ 生命支持（气道开放、给氧、开放静脉输液通路、物理降温） □ 静脉抗癫痫药物尽快终止 SE □ 迅速纠正内环境紊乱 □ 检查：血常规、血糖、肝肾功能、血清肌酶、电解质、血气分析、凝血功能、心电图 □ 服抗癫痫药物者行血药浓度测定 □ 脑水肿者甘露醇脱水降颅压治疗 □ 补液：生理盐水 □ 难治性癫痫持续状态有条件的转 NICU □ 难治性癫痫持续状态有条件的行脑电图实时监测 □ 难治性癫痫持续状态或在 NICU 呼吸衰减患者需气管插管，必要时机械通气
主要护理工作	□ 入院介绍及制度宣教 □ 入院护理评估（意识、生命体征、瞳孔、言语、肌力、外伤情况） □ 书写护理病历及药物剂量、疗效、皮肤情况 □ 记录发作情况（意识、生命体征、瞳孔、头眼偏向、四肢姿势、发作起始部位、持续时间、发作间隔；发作后立即评估定向力、言语、有无 Todd 麻痹及有无外伤、大小便失禁） □ 做好防御措施（床档保护套、准备通气措施如吸氧、压舌板、口咽通气道、面罩、吸痰、气管插管及呼吸机，抬高头位 30°） □ 做好发作护理：扶持患者侧卧，头偏向一侧以防误吸，发作后吸痰，大小便失禁更换衣服床单 □ 协助做好检查前准备

续　表

时间	住院第 1 天
疾病 变异 记录	□无　□有，原因： 1. 2.
护士 签名	
医师 签名	

时间	住院第 2 天	住院第 3~4 天
主要诊疗工作	□ 三级医师查房，书写查房记录 □ 明确癫痫持续状态分类及病因诊断 □ 记录并分析发作特点 □ 根据患者病情、辅助检查结果等确认或修正治疗方案，进行药物调整，癫痫持续状态控制后予以 AEDs 维持用药 □ 复查相关实验室检查结果，及早发现和逆转药物不良反应 □ 不明原因患者必要时行腰椎穿刺检查 □ 发作不对称或病因不明者，行头颅 CT □ 肺部感染患者根据病情查 X 线胸片、血常规，予以抗菌药物治疗 □ 及时与家属沟通，介绍病情变化及相关检查结果	□ 上级医师查房，书写上级医师查房记录 □ 记录临床发作，发作终止后行意识及神经功能评估 □ 必要时修正诊断和治疗方案 □ 必要时行头颅 MRI 和发作间期脑电图检查 □ 根据发作情况及检查结果进行药物调整 □ 逆转可能出现的药物不良反应 □ 及时与家属沟通，向家属介绍相关检查结果及下一步诊疗计划
重点医嘱	**长期医嘱：** □ 神经科护理常规 □ 一级护理 □ 尽早肠道营养 □ 癫痫持续状态控制后予以口服抗癫痫药物维持疗效 □ 肺部感染患者根据病情予以抗菌药物治疗 **临时医嘱（必要时）：** □ 头颅影像学检查头颅 CT □ 脑电图实时监测 □ 不明原因者行腰椎穿刺脑脊液检查 □ 复查血常规、肝肾功能、电解质、血糖、血气分析、凝血功能等 □ X 线胸片/肺 CT □ 痰培养 □ 发热患者物理降温 □ 发作控制患者拟行脱机	**长期医嘱：** □ 神经科护理常规 □ 一~二级护理 □ 口服抗癫痫药物 **临时医嘱（必要时）：** □ 脑电图监测 □ 复查血常规、肝肾功能、电解质、血糖、血气分析、凝血功能 □ 复查痰培养 □ 发热患者行物理降温 □ 发作控制患者拟行脱机
主要护理工作	□ 运用安全流程，进行安全护理 □ 记录发作情况（意识、生命体征、瞳孔、头眼偏向、四肢姿势、发作持续时间、发作间隔；发作后立即评估定向力、言语、四肢运动及有无损伤） □ 协助做好检查前准备 □ 书写护理记录	□ 做好安全护理 □ 记录发作情况 □ 书写护理记录 □ 针对具体情况做个体化调整
疾病变异记录	□ 无　□ 有，原因： 1. 2.	□ 无　□ 有，原因： 1. 2.
护士签名		
医师签名		

时间	住院第 5~8 天	住院第 9 天	住院第 10 天（出院日）
主要诊疗工作	□ 三级医师查房，完成病程记录和查房记录 □ 观察癫痫发作情况及病情变化，评价药物治疗效果以及是否需要调整药物 □ NICU 患者脱机成功或意识好转，拟转普通病房 □ 向家属介绍相关检查结果和治疗效果，征求家属及患者意见后制订下一步诊疗计划	□ 上级医师查房，完成病程记录和查房记录 □ 根据发作类型调整抗癫痫药物，拟行出院，癫痫门诊随诊 □ 复查肝肾功能、电解质、血常规 □ 书写病程记录及出院小结 □ 向患者及家属介绍病情及出院后注意事项 □ 转科患者书写转科录	□ 向患者及家属介绍出院后注意事项 □ 患者办理出院手续，出院 □ 转科患者办理转科手续
重点医嘱	长期医嘱： □ 神经科护理常规 □ 一~二级护理饮食 □ 口服药物 临时医嘱： □ 转科（由 NICU 转普通病房者）	长期医嘱： □ 神经科护理常规 □ 一~二级护理 □ 口服药物 临时医嘱： □ 明日出院或转科	出院医嘱： □ 出院带药 □ 门诊随诊
主要护理工作	□ 做好安全护理 □ 督导服药，避免自行用药、减药及停药 □ 记录发作情况 □ 书写护理记录 □ 健康教育：针对具体情况做个体化指导	□ 做好出院指导 　1. 遵医嘱进行用药指导 　2. 选择适合的锻炼方法及工作，避免危险活动，防止意外伤害 　3. 指导定期癫痫门诊随诊 □ 完成出院护理病历书写 □ 健康教育	□ 出院带药及服药指导 □ 特殊护理指导 □ 告知复诊时间和地点 □ 交待常见的药物不良反应，嘱其定期癫痫门诊复诊
病情变异记录	□ 无　□ 有，原因： 1. 2.	□ 无　□ 有，原因： 1. 2.	□ 无　□ 有，原因： 1. 2.
护士签名			
医师签名			

第十二章

重症肌无力临床路径释义

重症肌无力（myasthenia gravis，MG）临床主要特征是局部或全身横纹肌于活动时易于疲劳无力，经休息或用抗胆碱酯酶药物后可以缓解。重症肌无力是获得性自身免疫疾病，主要由烟碱型乙酰胆碱受体（AChR）抗体介导，造成神经肌肉接头处传递障碍，引起骨骼肌病态易疲劳。很少累及心肌和平滑肌。

一、重症肌无力编码

重症肌无力［ICD-10：G70.0（不包括：G70.007危象）］

二、临床路径检索方法

G70.0（重症肌无力）

三、重症肌无力临床路径标准住院流程

（一）适用对象

第一诊断为重症肌无力（ICD-10：G70.0）。

（二）诊断依据

根据《中国重症肌无力诊断和治疗指南2015》（中华医学会神经病学分会制订，2015年）。

1. 临床表现主要为受累骨骼肌肉的波动性无力，即活动后加重，休息后改善，可呈"晨轻暮重"。

> **释义**
>
> ■ 查体时需要做疲劳试验（Jolly 试验），即受累肌肉重复活动后症状加重。眼肌型患者重复眨眼30次后上睑下垂加重，冰实验减轻。全身型患者肌无力程度检查可参考重症肌无力评分（QMG），肌无力于休息后恢复。

2. 辅助检查：新斯的明试验阳性；肌电图低频重复电刺激衰减10%以上，高频无递增；血清 AChR 抗体阳性或阴性。

> **释义**
>
> ■ 新斯的明1~1.5mg（成人，儿童酌减），阿托品0.5~1.0mg肌内注射，每间隔10分钟观察肌无力改善情况，观察1小时，症状明显好转者为阳性。新斯的明试验阳性者结合典型病史可以诊断。
>
> ■ 在停用胆碱酯酶抑制剂12~18小时后进行。表现为2~5Hz低频重复电刺激（RNS）可以见到波幅的递减现象，即动作电位第4或5波比第1波波幅递减10%以上。与突触前膜病变鉴别时需要进行高频 RNS（10~20Hz）检测，波幅递增100%以

上为异常，称为波幅递增。可选择尺神经、面神经、腋神经、副神经等。其中，面部神经和近端神经阳性率较高。阳性结果对诊断有价值，但部分患者，尤其是眼肌型患者可以为阴性结果。

■ AChR 抗体是重症肌无力的特异性抗体，阳性有助于支持重症肌无力诊断。50%~60% 的单纯眼肌型患者和 85%~90% 以上的全身型患者可以检测到该抗体，但和病情严重程度不平行。检测结果阴性不能排除重症肌无力诊断。

3. 临床分型（Osserman）：Ⅰ眼肌型；ⅡA 轻度全身型；ⅡB 中度全身型；Ⅲ急性重症型；Ⅳ迟发重症型；Ⅴ肌萎缩型。

释义

■ Ⅰ型（眼肌型）约占 15%~20%，病变仅限于眼外肌，出现上睑下垂、眼球活动障碍和复视，一般在发病 2 年内局限于眼外肌的患者可视为眼肌型，部分眼肌型患者可转变为全身型。ⅡA 型（轻度全身型）约占 30%，从眼外肌逐渐波及四肢肌肉，出现肢体的易疲劳状态，延髓肌一般不受累。ⅡB 型（中度全身型）约占 25%，除眼外肌受累外，有较明显的延髓肌症状，如构音不清、咀嚼无力、吞咽困难等，四肢肌群也明显受累。Ⅲ型（急性重症型，更常用的名称是重度激进型）约占 15%，发病急，常在首次症状数周至数月内（6 个月之内）扩展到延髓肌、肢体肌、呼吸肌，有危象发生。Ⅳ型（迟发重症型）约占 10%，2 年内由Ⅰ、ⅡA、ⅡB 型发展而来，症状同Ⅲ型。Ⅴ型（肌萎缩型）少数患者伴有轻度的肌萎缩。

（三）治疗方案的选择

根据《中国重症肌无力诊断和治疗指南 2015》（中华医学会神经病学分会制订，中华神经科杂志，2015，48（11）：934-940）。

1. 胆碱酯酶抑制剂。

释义

■ 适用于各种类型的重症肌无力，用于症状控制。常用溴化吡啶斯的明：成人每次 60~120mg，每日 3~4 次。不良反应有腹痛、流涎、腹泻等毒蕈碱样反应，可用阿托品或山莨菪碱（654-2）对抗。最大剂量不超过 480mg/d。

2. 肾上腺皮质激素：各型重症肌无力均适用。

释义

■ 通过抑制体液免疫和细胞免疫，对各种类型的重症肌无力均适用。

3. 其他免疫抑制剂：适用于激素疗效欠佳或不能耐受者。

> **释义**
>
> ■ 对有严重糖尿病、严重溃疡病或严重骨质疏松等难以承受激素不良反应的患者，可考虑应用。或激素减量过程中病情反复波动，表现出对激素的依赖时，可在应用激素时同时应用。
>
> ■ 免疫抑制剂应用时要注意潜在的感染风险增加，应用前要注意询问结核、乙型肝炎等特殊感染史。不良反应有血白细胞或血小板减少、肝功能异常、胃肠道反应。从小剂量开始应用，逐渐加量到维持剂量。要定期（第1个月每周1次，第2个月每2周1次，第3个月及以后每1个月1次）检测血常规、肝肾功能，一旦异常及时处理，必要时停用免疫抑制剂。
>
> ■ 注意免疫抑制剂对生殖系统的影响。

4. 大剂量静脉注射免疫球蛋白：用于危象期、胸腺切除术前准备或难治性重症肌无力辅助治疗。

> **释义**
>
> ■ 免疫球蛋白 $0.4g/(kg \cdot d)$ 静脉滴注，5日一疗程。在短期内（3周内）不需反复应用。在应用免疫球蛋白2~3周内避免血浆置换。注意应用免疫球蛋白的禁忌证。

5. 血浆置换：用于危象期、胸腺切除术前准备或难治性重症肌无力辅助治疗。

> **释义**
>
> ■ 第1周隔日1次，共3次，若改善不明显则其后每周1次，常规进行5~7次。起效快，但不持久。疗效可维持1~2个月。注意与血浆置换操作相关的不良反应如低蛋白血症、凝血功能异常、低钙血症、感染、血流动力学异常等。

6. 胸腺切除术：适用于伴胸腺瘤的各型患者；伴发胸腺增生的全身型患者，女性首选；18岁以上药物治疗效果不明显的全身型。

> **释义**
>
> ■ 全身型合并 AChR 抗体阳性的重症肌无力患者可能在手术治疗后临床症状得到显著改善，多数胸腺异常的重症肌无力患者能从手术中获益。除非明确胸腺瘤的患者，一般对儿童不适宜做胸腺切除术。对手术未能完全清除的粘连性胸腺瘤或胸腺癌患者，或无法手术的胸腺瘤患者可行胸部 ^{60}Co 放疗。

（四）临床路径标准住院日为 14~28 天

（五）进入路径标准

1. 第一诊断必须符合 ICD-10：G70.0 重症肌无力疾病编码。

2. 当患者同时具有其他疾病诊断，但在住院期间不需要特殊处理也不影响第一诊断的临床路径流程实施时，可以进入路径。

> **释义**
>
> ■ 尽管患者同时有其他疾病，如合并高血压、糖尿病等慢性非感染性疾病，或乙型肝炎、丙型肝炎等感染性疾病的非急性期，但不需要特殊处理，不延长住院时间及额外增加住院费用，可以进入路径。

（六）住院期间检查项目

1. 必需的检查项目：
（1）血常规、尿常规、便常规。
（2）肝肾功能、电解质、血糖、血脂、红细胞沉降率、血气分析、感染性疾病筛查（乙型肝炎、丙型肝炎、梅毒、艾滋病等）。
（3）胸腺 CT、心电图。

> **释义**
>
> ■ 可根据患者情况选择血清自身免疫抗体检测，必要时胸腺 CT 增强。

（4）重复神经电刺激（低频，高频）。

> **释义**
>
> ■ 重频电刺激（低频、高频）是诊断重症肌无力的重要电生理检查，也具有重要的鉴别诊断价值。

2. 有条件者可完成的检查项目：AChR 抗体检查、甲状腺功能、肌电图和神经传导检查。

> **释义**
>
> ■ AChR 是重症肌无力特异性抗体，部分患者 MuSK 抗体阳性。重症肌无力患者可伴有甲状腺疾病，故应进行甲状腺功能及抗体检查。肌电图和神经传导速度有助于鉴别其他肌病及周围神经病等。

（七）治疗方案与药物选择

1. 胆碱酯酶抑制剂：溴吡斯的明等。
2. 糖皮质激素：可选择醋酸泼尼松、甲泼尼龙、地塞米松。

> **释义**
>
> ■ 包括激素冲击疗法（递减法），也有采用小剂量递增法。对于激素有明显疗效的患者一般不需要应用免疫抑制剂。应特别强调，少数患者应用激素初期会出现肌无力一过性加重，甚至达到肌无力危象的程度，注意监测氧饱和度，必要时入 ICU 治疗。

3. 免疫抑制剂：可选用硫唑嘌呤、环磷酰胺、环孢菌素、他克莫司等。
4. 大剂量静脉注射免疫球蛋白。

> **释义**
>
> ■ 适用于重症病例加重期或危象时；对ⅡB型或较重病例拟行胸腺摘除手术前应用，以预防术后出现危象。

5. 对症治疗和防治并发症的相关药物：补钙、补钾、胃黏膜保护剂等。

（八）出院标准

1. 肌无力症状好转。

> **释义**
>
> ■ 或短期内症状无好转，但病情平稳、症状无恶化、日常生活能力有所改善的患者，可出院后门诊随诊。

2. 并发症得到有效控制。

> **释义**
>
> ■ 如肺部感染等得到有效控制，不需进一步治疗。

（九）变异及原因分析

1. 住院期间合并感染（肺部、泌尿系、肠道等）等严重并发症，导致住院时间延长、费用增加。
2. 使用糖皮质激素冲击疗法的患者，可能出现病情短期加重，导致住院时间延长、费用增加。
3. 发生重症肌无力危象的患者，需要呼吸机辅助呼吸，导致住院时间延长、费用增加。

> **释义**
>
> ■ 住院期间发生以上情况，以及出现急需处理的情况如消化道溃疡穿孔、血糖急剧升高等，则视为变异，转入其他相应路径。

四、重症肌无力临床路径给药方案

【用药选择】

常用的糖皮质激素：包括甲泼尼龙、地塞米松、醋酸泼尼松片，各型重症肌无力均适用。以醋酸泼尼松片为例，可依据患者病情、是否能配合住院等选择以下方案：①口服醋酸泼尼松片 10～20mg/d，每周增日剂量 5mg 直至达预期疗效；②可能需患者住院治疗：开始口服醋酸泼尼松片 50～80mg/d（或甲泼尼龙片 40～64mg/d），起效时间 2～4 周。达到治疗预期疗效数日后缓慢隔日减量，每月减日剂量 5mg。当剂量≤10mg/d 时减量宜更缓慢，小剂量维持以保持病情稳定。

常用免疫抑制剂：①硫唑嘌呤：起始剂量 50mg/d，每 1～2 周增加 50mg，直到达到 2.5～3mg/（kg·d）。初始反应需 2～10 个月，24 个月达到最大疗效。如需要，缓慢加量至 3～6mg/（kg·d），bid。②环磷酰胺：口服起始剂量 50mg/d，此后每周增加 50mg 至维持剂量 2～3mg/（kg·d）。起效时间 2～6 个月。静注剂型每月 500mg/m^2。③环孢素 A：起始剂量 100mg/d，bid；如需要，缓慢加量至 3～6mg/（kg·d），bid。④他克莫司：起始剂量 3～5mg/d 或 0.1mg/（kg·d），起效时间 1～3 个月。

【药学提示】

1. 重症肌无力患者慎用药物包括部分激素类药物（糖皮质激素、甲状腺素）、部分抗感染药物（氨基苷类抗菌药物）、部分心血管药物（利多卡因、奎尼丁、β 受体阻滞剂、维拉帕米等）、部分抗癫痫药物（苯妥英钠、乙琥胺等）、部分抗精神病药物（氯丙嗪、碳酸锂、地西泮、氯硝西泮等）、部分麻醉药物（吗啡、派替啶等）、部分抗风湿药物（青霉胺、氯喹等）。

2. 激素不良反应可参阅参考文献。

【注意事项】

约 50% 的患者在起始用大剂量激素（如甲泼尼龙 1000mg 或 500mg 甚至更低的剂量）和少数起始用小剂量激素的患者可有短暂加重。

服用环孢素 A 和他克莫司期间需定期监测血药浓度。因二者的治疗窗窄、生物利用率低、个体差异大，需要根据药物谷浓度调整剂量。服用环孢素 A 需避免更换药厂，因不同品牌药品生物等效性不同。他克莫司的药物谷浓度 8～9ng/ml 可能有效。

肾衰竭或 IgA 缺乏症患者不能使用 IVIg。

五、推荐表单

(一) 医师表单

重症肌无力临床路径医师表单

适用对象：第一诊断为重症肌无力（ICD-10：G70.0）

患者姓名：		性别：　　年龄：　　门诊号：	住院号：
住院日期：　　年　月　日		出院日期：　　年　月　日	标准住院日：14～28 天

时间	住院第 1 天	住院第 2 天	住院第 3 天
主要诊疗工作	□ 询问病史及体格检查 □ 行疲劳试验、新斯的明试验 □ 评估患者的吞咽和呼吸功能 □ 完善检查 □ 做出初步诊断，进行 Osserman 分型 □ 告知该病禁用和慎用药物 □ 完成首次病程记录和病历资料	□ 上级医师查房，完成上级医师查房记录 □ 肌力检查 □ 实施检查项目并评估检查结果 □ 根据患者病情制订免疫治疗方案 □ 向患者及其家属告知病情、检查结果及治疗方案，签署应用激素或丙种球蛋白或免疫抑制剂的知情同意书等	□ 主任医师查房，完成上级医师查房记录 □ 肌力检查 □ 胸腺 CT 读片有无胸腺异常，必要时请胸外科会诊
重点医嘱	**长期医嘱** □ 神经科护理常规 □ 二级护理 □ 饮食 □ 胆碱酯酶抑制剂（根据病情应用） **临时医嘱** □ 血常规、尿常规、便常规 □ 肝肾功能、电解质、血糖、血脂、红细胞沉降率、甲状腺功能、血气分析、感染性疾病筛查、自身抗体谱 □ 胸腺 CT，心电图 □ 肌电图+神经传导速度+重频电刺激（低频、高频） □ 有条件者行 AChR 抗体检查	**长期医嘱** □ 神经科护理常规 □ 二级护理 □ 饮食 □ 胆碱酯酶抑制剂（根据病情应用） □ 激素治疗（根据病情应用） □ 免疫抑制剂（根据病情应用） □ 辅助药物治疗 **临时医嘱** □ 根据情况可选用丙种球蛋白静脉滴注	**长期医嘱** □ 神经科护理常规 □ 二级护理 □ 饮食 □ 胆碱酯酶抑制剂（根据病情应用） □ 调整激素（根据病情应用） □ 免疫抑制剂（根据病情应用） □ 辅助药物治疗 **临时医嘱** □ 辅助药物治疗 □ 根据情况可选用丙种球蛋白静脉滴注
病情变异记录	□ 无　□ 有，原因： 1. 2.	□ 无　□ 有，原因： 1. 2.	□ 无　□ 有，原因： 1. 2.
医师签名			

时间	住院第 4～12 天	住院第 13～27 天	住院第 14～28 天 （出院日）
主要诊疗工作	□ 三级医师查房，完成上级医师查房记录 □ 肌力检查 □ 观察有无激素应用后的病情恶化	□ 通知患者及其家属明天出院 □ 向患者交代出院后注意事项，预约复诊日期 □ 如果患者不能出院，在病程记录中说明原因和继续治疗的方案	□ 向患者交代出院注意事项 □ 通知出院处 □ 开出院诊断书 □ 完成出院记录 □ 告知出院后激素减量方案及相关免疫抑制剂治疗方案
重点医嘱	**长期医嘱** □ 神经科护理常规 □ 二级护理 □ 饮食 □ 胆碱酯酶抑制剂（根据病情应用） □ 调整激素（根据病情应用） □ 免疫抑制剂（根据病情应用） **临时医嘱** □ 辅助药物治疗 □ 根据情况可选用丙种球蛋白静脉滴注	**长期医嘱** □ 神经科护理常规 □ 二级护理 □ 饮食 □ 胆碱酯酶抑制剂（根据病情应用） □ 调整激素（根据病情应用） □ 免疫抑制剂（根据病情应用） **临时医嘱** □ 复查异常实验室检查指标 □ 辅助药物治疗 □ 调整激素剂量 □ 监测血糖和餐后 2 小时血糖 □ 通知患者明日出院	**临时医嘱** □ 出院带药 □ 门诊随诊
病情变异记录	□ 无　□ 有，原因： 1. 2.	□ 无　□ 有，原因： 1. 2.	□ 无　□ 有，原因： 1. 2.
医师签名			

（二）护士表单

重症肌无力临床路径护士表单

适用对象：第一诊断为重症肌无力（ICD-10：G70.0）

患者姓名：	性别：　年龄：　门诊号：	住院号：
住院日期：　　年　月　日	出院日期：　　年　月　日	标准住院日：14～28 天

时间	住院第1天	住院第2天	住院第3天
健康宣教	□ 入院宣教 □ 介绍主管医师、责任护士 □ 介绍环境、设施 □ 介绍住院注意事项	□ 用药宣教 □ 饮食宣教 □ 一般检查注意事项宣教	□ 用药宣教 □ 预防感染 □ 强调溴吡斯的明用法
护理处置	□ 核对患者，佩戴腕带 □ 建立入院护理病历 □ 卫生处置：剪指（趾）甲、沐浴，更换病号服	□ 协助患者完成住院检查实验室检查 □ 监测生命体征	□ 监测生命体征 □ 观察有无用药不良反应 □ 激素冲击时遵医嘱检测血糖
基础护理	□ 一～二级护理 □ 晚间护理 □ 安全管理	□ 一～二级护理 □ 晚间护理 □ 安全管理	□ 一～二级护理 □ 晨、晚间护理 □ 安全管理
专科护理	□ 护理查体 □ 瞳孔、意识监测，吞咽功能、呼吸状况评估 □ 填写跌倒及压疮防范表（需要时） □ 协助医师完成新斯的明试验 □ 请家属陪伴（需要时） □ 心理护理	□ 进一步评估患者吞咽功能 □ 洼田饮水试验： □ Ⅰ级　　□ Ⅱ级 □ Ⅲ级　　□ Ⅳ级 □ Ⅴ级 □ 根据病情遵医嘱放置胃管	□ 胃管的护理 □ 激素冲击治疗 □ 用药期间的注意事项 □ 用药期间的生命体征监测 □ 听取患者有无不适主诉及时与医师沟通 □ 病情观察：肌力、呼吸、吞咽功能 □ 心理护理
重点医嘱	□ 详见医嘱执行单	□ 详见医嘱执行单	□ 详见医嘱执行单
病情变异记录	□ 无　□ 有，原因： 1. 2.	□ 无　□ 有，原因： 1. 2.	□ 无　□ 有，原因： 1. 2.
签名执行时间			

时间	住院第 4~12 天	住院第 13~27 天	住院第 14~28 天 （出院日）
健康 宣教	□ 疾病宣教 □ 口服激素的注意事项	□ 评价以前宣教效果，及时补 　充内容	□ 用药宣教 □ 疾病宣教 □ 注意休息
护理 处置	□ 监测生命体征 □ 协助完善相关检查，做好解释说明 □ 评估用药效果及有无不良反应 □ 遵医嘱完成治疗	□ 监测生命体征 □ 遵医嘱完成用药 □ 观察药物的疗效及不良反应 □ 遵医嘱完成治疗	□ 办理出院手续 □ 书写护理记录
基础护理	□ 二级护理 □ 晨、晚间护理 □ 安全管理	□ 二级护理 □ 晨、晚间护理 □ 安全管理	□ 出院宣教 □ 复诊时间 □ 病历复印时间 □ 如何办理出院手续
专科护理	□ 评估患者的呼吸、吞咽等功能的恢 　复情况 □ 与医师及时沟通讨论拔除胃管的可 　能性 □ 拔胃管后患者吞咽功能的评估 □ 心理护理	□ 护理查体 □ 心理护理	□ 疾病注意事项宣教 □ 告知患者病情发生何 　种变化时及时就诊
重点 医嘱	□ 详见医嘱执行单	□ 详见医嘱执行单	□ 详见医嘱执行单
病情 变异 记录	□ 无　□ 有，原因： 1. 2.	□ 无　□ 有，原因： 1. 2.	□ 无　□ 有，原因： 1. 2.
签名 执行 时间			

（三）患者表单

重症肌无力临床路径患者表单

适用对象：第一诊断为重症肌无力（ICD-10：G70.0）

患者姓名：	性别： 年龄： 门诊号：	住院号：
住院日期： 年 月 日	出院日期： 年 月 日	标准住院日：14～28 天

时间	入院	住院	出院
医患配合	□ 询问病史，体格检查 □ 查看既往辅助检查 □ 交代病情 □ 开实验室检查单及相关检查单	□ 上级医师查房 □ 介绍病情、治疗方案 □ 介绍用药作用、不良反应 □ 必要时相应科室会诊 □ 评价神经功能状态	□ 交代出院后注意事项，预约复诊日期 □ 介绍出院后注意事项，出院后治疗及家庭保健 □ 介绍出院后用药注意事项 □ 办理出院手续，出院
护患配合	□ 配合测量体温、脉搏、呼吸、血压、体重，查体 □ 配合完成入院护理评估 □ 接受入院宣教 □ 接受卫生处置：剃须、剪指（趾）甲、洗澡，更换病号服 □ 如有不适请告知护士	□ 配合完成治疗及用药 □ 配合测量体温、脉搏、呼吸、血压，查体，每日询问大便 □ 接受卫生处置：剃须、剪指（趾）甲，保证六洁到位 □ 配合遵守医院制度 □ 遵医嘱采取正确卧位 □ 如有不适请告知护士 □ 接受进食、进水、排便等生活护理 □ 注意安全，避免坠床、跌倒	□ 办理出院手续 □ 出院用药指导 □ 活动与休息指导 □ 饮食指导 □ 出现不适症状及时就诊 □ 遵医嘱定期复诊
饮食	□ 遵医嘱 □ 低盐低脂 □ 糖尿病	□ 遵医嘱 □ 低盐低脂 □ 糖尿病	□ 遵医嘱 □ 低盐低脂 □ 糖尿病
排泄	□ 正常大小便 □ 避免便秘	□ 正常大小便 □ 避免便秘	□ 正常大小便 □ 避免便秘
活动	□ 卧床休息 □ 遵医嘱	□ 卧床休息 □ 遵医嘱	□ 正常适度活动，避免疲劳

附：原表单 (2016 年版)

重症肌无力临床路径表单

适用对象：第一诊断为重症肌无力（ICD-10：G70.0）

患者姓名：	性别： 年龄： 门诊号：	住院号：
住院日期： 年 月 日	出院日期： 年 月 日	标准住院日：14~28 天

时间	住院第 1 天	住院第 2 天	住院第 3 天
主要诊疗工作	□ 询问病史及体格检查 □ 行疲劳试验、新斯的明试验 □ 评估患者的吞咽和呼吸功能 □ 完善检查 □ 做出初步诊断，进行 Osserman 分型 □ 告知该病禁用和慎用药物 □ 完成首次病程记录和病历资料	□ 上级医师查房，完成上级医师查房记录 □ 肌力检查 □ 实施检查项目并评估检查结果 □ 根据患者病情制订免疫治疗方案 □ 向患者及其家属告知病情、检查结果及治疗方案，签署应用激素或丙种球蛋白或免疫抑制剂的知情同意书等	□ 主任医师查房，完成上级医师查房记录 □ 肌力检查 □ 胸腺 CT 读片有无胸腺异常，必要时请胸外科会诊
重点医嘱	长期医嘱： □ 神经科护理常规 □ 二级护理 □ 饮食 □ 胆碱酯酶抑制剂 临时医嘱： □ 血常规、尿常规、便常规 □ 肝肾功能、电解质、血糖、血脂、红细胞沉降率、甲状腺功能、血气分析、免疫五项+风湿三项、感染性疾病筛查 □ 胸腺 CT，心电图 □ 肌电图+神经传导速度+重频电刺激（低频、高频） □ 有条件者行 AChR 抗体检查	长期医嘱： □ 神经科护理常规 □ 二级护理 □ 饮食 □ 胆碱酯酶抑制剂 □ 激素治疗 □ 免疫抑制剂 □ 辅助药物治疗 临时医嘱： □ 根据情况可选用丙种球蛋白静脉滴注	长期医嘱： □ 神经科护理常规 □ 二级护理 □ 饮食 □ 胆碱酯酶抑制剂 □ 调整激素 □ 免疫抑制剂 □ 辅助药物治疗 临时医嘱： □ 辅助药物治疗 □ 根据情况可选用丙种球蛋白静脉滴注
主要护理工作	□ 观察患者一般状况 □ 营养状况 □ 肢体、吞咽功能评价 □ 患者宣教	□ 观察患者病情变化 □ 严格执行医嘱 □ 肢体、吞咽功能评价 □ 患者宣教	□ 观察患者病情变化 □ 严格执行医嘱 □ 肢体、吞咽功能评价 □ 患者宣教
病情变异记录	□ 无 □ 有，原因： 1. 2.	□ 无 □ 有，原因： 1. 2.	□ 无 □ 有，原因： 1. 2.
护士签名			
医师签名			

时间	住院第 4 ~ 12 天	住院第 13 ~ 27 天	住院第 14 ~ 28 天 （出院日）
主要诊疗工作	□ 三级医师查房，完成上级医师查房记录 □ 肌力检查 □ 观察有无激素应用后的病情恶化	□ 通知患者及其家属明天出院 □ 向患者交代出院后注意事项，预约复诊日期 □ 如果患者不能出院，在病程记录中说明原因和继续治疗的方案	□ 向患者交代出院注意事项 □ 通知出院处 □ 开出院诊断书 □ 完成出院记录 □ 告知出院后激素减量方案及相关免疫抑制剂治疗方案
重点医嘱	长期医嘱： □ 神经科护理常规 □ 二级护理 □ 饮食 □ 胆碱酯酶抑制剂 □ 调整激素 □ 免疫抑制剂 临时医嘱： □ 辅助药物治疗 □ 根据情况可选用丙种球蛋白静脉滴注	长期医嘱： □ 神经科护理常规 □ 二级护理 □ 饮食 □ 胆碱酯酶抑制剂 □ 调整激素 □ 免疫抑制剂 临时医嘱： □ 复查异常实验室检查指标 □ 辅助药物治疗 □ 调整激素剂量 □ 监测血糖和餐后 2 小时血糖 □ 通知患者明日出院	临时医嘱： □ 出院带药 □ 门诊随诊
主要护理工作	□ 观察患者病情变化 □ 严格执行医嘱 □ 肢体、吞咽功能评价 □ 患者宣教	□ 观察患者病情变化 □ 严格执行医嘱 □ 肢体、吞咽功能评价 □ 患者宣教	□ 出院带药服用指导 □ 特殊护理指导 □ 告知复诊时间和地点 □ 交代常见的药物不良反应，嘱其定期门诊复诊
病情变异记录	□ 无 □ 有，原因： 1. 2.	□ 无 □ 有，原因： 1. 2.	□ 无 □ 有，原因： 1. 2.
护士签名			
医师签名			

第十三章

颈动脉狭窄临床路径释义

一、颈动脉狭窄编码

1. 原编码：

疾病名称及编码：颈内动脉狭窄：（ICD-10：I65.201）

颈总动脉狭窄：（ICD-10：I65.202）

颈内动脉狭窄脑梗死：（ICD-10：I63.201）

颈总动脉狭窄脑梗死：（ICD-10：I63.202）

2. 修改编码：

疾病名称及编码：颈内动脉狭窄（ICD-10：I65.201）

颈总动脉狭窄（ICD-10：I65.202）

颈外动脉狭窄（ICD-10：I65.204）

二、临床路的检索方法

I65.201/I65.202/I65.204

三、颈动脉狭窄临床路径标准住院流程

（一）适用对象

第一诊断为颈动脉狭窄（ICD-10：I65.202）；颈内动脉闭塞和狭窄（ICD-10：I65.203）或颈内动脉狭窄（ICD-10：I65.205）。

> **释义**
>
> ■ 适用对象编码参见第一部分。
>
> ■ 本路径适用对象为临床诊断为颈动脉狭窄患者，如合并高血压、糖尿病、高血脂以及其他需要介入治疗颅外动脉狭窄如椎动脉V1段和锁骨下动脉狭窄等合并症，也可进入本路径，但有增加费用的可能。若患者诊断为颈动脉狭窄患者，如合并症状性冠心病、急性脑梗死、颅内动脉狭窄需要介入治疗以及颅内动脉瘤需要介入治疗，需进入其他相应路径。

（二）诊断依据

根据《中国脑血管病一级预防指南2015》［中华医学会神经病学分会，中华神经科杂志，2015，48（8）：8-8］、《中国缺血性脑卒中和短暂性脑缺血发作二级预防指南2014》［中华医学会神经病学分会，中华神经科杂志，2015，48（4）：258-273］、《中国缺血性脑血管病血管内介入诊疗指南》［中华医学会神经病学分会，中华神经科杂志，2015，48（10）：830-837］。

1. 临床表现：

（1）症状性颈动脉狭窄：出现病变颈动脉系统供血区短暂性脑缺血发作（TIA）/脑梗死表

现，可表现为单眼盲；病变对侧肢体瘫痪或感觉障碍；优势半球病变伴不同程度的失语，非优势半球病变伴失用或体像障碍等；其他少见表现为意识障碍、共济失调、不随意运动及偏盲等。

（2）无症状性颈动脉狭窄：患者可不出现临床症状。

2. 辅助检查：颈动脉超声、TCD、CTA、MRA 和 DSA 证实颈动脉存在明确的不同程度的狭窄。

> **释义**
>
> ■ 本路径的制订主要参考国内权威专业书籍和诊疗指南。
>
> ■ 病史和临床症状是诊断颈内动脉狭窄初步依据，多数患者颈动脉狭窄侧有相应的脑缺血事件发生，一部分患者是体检时发现颈动脉狭窄并无症状。有症状的患者颈部超声和 CTA 检查发现颈动脉狭窄>70%，DSA 检查发现颈动脉狭窄>50%；无症状患者影像学检查发现颈动脉>80%，可进入路径。
>
> ■ 辅助检查：头部行 CT 和 MRI 检查，发现有新发梗死灶，术者考虑手术后增加颅内出血风险，需进入其他相应路径。

（三）选择治疗方案的依据

根据《中国脑血管病一级预防指南 2015》［中华医学会神经病学分会，中华神经科杂志，2015，48（8）：8-8］、《中国缺血性脑卒中和短暂性脑缺血发作二级预防指南 2014》［中华医学会神经病学分会，中华神经科杂志，2015，48（4）：258-273］、《中国缺血性脑血管病血管内介入诊疗指南》［中华医学会神经病学分会，中华神经科杂志，2015，48（10）：830-837］。

1. 提倡健康生活方式，积极控制危险因素。

2. 药物治疗：抗血小板、降压及他汀等药物治疗。

3. 根据患者病情及颈动脉狭窄程度，可选择颈动脉内膜剥脱术或血管内支架成形术。

> **释义**
>
> ■ 本病确诊后即应开始围术期准备，包括内科基本治疗和药物治疗，要求术前双抗 3~5 天，稳定血压和血糖在合理水平，目的在于防止手术并发症的发生。
>
> ■ 内科一般治疗包括调整生活方式（避免劳累和精神紧张），注意饮食（戒烟戒酒，少食多餐），积极控制危险因素，控制血压和血糖在合理范围。
>
> ■ 围术期双抗，阿司匹林 100mg/d，氯吡格雷 75mg/d，目的预防血栓形成，减少术后炎症的发生。
>
> ■ 调脂治疗，他汀类药物如阿托伐他汀 75mg/d，复方红曲制剂如脂必泰胶囊，0.24g~0.48g/d，目的稳定或减小颈动脉斑块、降低血脂，减低支架术后再狭窄风险。

(四) 标准住院日为 7~10 天

> **释义**
>
> ■ 诊断颈动脉狭窄患者入院后，术前准备 1~2 天，完善血常规、生化全项、凝血功能以及心电图和 X 线胸片检查。入院后术前双抗药物治疗充分后行介入治疗，术后主要观察心率和血压变化以及临床症状的变化情况和有无并发症的发生，总住院时间不超过 7 天符合本路径要求。

(五) 进入路径标准

1. 第一诊断必须符合第一诊断为颈动脉狭窄（ICD-10：I65.202）颈内动脉闭塞和狭窄（ICD-10：I65.203）或颈内动脉狭窄（ICD-10：I65.205）疾病编码。
2. 患有其他疾病，但住院期间不需要特殊处理也不影响第一诊断的临床路径流程实施。

> **释义**
>
> ■ 进入本路径的患者为第一诊断为颈动脉狭窄，需除外急性脑梗死并发症。
>
> ■ 入院后常规检查发现有基础疾病，如高血压、冠状动脉粥样硬化性心脏病、糖尿病、肝肾功能不全等，经系统评估后对颈动脉狭窄的介入治疗无特殊影响，以及合并颅外椎动脉狭窄或锁骨下动脉狭窄可进入路径。但可能增加医疗费用，延长住院时间。

(六) 住院期间检查项目

1. 必需的检查项目：
(1) 血常规、尿常规、便常规。
(2) 肝肾功能、电解质、血糖、血脂、凝血功能、纤维蛋白原水平、感染性疾病筛查（乙型肝炎、梅毒、艾滋病等）。
(3) X 线胸片、心电图。
(4) 头颅 MRI/CT、颈动脉血管超声和 TCD。
2. 根据患者病情可选择的检查项目：
(1) 实验室检查：同型半胱氨酸、抗链球菌溶血素 O、类风湿因子、抗核抗体、可提取性核抗原（ENA）、CRP、ESR、血管炎性标志物（ANCA）等。
(2) 影像学检查：CTA、MRA、灌注 CT 或灌注 MRI 及 DSA 等。

> **释义**
>
> ■ 血常规、尿常规、便常规+隐血是最基本的三大常规检查，进入路径的患者均需完成。便隐血试验和血红蛋白检测可以进一步了解患者有无急性或慢性失血；肝肾功能、电解质、血糖、凝血功能、心电图、X 线胸片可评估有无基础疾病，是否影响住院时间、费用及其治疗预后；血型、RH 因子、感染性疾病筛查用于手术前准备。

■ 同型半胱氨酸、抗链球菌溶血素 O、类风湿因子、抗核抗体、可提取性核抗原（ENA）、CRP、ESR、血管炎性标志物（ANCA）等检查主要是排除活动性血管炎，有助于是否手术的决策。CTA、MRA、灌注 CT 或灌注 MRI 检查有助于判断同侧颈动脉狭窄颅内段血管情况以及代偿情况，有助于介入手术的决策。

（七）治疗方案与选择用药

颈动脉狭窄内科治疗（不需/不能行 CEA 或 CAS 手术患者）。

1. 抗血小板聚集治疗：阿司匹林、氯吡格雷等。
2. 调脂治疗：他汀类药物。
3. 病因和危险因素治疗，提倡健康生活方式。

（八）出院标准

患者病情稳定，无需要住院治疗的并发症。

> **释义**
>
> ■ 患者出院前开始药物治疗，观察临床症状是否减轻或消失，有无明显需继续治疗的手术相关并发症。

（九）变异及原因分析

1. 符合手术或介入治疗者按相关路径进行。
2. 住院期间发现其他合并症或发生并发症需要进一步检查治疗，导致住院治疗时间延长和住院费用增加。
3. 住院期间出现脑出血或脑梗死等转入相应临床路径。
4. 住院期间原发疾病加重或出现严重并发症，需转入 ICU 诊治，从而导致住院治疗时间延长和住院费用增加。

> **释义**
>
> ■ 按标准治疗方案如果介入治疗未完成需要行颈动脉内膜剥脱术治疗则需转入相应路径；术前出现急性脑梗死不能介入手术，术中、术后出现脑梗死或脑出血等并发症时，需转入相应路径。
>
> ■ 认可的变异原因主要是指患者入选路径后，在检查及治疗过程中发现患者合并存在事前未预知的、对本路径治疗可能产生影响的情况，需要终止执行路径或延长治疗时间、增加治疗费用。医师需在表单中明确说明。
>
> ■ 因患者方面的主观原因导致执行路径出现变异，需医师在表单中予以说明。

四、颈动脉狭窄临床路径用药方案

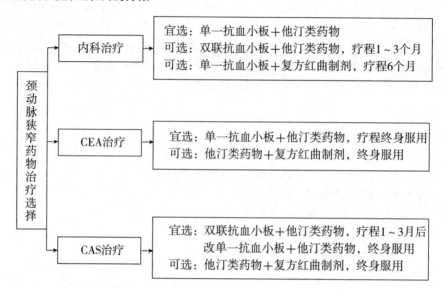

【用药选择】

抗血小板药物：阿司匹林：75～325mg/d，晚餐后服用；氯吡格雷75mg/d，早餐后服用；双嘧达莫（缓释片）200mg，2次/日；噻氯匹定250mg，2次/日。

他汀类药物：阿托伐他汀：20～40mg/d，晚餐后服用；瑞舒伐他汀10～20mg/d，晚餐后服用。

复方红曲制剂：脂必泰胶囊：0.24～0.48g，2次/日。

抗凝药物：选择静脉普通肝素，维持活化部分凝血活酶时间50～70秒；或低分子肝素0.4～0.6ml皮下注射q12h。

【药学提示】

1. 阿司匹林属于血栓素A2（TXA2）抑制剂，40年前发现其抑制血小板的作用，是目前抗血小板治疗的基本药物。阿司匹林通过对环氧酶（COX）-1的作用直接抑制TXA2合成，抑制血小板黏附聚集活性。阿司匹林其他作用包括介导血小板抑制的嗜中性一氧化氮/环磷酸鸟苷以及参与各种凝血级联反应和纤维蛋白溶解过程。阿司匹林口服后吸收迅速、完全，服用后1～2小时达峰值血药浓度。在胃内开始吸收，在小肠上段吸收大部分。阿司匹林以结合代谢物和游离水杨酸从肾脏排泄。嚼服阿司匹林，起效快。

2. 氯吡格雷和噻氯匹定均是前体药物，属于二磷酸腺苷（ADP）P2Y12受体拮抗剂，通过扰ADP介导的血小板活化。噻氯匹定虽有较强抗血小板作用，但起效慢且有皮疹、白细胞减低等不良反应。氯吡格雷具有抗血栓强和快速起效的特性，但由于受肝脏代谢酶基因多态性影响，部分患者氯吡格雷标准剂量无法获得满意疗效。

3. 他汀类（statins）具有竞争性抑制细胞内胆固醇合成早期过程中限速酶的活性，继而上调细胞表面LDL受体，加速血浆LDL的分解代谢，此外还可抑制VLDL的合成。因此他汀类药物能显著降低TC、LDL-C和apo B，也降低TC水平和轻度升高HDL-C。此外，他汀类还可能具有抗炎、保护血管内皮功能等作用，这些作用可能与冠心病事件减少有关。近二十年来临床研究显示他汀类是当前防治高胆固醇血症和动脉粥样硬化性疾病非常重要的药物。

4. 复方红曲制剂，如脂必泰胶囊，由红曲、山楂、泽泻和白术组成。其药理机制包括：通过降低肝细胞微粒体3-羟基-3-甲基戊二酸单酰辅酶A还原酶（HMG-CoA）还原酶的活性，减少胆固醇合成；降低外源胆固醇和 TG 的吸收，并干扰机体对内源性胆固醇的分解代谢及抗脂质过氧化作用；改善胰岛素抵抗、促进胰岛素释放和降低血糖。因此，脂必泰胶囊具有全面调脂、保肝、护肝的特点，该药可降低 TC、LDL-C、TG 和 ApoB，升高 HDL-C 和 ApoA1，改善内皮功能，对颈动脉斑块具有消退作用，不良反应少且轻微，无严重肝酶、肌酶升高发生，也尚无横纹肌溶解的报道，特别适合他汀类药物不能耐受的患者。

【注意事项】

1. 长期口服阿司匹林剂量超过 150mg/d，尤其与氯吡格雷联合应用时，不仅未能更好预防心血管事件，有可能增加消化道出血风险。

2. 大多数人对他汀类药物的耐受性良好，不良反应通常较轻且短暂，包括头痛、失眠、抑郁以及消化不良、腹泻、腹痛、恶心等消化道症状和肌肉疼痛。有 0.5%~2.0% 的病例发生肝脏转氨酶如丙氨酸氨基转移酶（ALT）、天冬氨酸氨基转移酶（AST）升高和肌酶（CK），且呈剂量依赖性。由他汀类药物引起进展成肝功能衰竭的情况罕见。减少他汀类药物剂量常可使升高的转氨酶回落；当再次增加剂量或选用另一种他汀类药物后，转氨酶常不一定再次升高。胆汁郁积和活动性肝病被列为使用他汀类药物的禁忌证。

五、推荐表单

(一) 医师表单

颈动脉狭窄临床路径医师表单

适用对象：第一诊断为颈内动脉狭窄或颈总动脉狭窄 (ICD-10：I65. 201 \ I65. 202 \ I63. 201 \ I63. 202)

患者姓名：	性别： 年龄： 住院号：	
住院日期： 年 月 日	出院日期： 年 月 日	标准住院日：7~10 天

时间	住院第 1 天	住院第 2 天	住院第 3~5 天
主要诊疗工作	□ 询问病史，体格检查 □ 查看既往辅助检查：头颅 CT 或 MRI □ 初步诊断，确定药物治疗方案 □ 向患者及家属交代病情 □ 开实验室检查单及相关检查单 □ 神经功能状态评价 □ 完成首次病程记录和病历记录	□ 上级医师查房 □ 评估辅助检查结果，分析病因 □ 向患者及家属介绍病情 □ 根据病情调整治疗方案 □ 评价神经功能状态 □ 必要时相应科室会诊	□ 上级医师查房 □ 根据患者病情调整诊断和治疗方案 □ 评价神经功能状态 □ 根据患者病情及辅助检查结果等，决定是否请外科或介入科会诊，有手术指征者转科治疗 □ 必要时向患者及家属介绍病情变化及相关检查结果
重点医嘱	**长期医嘱：** □ 神经科护理常规 □ 二级护理 □ 既往基础用药 □ 抗血小板药物 □ 他汀类药物和（或）复方红曲制剂 **临时医嘱：** □ 血常规、尿常规、便常规 □ 肝肾功能、电解质、血糖、血脂、凝血功能、感染性疾病筛查 □ 纤维蛋白原水平 □ X 线胸片、心电图、头颅 MRI 或 CT 颈动脉血管超声、TCD □ 根据情况可选择：超声心动图、同型半胱氨酸、抗链球菌溶血素 O、抗核抗体、ENA、类风湿因子、CRP、ESR 及血管炎性标志物	**长期医嘱：** □ 神经科护理常规 □ 二级护理 □ 既往基础用药 □ 抗血小板药 □ 他汀类药物和（或）复方红曲制剂 **临时医嘱：** □ 必要时复查异常的检查 □ 根据特殊病史选择相应检查 □ 相关科室会诊 □ 根据情况可选择：CTA、MRA 或 DSA，CT 灌注或功能 MRI	**长期医嘱：** □ 神经科护理常规 □ 二级护理 □ 既往基础用药 □ 抗血小板药 □ 他汀类药物和（或）复方红曲制剂 **临时医嘱：** □ 必要时复查异常的检查 □ 依据病情需要下达
主要护理工作	□ 入院宣教及护理评估 □ 正确执行医嘱 □ 观察患者病情变化	□ 正确执行医嘱 □ 观察患者病情变化	□ 正确执行医嘱 □ 观察患者病情变化
病情变异记录	□ 无 □ 有，原因： 1. 2.	□ 无 □ 有，原因： 1. 2.	□ 无 □ 有，原因： 1. 2.
护士签名			
医师签名			

时间	住院第 6 ~ 9 天	住院第 9 ~ 10 天 （出院日）
主要 诊疗 工作	□ 上级医师查房 □ 评估辅助检查结果，评价神经功能状态 □ 有手术指征者转科行血管内成形术或血管内支架成 　形术 □ 抗血小板及对症治疗	□ 向患者及家属介绍病愈出院后注意事项 □ 病情稳定患者办理出院手续 □ 转科患者办理转科手续
重 点 医 嘱	长期医嘱： □ 神经科护理常规 □ 既往基础用药 □ 抗血小板药 □ 他汀类药物 □ 神经保护及对症药物	出院医嘱： □ 出院带药
主要 护理 工作	□ 正确执行医嘱 □ 观察患者病情变化	□ 出院带药服用指导 □ 特殊护理指导 □ 告知复诊时间和地点 □ 交代常见的药物不良反应，嘱其定期门 　诊复诊
病情 变异 记录	□ 无　□ 有，原因： 1. 2.	□ 无　□ 有，原因： 1. 2.
护士 签名		
医师 签名		

（二）护士表单

颈动脉狭窄临床路径护士表单

适用对象：第一诊断为颈内动脉狭窄（ICD-10：I65.201 \ I65.202 \ I63.201 \ I63.202）

患者姓名：	性别： 年龄： 门诊号：	住院号：
住院日期： 年 月 日	出院日期： 年 月 日	标准住院日：7 或 10 天

时间	住院第 1 天	住院第 2 天	住院第 3 天
健康宣教	□ 介绍主管医师、护士 □ 介绍医院内相关制度 □ 介绍环境、设施 □ 介绍住院注意事项 □ 介绍安全知识	□ 介绍特殊检查的目的、注意事项 □ 介绍用药的药理作用及注意事项 □ 介绍疾病知识，介入手术及护理注意事项 □ 强调探视制度 □ 强调安全知识	□ 介绍手术基本情况 □ 介绍术前，术后注意事项 □ 进行疾病二级预防健康教育
护理处置	□ 核对患者，佩戴腕带 □ 建立入院护理病历 □ 卫生处置：剃须、剪指（趾）甲、洗澡，更换病号服 □ 合理安排床位、卧位 □ 了解患者基础疾病，遵医嘱予以对应处理 □ 根据病情测量生命体征	□ 遵医嘱完成治疗及用药 □ 根据病情测量生命体征 □ 卫生处置：剃须、剪指（趾）甲，保证六洁到位 □ 完成双侧腹股沟备皮 □ 协助生活护理 □ 协助完善相关检查，做好术前解释说明	□ 遵医嘱完成手术前准备工作和术后护理工作 □ 根据病情监测生命体征，特别注意心率和血压的变化 □ 卫生处置：剃须、剪指（趾）甲，保证六洁到位 □ 协助生活护理
基础护理	□ 一～二级护理 □ 晨、晚间护理 □ 协助生活护理 □ 指导患者采取正确体位 □ 六洁到位 □ 安全管理	□ 一～二级护理 □ 晨、晚间护理 □ 协助生活护理 □ 指导患者采取正确体位 □ 安全管理	□ 一～二级护理 □ 晨、晚间护理 □ 协助生活护理 □ 指导患者采取正确体位 □ 安全管理
专科护理	□ 护理查体 □ 病情观察：意识、瞳孔、生命体征、肢体活动 □ 跌倒、压疮评估 □ 心理护理	□ 护理查体 □ 病情观察：意识、瞳孔、生命体征、肢体活动 □ 心理护理	□ 护理查体 □ 病情观察：意识、瞳孔、生命体征、肢体活动 □ 指导患者穿刺股动脉侧下肢制动或伤口换药 □ 心理护理
重点医嘱	□ 详见医嘱执行单	□ 详见医嘱执行单	□ 详见医嘱执行单
病情变异记录	□ 无 □ 有，原因： 1. 2.	□ 无 □ 有，原因： 1. 2.	□ 无 □ 有，原因： 1. 2.
护士签名			
执行时间			

时间	住院第 4 天	住院第 5~6 天或 5~9	住院第 7 天或 10 天（出院日）
健康宣教	□ 评价以前宣教效果	评价以前宣教效果	□ 指导办理出院手续 □ 出院用药指导 □ 活动与休息指导 □ 饮食指导 □ 出现不适症状及时就诊 □ 遵医嘱定期复诊
护理处置	□ 遵医嘱完成治疗及用药 □ 根据病情测量生命体征 □ 卫生处置：剃须、剪指（趾）甲，保证六洁到位 □ 拆除加压绷带 □ 协助患者下床等生活护理	□ 遵医嘱完成治疗及用药 □ 根据病情测量生命体征 □ 卫生处置：剃须、剪指（趾）甲，保证六洁到位 □ 协助生活护理	□ 办理出院手续 □ 书写出院小结
基础护理	□ 二级护理 □ 晨、晚间护理 □ 协助生活护理 □ 安全管理	□ 二级护理 □ 晨、晚间护理 □ 协助生活护理 □ 安全管理	□ 二级护理 □ 晨、晚间护理 □ 协助生活护理 □ 安全管理
专科护理	□ 护理查体 □ 病情观察：意识、瞳孔、生命体征、肢体活动 □ 指导康复锻炼 □ 心理护理	□ 护理查体 □ 病情观察：意识、瞳孔、生命体征、肢体活动 □ 指导康复锻炼 □ 心理护理	□ 护理查体 □ 病情观察：意识、瞳孔、生命体征、肢体活动 □ 指导康复锻炼 □ 心理护理
重点医嘱	□ 详见医嘱执行单	□ 详见医嘱执行单	□ 详见医嘱执行单
病情变异记录	□ 无 □ 有，原因： 1. 2.	□ 无 □ 有，原因： 1. 2.	□ 无 □ 有，原因： 1. 2.
护士签名			
执行时间			

（三）患者表单

颈动脉狭窄临床路径患者表单

适用对象：第一诊断为颈内动脉狭窄（ICD-10：I65.201 \ I65.202 \ I63.201 \ I63.202）

患者姓名：	性别： 年龄： 门诊号：	住院号：
住院日期： 年 月 日	出院日期： 年 月 日	标准住院日：7天或10天

时间	入院	住院	出院
医患配合	□ 询问病史，体格检查 □ 查看既往辅助检查：头颅CT或MRI □ 交代病情 □ 开实验室检查单及相关检查单	□ 上级医师查房 □ 介绍病情、治疗方案 □ 介绍用药作用、不良反应 □ 介绍手术的作用和并发症风险， □ 必要时相应科室会诊 □ 评价神经功能状态 □ 患者及家属手术协议书签字	□ 交代出院后注意事项，预约复诊日期 □ 介绍出院后注意事项，出院后治疗及家庭保健 □ 介绍出院后用药注意事项 □ 办理出院手续，出院
护患配合	□ 配合测量体温、脉搏、呼吸、血压、体重，查体 □ 配合完成入院护理评估 □ 接受入院宣教 □ 接受卫生处置：剃须、剪指（趾）甲、洗澡，更换病号服 □ 如有不适请告知护士	□ 配合完成治疗及用药 □ 配合测量体温、脉搏、呼吸、血压，查体，每日询问大便 □ 接受卫生处置：剃须、剪指（趾）甲，保证六洁到位 □ 配合遵守医院制度 □ 完善术前准备和术后护理 □ 如有不适请告知护士 □ 接受进食、进水、排便等生活护理 □ 注意安全，避免坠床、跌倒	□ 办理出院手续 □ 出院用药指导 □ 活动与休息指导 □ 饮食指导 □ 出现不适症状及时就诊 □ 遵医嘱定期复诊
饮食	□ 遵医嘱 □ 低盐低脂 □ 糖尿病	□ 遵医嘱 □ 低盐低脂 □ 糖尿病	□ 遵医嘱 □ 低盐低脂 □ 糖尿病
排泄	□ 正常大小便 □ 避免便秘	□ 正常大小便 □ 避免便秘	□ 正常大小便 □ 避免便秘
活动	□ 卧床休息 □ 遵医嘱	□ 卧床休息 □ 遵医嘱	□ 正常适度活动，避免疲劳

附：原表单（2016 年版）

颈动脉狭窄临床路径表单

适用对象：第一诊断为颈内动脉狭窄或颈总动脉狭窄（ICD-10：I65.201 \ I65.202 \ I63.201 \ I63.202）

患者姓名：		性别： 年龄： 住院号：	
住院日期： 年 月 日		出院日期： 年 月 日	标准住院日：7 ~ 10 天

时间	住院第 1 天	住院第 2 天	住院第 3 ~ 5 天
主要诊疗工作	□ 询问病史，体格检查 □ 查看既往辅助检查：头颅 CT 或 MRI □ 初步诊断，确定药物治疗方案 □ 向患者及家属交代病情 □ 开实验室检查单及相关检查 □ 神经功能状态评价 □ 完成首次病程记录和病历记录	□ 上级医师查房 □ 评估辅助检查结果，分析病因 □ 向患者及家属介绍病情 □ 根据病情调整治疗方案 □ 评价神经功能状态 □ 必要时相应科室会诊	□ 上级医师查房 □ 根据患者病情调整诊断和治疗方案 □ 评价神经功能状态 □ 根据患者病情及辅助检查结果等，决定是否请外科或介入科会诊，有手术指征者转科治疗 □ 必要时向患者及家属介绍病情变化及相关检查结果
重点医嘱	长期医嘱： □ 神经科护理常规 □ 二级护理 □ 既往基础用药 □ 抗血小板药物 □ 他汀类药物 临时医嘱： □ 血常规、尿常规、便常规 □ 肝肾功能、电解质、血糖、血脂、凝血功能、感染性疾病筛查 □ 纤维蛋白原水平 □ X 线胸片、心电图、头颅 MRI 或 CT 颈动脉血管超声、TCD □ 根据情况可选择：超声心动图、同型半胱氨酸、抗链球菌溶血素O、抗核抗体、ENA、类风湿因子、CRP、ESR 及血管炎性标志物	长期医嘱： □ 神经科护理常规 □ 二级护理 □ 既往基础用药 □ 抗血小板药 □ 他汀类药物 临时医嘱： □ 必要时复查异常的检查 □ 根据特殊病史选择相应检查 □ 相关科室会诊 □ 根据情况可选择：CTA、MRA 或 DSA，CT 灌注或功能 MRI	长期医嘱： □ 神经科护理常规 □ 二级护理 □ 既往基础用药 □ 抗血小板药 □ 他汀类药物 临时医嘱： □ 必要时复查异常的检查 □ 依据病情需要下达
主要护理工作	□ 入院宣教及护理评估 □ 正确执行医嘱 □ 观察患者病情变化	□ 正确执行医嘱 □ 观察患者病情变化	□ 正确执行医嘱 □ 观察患者病情变化
病情变异记录	□ 无 □ 有，原因： 1. 2.	□ 无 □ 有，原因： 1. 2.	□ 无 □ 有，原因： 1. 2.
护士签名			
医师签名			

时间	住院第 6~9 天	住院第 9~10 天 （出院日）
主要 诊疗 工作	□ 上级医师查房 □ 评估辅助检查结果，评价神经功能状态 □ 有手术指征者转科行血管内成形术或血管内支架成形术 □ 抗血小板及对症治疗	□ 向患者及家属介绍病愈出院后注意事项 □ 病情稳定患者办理出院手续 □ 转科患者办理转科手续
重 点 医 嘱	**长期医嘱：** □ 神经科护理常规 □ 既往基础用药 □ 抗血小板药 □ 他汀类药物 □ 神经保护及对症药物	**出院医嘱：** □ 出院带药
主要 护理 工作	□ 正确执行医嘱 □ 观察患者病情变化	□ 出院带药服用指导 □ 特殊护理指导 □ 告知复诊时间和地点 □ 交代常见的药物不良反应，嘱其定期门诊复诊
病情 变异 记录	□ 无 □ 有，原因： 1. 2.	□ 无 □ 有，原因： 1. 2.
护士 签名		
医师 签名		

第十四章
肌萎缩侧索硬化临床路径释义

一、肌萎缩侧索硬化编码

1. 原编码：

疾病名称及编码：肌萎缩侧索硬化（ICD-10：G12.2）

2. 修改编码：

疾病名称及编码：肌萎缩侧索硬化（Amyotrophic Lateral Sclerosis，ALS）（ICD-10：G12.201.）

二、临床路径检索方法

G12.201

三、肌萎缩侧索硬化临床路径标准住院流程

（一）适用对象

第一诊断为肌萎缩侧索硬化（Amyotrophic Lateral Sclerosis，缩写为 ALS，ICD-10：G12.2）。

> **释义**
>
> ■ 肌萎缩侧索硬化是一种累及大脑皮质、脑干运动神经核、脊髓前角细胞及锥体束，具有上下运动神经元并存损害的慢性进行性神经系统变性疾病，主要临床表现为进行性加重的骨骼肌无力、萎缩、肌束颤动、延髓麻痹和锥体束征。最终导致吞咽困难和呼吸衰竭。肌萎缩侧索硬化可分为散发性和家族性，散发性为临床典型的肌萎缩侧索硬化，遗传性或家族性肌萎缩侧索硬化可检测到致病基因突变。

（二）诊断依据

根据《中国肌萎缩侧索硬化诊断和治疗指南》（中华医学会神经病学分会制订，中华神经科杂志，2012，45（7）：531-533）。

1. 隐匿起病，进行性加重的病程。
2. 上下运动神经元共同受累的临床症状及体征。
3. 肌电图检查提示广泛性神经源性损害。
4. 除外其他相关疾病。

> **释义**
>
> ■ 肌萎缩侧索硬化的诊断分级：
>
> ①临床确诊肌萎缩侧索硬化：通过临床或神经电生理检查，证实在 4 个区域中至少有 3 个区域存在上、下运动神经元同时受累的证据。②临床拟诊肌萎缩侧索硬

化：通过临床或神经电生理检查，证实在 4 个区域中至少有 2 个区域存在上、下运动神经元同时受累的证据。③临床可能肌萎缩侧索硬化：通过临床或神经电生理检查，证实仅有 1 个区域存在上、下运动神经元同时受累的证据，或者在 2 或以上区域仅有上运动神经元受累的证据。已经行影像学和实验室检查排除了其他疾病。

■ 下运动神经元受累体征主要包括肌肉无力、萎缩和肌束颤动。通常检查舌肌、面肌、咽喉肌、颈肌、四肢不同肌群、背肌和胸腹肌。

■ 上运动神经元受累体征主要包括肌张力增高、腱反射亢进、阵挛、病理征阳性等。通常检查吸吮反射、咽反射、下颌反射、掌颌反射，四肢腱反射、肌张力，Hoffmann 征、下肢病理征、腹壁反射，以及有无强哭强笑等假性延髓麻痹表现。

■ 电生理检查：下运动神经元病变的判断主要通过同芯针肌电图检查，肌电图可以证实进行性失神经和慢性失神经的表现，进行性失神经表现：主要包括纤颤电位、正锐波。当所测定肌肉同时存在慢性失神经的表现时，束颤电位与纤颤电位、正锐波具有同等临床意义。慢性失神经的表现：①运动单位电位的时限增宽、波幅增高，通常伴有多相波增多；②大力收缩时运动单位募集减少，波幅增高，严重时呈单纯相。当同一肌肉肌电图检查表现为进行性失神经和慢性失神经共存时，对于诊断肌萎缩侧索硬化有更强的支持价值。在某些肌肉可以仅有慢性失神经表现，而无纤颤电位或正锐波。如果所有测定肌肉均无进行性失神经表现，诊断肌萎缩侧索硬化需慎重。应对 4 个区域均进行肌电图测定：脑干区域可选择测定一块肌肉，如胸锁乳突肌、舌肌、面肌或咬肌；胸段可选择胸 6 水平以下的脊旁肌或腹直肌进行测定；在颈段和腰骶段，应至少测定不同神经根和不同周围神经支配的 2 块肌肉。

（三）治疗方案

根据《中国肌萎缩侧索硬化诊断和治疗指南》［中华医学会神经病学分会制订，中华神经科杂志，2012，45（7）：531-533］。

本病目前尚无特效治疗方法，但对症治疗可减轻患者病痛和改善生活质量。

1. 一般治疗：吞咽困难者须加强营养，必要时管饲喂养或经皮胃造瘘。肢体活动受限者需适当增加体疗或理疗。呼吸肌麻痹者须机械通气维持呼吸。

2. 药物治疗：有条件者可服用利鲁唑等，也可服用 B 族维生素、维生素 E 及辅酶 Q10 等，有疼痛者服用卡马西平、加巴喷丁。

3. 辅助呼吸治疗：根据病情可选择无创或有创辅助呼吸治疗。

释义

■ 可服用利鲁唑等，目前依达拉奉也获得了临床有效证据，但主要针对早期（病程小于 2 年）患者。有疼痛者可服用加巴喷丁或者普瑞巴林。利鲁唑（riluzole）用法为 50mg，每日 2 次口服。常见不良反应为疲乏和恶心，个别患者可出现丙氨酸氨基转移酶升高，需注意监测肝功能。

■ 呼吸支持：①建议定期检查肺功能。②注意患者呼吸肌无力的早期表现，尽早使用双水平气道正压通气（Bi-level positive airway pressure, BiPAP）。开始无创通气的指征包括：端坐呼吸，或用力吸气鼻内压（sniff nasal pressure, SNP）<40cmH_2O

（1cmH$_2$O = 0.098kPa），或最大吸气压力（maximal inspiratory pressure，MIP）< 60cmH$_2$O，或夜间血氧饱和度降低，或 FVC<70%。③当患者咳嗽无力时（咳嗽呼气气流峰值<270L/min），应使用吸痰器或人工辅助咳嗽，排除呼吸道分泌物。④当肌萎缩侧索硬化病情进展，无创通气不能维持血氧饱和度>90%，二氧化碳分压< 50mmHg（1mmHg=0.133kPa）或分泌物过多无法排出时，可以选择有创呼吸机辅助呼吸。在采用有创呼吸机辅助呼吸后，通常难以脱机。

■ 营养管理：①在能够正常进食时，应采用均衡饮食，吞咽困难时宜采用高蛋白、高热量饮食以保证营养摄入。②对于咀嚼和吞咽困难的患者应改变食谱，进食软食、半流食，少食多餐。对于肢体或颈部无力者，可调整进食姿势和用具。③当患者吞咽明显困难、体重下降、脱水或存在呛咳误吸风险时，应尽早行经皮内镜胃造瘘术（percutaneous endoscopic gastrostomy，PEG），可以保证营养摄取，稳定体重，延长生存期。建议 PEG 应在用力肺活量（forced vital capacity，FVC）降至预计值50% 以前尽早进行，否则需要评估麻醉风险、呼吸机支持下进行。对于拒绝或无法行 PEG 者，可采用鼻胃管进食。

（四）标准住院日为 14 ~21 天

（五）进入路径标准

1. 第一诊断必须符合 ICD-10：G12.2 肌萎缩侧索硬化编码。

2. 具有其他疾病，但住院期间不需要特殊处理也不影响本临床路径流程实施患者。

（六）住院期间检查项目

1. 必需的检查项目：

（1）血常规、尿常规、便常规。

（2）肝肾功能、电解质、血糖、血脂、血清肌酶、感染性疾病筛查（乙型肝炎、艾滋病、梅毒等）。

（3）心电图、肌电图（常规、节段运动神经传导速度测定）、头、颈椎或腰椎 MRI。

（4）腰椎穿刺脑脊液检查：常规、生化。

（5）X 线胸片或胸部 CT。

（6）肿瘤相关筛查：肿瘤抗原及标志物。

（7）免疫及代谢指标筛查：免疫五项、风湿三项、ANA、ENA、dsDNA、RF、维生素 B$_{12}$、叶酸、免疫球蛋白、补体、红细胞沉降率、抗链球菌溶血素 O、甲状腺功能。

2. 选择检查项目：

（1）如果肿瘤标志物升高，可选择行相应部位的 B 超、CT、MRI 检查，消化道钡餐或内镜。

（2）重金属中毒指标。

（3）胸椎 MRI。

（4）肌电图：重复神经电刺激。

（5）骨髓穿刺。

> 释义
>
> ■ 与肌萎缩侧索硬化鉴别的常见疾病包括：颈椎病，腰椎病，多灶性运动神经病，平山病，脊髓性肌萎缩，肯尼迪病，遗传性痉挛性截瘫，副肿瘤综合征，肝性脊髓病，成人多聚糖体病等。

（七）出院标准

临床诊断明确，没有需要住院治疗的并发症。

（八）变异及原因分析

1. 合并恶性肿瘤，或伴有严重并发症患者，转入相应临床路径诊治。
2. 发生呼吸肌麻痹需机械通气治疗，由此延长住院时间，增加住院费用患者转入相应临床路径。

四、肌萎缩侧索硬化综合征给药方案

【用药选择】

利鲁唑：口服，每次 50mg，每天 2 次，尽量早期诊断，早期应用，服用 18 个月，可能延缓病程，延长延髓麻痹患者的生存期，但对患者的肌力和生活质量没有显著改善。

依达拉奉：1 次 60mg，每日 1 次，加入 100ml 生理盐水中稀释，60 分钟内静脉滴注，1 个疗程为 14 天，可每月一疗程，连续数月，可能延缓病程，延长生存期。

【药学提示】

利鲁唑：具有抑制神经元突触兴奋性神经递质谷氨酸释放的作用，常见不良反应为疲乏和恶心，个别患者可出现丙氨酸氨基转移酶升高，需注意监测肝功能。

依达拉奉：自由基清除剂，主要不良反应有肝功能异常、皮疹，少数有肾功能异常、血小板减少和过敏。

【注意事项】

药物治疗需要定期监测肝肾功能。

五、推荐表单

（一）医师表单

肌萎缩侧索硬化临床路径医师表单

适用对象：第一诊断为肌萎缩侧索硬化（ICD-10：G12.2）

患者姓名：		性别：　　年龄：　　门诊号：	住院号：
住院日期：　　年　月　日		出院日期：　　年　月　日	标准住院日：14~21 天

时间	住院第 1 天	住院第 2 天	住院第 3 天
主要诊疗工作	□ 询问病史及体格检查 □ 评估患者的吞咽和呼吸功能 □ 完善辅助检查 □ 做出初步诊断 □ 初步确定治疗方案（有无呼吸肌麻痹） □ 完成首次病程记录和病历资料	□ 上级医师查房 □ 肌力检查 □ 实施检查项目并评估检查结果 □ 根据患者病情制订治疗方案 □ 向患者及其家属告知病情、检查结果及治疗方案	□ 主任医师查房 □ 肌力检查
重点医嘱	**长期医嘱：** □ 神经科护理常规 □ 根据病情一~二级护理 □ 药物 **临时医嘱：** □ 血常规、尿常规、便常规 □ 肝肾功能、电解质、血糖、血脂、红细胞沉降率、甲状腺功能、免疫五项+风湿三项、感染性疾病筛查 □ 心电图、X 线胸片或胸部 CT、头部、颈椎或腰椎 MRI □ 预约肌电图 □ 呼吸肌受累者，必要时给予机械通气	**长期医嘱：** □ 神经科护理常规 □ 一~二级护理 □ 药物 **临时医嘱（必要时）：** □ 腰椎穿刺 □ 肿瘤相关筛查，免疫及代谢指标筛查 □ 呼吸肌受累者，必要时给予机械通气	**长期医嘱：** □ 神经科护理常规 □ 一~二级护理 □ 药物 **临时医嘱：** □ 呼吸肌受累者，必要时给予机械通气 □ 根据肿瘤筛查结果，选择可选择行相应部位的 B 超、CT、MRI 检查，消化道钡餐或内镜 □ 根据前面筛查结果，选择安排骨髓穿刺
病情变异记录	□ 无　□ 有，原因： 1. 2.	□ 无　□ 有，原因： 1. 2.	□ 无　□ 有，原因： 1. 2.
医师签名			

时间	住院第 4~6 天	住院第 7~13 天	住院第 14~21 天（出院日）
主要诊疗工作	□ 上级医师查房 □ 肌力检查 □ 观察治疗后有病情有无变化	□ 通知患者及其家属明天出院 □ 向患者交代出院后注意事项，预约复诊日期 □ 如果患者不能出院，在病程记录中说明原因和继续治疗的方案	□ 向患者交代出院注意事项 □ 通知出院 □ 开出院诊断书 □ 完成出院记录 □ 告知出院后注意事项及治疗方案
重点医嘱	长期医嘱： □ 神经科护理常规 □ 一~二级护理 □ 药物 临时医嘱： □ 根据情况，可选择重复神经电刺激 □ 根据情况，可选择胸椎 MRI □ 根据情况，可选择重金属检测	长期医嘱： □ 神经科护理常规 □ 一~二级护理 □ 药物 临时医嘱： □ 复查异常实验室检查指标 □ 辅助药物治疗 □ 通知患者明日出院	出院医嘱： □ 出院带药 □ 门诊随诊
病情变异记录	□ 无 □ 有，原因： 1. 2.	□ 无 □ 有，原因： 1. 2.	□ 无 □ 有，原因： 1. 2.
医师签名			

（二）护士表单

肌萎缩侧索硬化临床路径护士表单

适用对象：第一诊断为肌萎缩侧索硬化（ICD-10：G12.2）

患者姓名：		性别：　　年龄：　　门诊号：	住院号：
住院日期：　　年　月　日		出院日期：　　年　月　日	标准住院日：14～21天

时间	住院第1天	住院第2天	住院第3天
健康宣教	□ 入院宣教 　介绍主管医师、护士 　介绍环境、设施 　介绍住院注意事项 　介绍探视和陪伴制度 　介绍贵重物品制度	□ 药物宣教 □ 各种检查的宣教 □ 吞咽、呼吸障碍的管理宣教	□ 危险因素宣教 　告知饮食 　给予患者及家属心理支持 　再次明确探视陪伴须知
护理处置	□ 核对患者，佩戴腕带 □ 建立入院护理病历 □ 协助患者留取各种标本 □ 测量体重	□ 协助患者留取各种标本 □ 各种检查前准备	□ 协助患者留取各种标本
基础护理	□ 一级护理 　晨、晚间护理 　患者安全管理 　呼吸肌受累者，机械通气管理	□ 一级护理 　晨、晚间护理 　患者安全管理 　呼吸肌受累者，机械通气管理	□ 二级护理 　晨、晚间护理 　患者安全管理 　呼吸肌受累者，机械通气管理
专科护理	□ 护理查体 □ 遵医嘱予药物治疗 □ 肢体、吞咽功能评价 □ 生命体征的观察 □ 营养状态、压疮评估 □ 需要时，请家属陪伴 □ 确定饮食种类 □ 心理护理	□ 遵医嘱予药物治疗 □ 病情观察 　肢体、吞咽功能评价 　生命体征的观察 □ 压疮评估 □ 遵医嘱完成相关检查 □ 心理护理	□ 遵医嘱予药物治疗 □ 病情观察 　肢体、吞咽功能评价 　生命体征的观察 □ 压疮评估 □ 遵医嘱完成相关检查 □ 心理护理
重点医嘱	□ 详见医嘱执行单	□ 详见医嘱执行单	□ 详见医嘱执行单
病情变异记录	□ 无　□ 有，原因： 1. 2.	□ 无　□ 有，原因： 1. 2.	□ 无　□ 有，原因： 1. 2.
护士签名			

时间	住院第 4~13 天	住院第 14~21 天 （出院日）
健康宣教	□ 药物作用及频率 　饮食、活动指导	□ 出院宣教 　复查时间 　服药方法 　活动休息 　指导饮食 　指导办理出院手续
护理处置	□ 遵医嘱完成相关检查	□ 办理出院手续 　书写出院小结
基础护理	□ 二级护理 □ 晨、晚间护理 □ 患者安全管理 □ 呼吸肌受累者，机械通气管理	□ 三级护理 　晨、晚间护理 　协助或指导进食、进水 　协助或指导活动 　患者安全管理
专科护理	□ 遵医嘱予药物治疗 □ 病情观察 □ 心理护理	□ 病情观察 □ 出院指导 □ 心理护理
重点医嘱	□ 详见医嘱执行单	□ 详见医嘱执行单
病情变异记录	□ 无　□ 有，原因： 1. 2.	□ 无　□ 有，原因： 1. 2.
护士签名		

（三）患者表单

肌萎缩侧索硬化临床路径患者表单

适用对象：第一诊断为肌萎缩侧索硬化（ICD-10：G12.2）

患者姓名：		性别：　　年龄：　　门诊号：	住院号：
住院日期：　　　年　月　日		出院日期：　　　年　月　日	标准住院日：14～21 天

时间	住院第 1 天	住院第 2～13 天	住院 14～21 天
医患配合	□ 配合询问病史、收集资料，请务必详细告知既往史、用药史、过敏史 □ 配合进行体格检查 □ 有任何不适请告知医师	□ 配合完善相关检查、实验室检查，如采血、留尿、心电图、X 线胸片、超声、磁共振和肌电图等 □ 接受药物治疗 □ 医师与患者及家属介绍病情	□ 接受出院前指导 □ 知道复查程序 □ 获取出院诊断书
护患配合	□ 配合测量体温、脉搏、呼吸 3 次，血压 1 次 □ 配合完成入院护理评估（简单询问病史、过敏史、用药史） □ 接受入院宣教（环境介绍、病室规定、订餐制度、贵重物品保管等） □ 接受输液、服药等治疗 □ 呼吸肌受累及者，接受机械通气 □ 配合执行探视和陪伴制度 □ 有任何不适请告知护士	□ 配合测量体温、脉搏、呼吸 3 次 □ 接受各种检查宣教 □ 接受饮食宣教 □ 接受药物宣教 □ 接受输液、服药等治疗 □ 呼吸肌受累及者，接受机械通气 □ 配合执行探视及陪伴制度	□ 接受出院宣教 □ 办理出院手续 □ 获取出院带药 □ 知道服药方法、作用、注意事项 □ 知道复印病历程序
饮食	□ 遵医嘱饮食	□ 遵医嘱饮食	□ 遵医嘱饮食
排泄	□ 正常排尿便	□ 正常排尿便	□ 正常排尿便
活动	□ 正常活动	□ 正常活动	□ 正常活动

附：原表单（2016 年版）

肌萎缩侧索硬化临床路径表单

适用对象：第一诊断为肌萎缩侧索硬化（ICD-10：G12.2）

患者姓名：	性别： 年龄： 门诊号：	住院号：
住院日期： 年 月 日	出院日期： 年 月 日	标准住院日：14～21 天

时间	住院第 1 天	住院第 2 天	住院第 3 天
主要诊疗工作	□ 询问病史及体格检查 □ 评估患者的吞咽和呼吸功能 □ 完善辅助检查 □ 做出初步诊断 □ 初步确定治疗方案（有无呼吸肌麻痹） □ 完成首次病程记录和病历资料	□ 上级医师查房 □ 肌力检查 □ 实施检查项目并评估检查结果 □ 根据患者病情制订治疗方案 □ 向患者及其家属告知病情、检查结果及治疗方案	□ 主任医师查房 □ 肌力检查
重点医嘱	长期医嘱： □ 神经科护理常规 □ 根据病情一～二级护理 □ 药物 临时医嘱： □ 血常规、尿常规、便常规 □ 肝肾功能、电解质、血糖、血脂、红细胞沉降率、甲状腺功能、免疫五项+风湿三项、感染性疾病筛查 □ 心电图、X 线胸片或胸部 CT、头部、颈椎或腰椎 MRI □ 预约肌电图 □ 呼吸肌受累者，必要时给予机械通气	长期医嘱： □ 神经科护理常规 □ 一～二级护理 □ 药物 临时医嘱（必要时）： □ 腰椎穿刺 □ 肿瘤相关筛查，免疫及代谢指标筛查 □ 呼吸肌受累者，必要时给予机械通气	长期医嘱： □ 神经科护理常规 □ 一～二级护理 □ 药物 临时医嘱： □ 呼吸肌受累者，必要时给予机械通气 □ 根据肿瘤筛查结果，选择可选择行相应部位的 B 超、CT、MRI 检查，消化道钡餐或内镜 □ 根据前面筛查结果，选择安排骨髓穿刺
主要护理工作	□ 观察患者一般状况 □ 营养状况 □ 肢体、吞咽功能评价 □ 患者宣教	□ 观察患者病情变化 □ 严格执行医嘱 □ 肢体、吞咽功能评价 □ 患者宣教	□ 观察患者病情变化 □ 严格执行医嘱 □ 肢体、吞咽功能评价 □ 患者宣教
病情变异记录	□ 无 □ 有，原因： 1. 2.	□ 无 □ 有，原因： 1. 2.	□ 无 □ 有，原因： 1. 2.
护士签名			
医师签名			

时间	住院第 4~6 天	住院第 7~13 天	住院第 14~21 天（出院日）
主要诊疗工作	□ 上级医师查房 □ 肌力检查 □ 观察治疗后有病情有无变化	□ 通知患者及其家属明天出院 □ 向患者交代出院后注意事项，预约复诊日期 □ 如果患者不能出院，在病程记录中说明原因和继续治疗的方案	□ 向患者交代出院注意事项 □ 通知出院 □ 开出院诊断书 □ 完成出院记录 □ 告知出院后注意事项及治疗方案
重点医嘱	长期医嘱： □ 神经科护理常规 □ 一~二级护理 □ 药物 临时医嘱： □ 根据情况，可选择重复神经电刺激 □ 根据情况，可选择胸椎 MRI □ 根据情况，可选择重金属检测	长期医嘱： □ 神经科护理常规 □ 一~二级护理 □ 药物 临时医嘱： □ 复查异常实验室检查指标 □ 辅助药物治疗 □ 通知患者明日出院	出院医嘱： □ 出院带药 □ 门诊随诊
主要护理工作	□ 观察患者病情变化 □ 严格执行医嘱 □ 肢体、吞咽功能评价 □ 患者宣教	□ 观察患者病情变化 □ 严格执行医嘱 □ 肢体、吞咽功能评价 □ 患者宣教	□ 出院带药服用指导 □ 特殊护理指导 □ 告知复诊时间和地点 □ 交代常见的药物不良反应，嘱其定期门诊复诊
病情变异记录	□ 无　□ 有，原因： 1. 2.	□ 无　□ 有，原因： 1. 2.	□ 无　□ 有，原因： 1. 2.
护士签名			
医师签名			

第十五章

病毒性脑炎临床路径释义

病毒性脑炎是病毒侵犯中枢神经系统的脑实质、被膜等引起的急性或慢性炎症性疾病，是常见的中枢神经系统感染性疾病，其中以单纯疱疹病毒性脑炎最常见，此外还包括其他疱疹病毒脑炎、肠道病毒脑炎、虫媒病毒脑炎、麻疹病毒脑炎、腮腺炎病毒性脑炎、风疹性脑炎、狂犬病毒脑炎、区域性脑炎、急性 HIV 相关脑炎和朊病毒病等。病毒进入中枢神经系统后既可以引起急性脑炎和（或）脑膜炎综合征，又可在体内形成潜伏状态，造成复发性炎症，还可以在脑组织中形成持续感染状态，造成亚急性或慢性炎症。

2008 年美国感染性疾病协会 IDSA 关于脑炎诊治指南中对脑炎的定义是：脑炎是脑部的炎症过程，并伴神经功能失调的临床证据。2010 年欧洲神经病学联盟 EFNS 关于脑炎诊治指南已将感染后（主要为病毒感染）/免疫后脑脊髓炎（ADEM）归纳为脑炎范畴。2012 年英国神经病学家和感染性疾病协会更是将非副肿瘤性抗体相关性脑炎，如部分抗 NMDA 脑炎也归于脑炎范畴。

一、病毒性脑炎编码

病毒性脑炎（ICD-10：A86/G05.1）

二、临床路径检索方法

A86/G05.1（病毒性脑炎）

三、病毒性脑炎临床路径标准住院流程

（一）适用对象

第一诊断为病毒性脑炎（ICD-10：A86/G05.1）。

> 【释义】
> ■ 本路径适用于单纯疱疹病毒性脑炎、水痘-带状疱疹病毒性脑炎，但不适用或不完全适用于临床上其他常见的病毒性脑炎，如肠道病毒脑炎、流行性乙型脑炎等，也不适用于病毒性脑膜炎。

（二）诊断依据

根据《临床诊疗指南·神经病学分册》（中华医学会编著，人民卫生出版社，2007）。
1. 急性或亚急性起病，多在病前 1~3 周有病毒感染史。
2. 主要表现为发热、头痛、癫痫发作、精神改变、意识障碍和（或）神经系统定位体征等脑实质受损征象。
3. 脑电图（EEG）显示局灶性或弥散性异常。
4. 头颅 CT/MRI 检查可显示脑水肿、局灶性或弥漫性病变。
5. 腰椎穿刺检查脑脊液压力正常或升高，白细胞和蛋白质正常或轻度增高，糖和氯化物正常；无细菌、结核菌和真菌感染依据。

释义

　　■ 单纯疱疹病毒性脑炎（HSE），致病病毒包括 HSV-1 和 HSV-2。HSV-1 型病毒感染占 90%，HSV-2 型病毒感染仅占 10%，且主要发生于新生儿。诊断评估包括详细的流行病学、临床线索和实验室结果。追问流行病学特征有助于除外其他病毒引起的脑炎。患者有口唇/生殖道疱疹史，或本次有皮肤、黏膜疱疹。EEG 表现为以颞、额区为主的弥漫性慢波，可有局灶性周期性尖波。影像学首选 MRI 检查，除非没有检查条件或有禁忌证。HSE 的影像学最具特征性，表现为累及单侧或双侧颞叶的异常信号，部分可向额叶或枕叶发展，病变边缘有时可见线样或脑回样增强。腰椎穿刺初压正常或增高，脑脊液和血清检查有时在病原学方面可有特异性发现。如合并出血坏死，则脑脊液可因红细胞而黄变。5%~15% 病例早期脑脊液检查可完全正常。

　　■ 水痘脑炎和带状疱疹病毒性脑炎的致病病毒是带状疱疹病毒。前者常见于儿童，后者常见于老年人。水痘通过接触感染，主要表现为出疹和发热不适等。带状疱疹的特征是一侧皮节区水疱样疹伴疼痛。带状疱疹病毒性脑炎在免疫力健全患者中主要表现为局灶性神经系统体征，如失明、偏瘫等；在免疫功能缺陷个体中还合并发热、头痛、癫痫发作、精神改变等。EEG 的表现为弥漫性慢波，无局灶性异常。

（三）治疗方案的选择

根据《临床诊疗指南·神经病学分册》（中华医学会编著，人民卫生出版社，2007）。

1. 一般治疗。
2. 抗病毒治疗。
3. 糖皮质激素治疗。
4. 抗癫痫治疗。
5. 对症支持治疗。

释义

　　■ 因特异性抗 HSV 药物的应用，多数病毒性脑炎患者可在疾病早期得到有效治疗。2008 年美国 IDSA 指南中指出，对所有怀疑病毒性脑炎的患者均应首选阿昔洛韦，当怀疑合并细菌性感染时还需抗菌药物治疗。不同抗 HSV 药物因其治疗病毒性脑炎的疾病谱不同，相应的临床证据和推荐级别各不相同。阿昔洛韦治疗 HSE（A-I）有效，也因此成为 HSE 的诊断依据之一。阿昔洛韦也被推荐用于治疗带状疱疹病毒性脑炎（B-Ⅲ），更昔洛韦可作为备选（C-Ⅲ），可辅以糖皮质激素治疗（C-Ⅲ）。

　　■ 对症支持治疗：高热、惊厥、精神改变等可给予药物及物理降温、控制痫性发作、镇静治疗，必要时给予抗精神病药物治疗，要谨防抗精神病药物引起的恶性综合征。颅内压增高时给予脱水剂治疗。对于严重脑水肿、病情危重患者，在足量抗病毒治疗基础上，主张早期、大量、短程应用糖皮质激素，详见治疗方案与药物选择部分。全身支持疗法：保持水电解质平衡、营养支持；加强护理，保持呼吸道通畅，预防压疮及呼吸道感染；恢复期康复治疗等。

（四）标准住院日 14~28 天

> **释义**
> ■ 重症或并发症严重者 6~8 周，轻症者 3~4 周。
> ■ 轻症患者可仅表现头痛、发热、轻度脑膜刺激征或轻微神经功能缺失等。重症患者可发生各种程度意识障碍，甚至昏迷、脑疝等。存活病例遗留精神迟滞、失语、偏瘫及癫痫等神经系统后遗症。如果进入路径后出现了各种并发症或者并发疾病，则转出路径。

（五）进入临床路径标准

1. 第一诊断必须符合 ICD-10：A86/G05.1 病毒性脑炎疾病编码。
2. 具有其他疾病诊断，但住院期间不需要特殊处理也不影响第一诊断临床路径流程。

> **释义**
> ■ 病情进行性恶化，出现脑疝迹象患者不能进入路径，合并以下情况时不能进入此路径，如存在各种恶性肿瘤或严重心、肝、肾功能不全等。

（六）住院期间检查项目

1. 必需的检查项目：
（1）血常规、尿常规、便常规。
（2）肝肾功能、电解质、血糖、凝血功能、红细胞沉降率、血气分析、感染性疾病筛查（乙型肝炎、梅毒、艾滋病等）。
（3）心电图和 X 线胸片。
（4）脑电图。
（5）头颅 CT/MRI+增强。
（6）脑脊液常规、生化、细胞学检查。

> **释义**
> ■ 推荐对因病毒性脑炎入院患者结合医疗机构具体条件做以上检查项目，其中对于头颅 MRI 或者 CT 的选择，为了明确诊断，尽可能完善头颅 MRI+Flair+DWI+增强检查。影像学检查也可正常。
> ■ 如软脑膜癌病需行癌筛查及脑脊液细胞学检查。

2. 根据患者病情可选择的检查项目：
（1）病原学方面（血和脑脊液 TORCH，血和脑脊液 EB 病毒抗体+DNA、CMV-DNA 及相关病毒 DNA 检查，根据病程复查病毒抗体滴度）。
（2）自身免疫学检查［血和脑脊液自身免疫脑炎抗体，包括 NMDA 受体抗体、LGI1 抗体、Hu-Yo-Ri 等抗体等；血抗核抗体、可提取性核抗原（ENA），细胞亚群测定］。

（3）其他感染因素，如结核抗体、TB-SPOT、真菌涂片、寄生虫补体结合试验等。

（4）并发其他感染患者行分泌物或排泄物细菌/真菌培养及药敏试验。

（5）诊断有疑问者检测血液和尿液毒物。

（6）胸部 CT/腹部、泌尿系、妇科彩超、全腹增强 CT。

（7）肺部 CT。

> **释义**
>
> ■ 以 HSE 为例，可结合医疗机构具体条件行以下脑脊液病原学检查：①急性期及恢复期脑脊液 HSV-IgM、-IgG 特异性抗体检测，HSV-IgM 急性期阳性、HSV-IgG 特异性抗体滴度呈 4 倍以上增高有助于确诊。②PCR 检测脑脊液 HSV-DNA 可早期快速诊断。
>
> ■ 免疫性检查：行血和脑脊液自身免疫脑炎抗体及副肿瘤相关抗体等检查。如合并风湿性疾病可行自身抗体、淋巴细胞亚群等检查。
>
> ■ 并发其他感染：如寻找全身真菌、细菌感染可行尿、痰及血培养检查。结核分枝杆菌感染可行痰抗酸杆菌培养。

（七）治疗方案与药物选择

1. 一般治疗：监测生命体征，加强护理及营养支持。
2. 抗病毒治疗：可选用阿昔洛韦、更昔洛韦（指南没有推荐）等。
3. 糖皮质激素治疗：可选用甲基泼尼松龙、地塞米松、泼尼松等。
4. 抗癫痫治疗：可根据患者病情选用静脉/口服抗癫痫药物或麻醉药物治疗。
5. 对症支持治疗：呼吸循环支持、脱水降颅压、维持水电解质平衡等，控制体温，如合并其他感染，根据药敏试验结果可使用抗菌药物。
6. 合并症治疗：如器质性精神障碍、消化道出血、高血糖、营养支持、肢体静脉血栓等。

> **释义**
>
> ■ 合并全身细菌或真菌感染时可根据药敏试验结果采用合适的抗菌药物或抗真菌治疗。
>
> ■ 重症脑炎常合并多种并发症，如脑梗死、静脉窦血栓、抗利尿激素分泌异常综合征、呼吸道和泌尿系感染、消化道出血和 DIC 等。前两者仍以抗病毒治疗为主，其余内科并发症可参考相应内科疾病临床路径处理。

（八）出院标准

1. 病情平稳，神经功能缺损表现有所好转或基本恢复。
2. 无严重并发症。

> **释义**
>
> ■ 早期诊断和治疗是降低本病病死亡率的关键。即便早期给予足量抗病毒药物治疗，也有约 10% 患者可遗留不同程度神经功能缺损表现，在出院时或出院以后相当长的一段时间不能够恢复，即进入脑炎后遗症期。

（九）变异及原因分析

1. 患者病情加重，需呼吸机辅助呼吸，导致住院时间延长和住院费用增加。

2. 患者病情加重，表现为癫痫持续发作，导致住院时间延长和住院费用增加。

3. 患者病情加重，出现严重感染等并发症，导致住院时间延长和住院费用增加。

4. 既往其他系统疾病加重而需要治疗，或出现严重并发症，导致住院时间延长和住院费用增加。

5. 患者其他并发症控制不佳，如器质性精神障碍、畸胎瘤处理等。

> **释义**
>
> ■ 住院期间发生了违背路径要求的情况视为变异，需退出路径，同时分析发生变异的原因。
>
> ■ 如某些常规实验室检查异常需要反复监测；出现了并发症如严重肺炎、深静脉血栓、癫痫持续状态等；既往合并疾病住院期间加重等。因上述情况发生从而延长住院时间和增加住院费用，需要特殊说明并且退出路径。

四、病毒性脑炎临床路径给药方案

【用药选择】

1. 推荐对因疑诊病毒性脑炎的入院患者首选阿昔洛韦治疗常用剂量 30mg/（kg·d），分 3 次（q8h）静脉滴注，连用 14～21 天，依据病情可重复治疗一疗程。更昔洛韦主要用于阿昔洛韦治疗无效的 HSE 及巨细胞病毒感染，用量 10mg/（kg·d），分 3 次（q8h）静脉滴注，连用 14～21 天。不建议合用利巴韦林。

2. 重症病毒性脑炎患者推荐激素选用糖皮质激素，如地塞米松 10～15mg 静脉滴注，每日 1 次，10～14 天后改为口服泼尼松 30～50mg，每日 1 次，病情稳定后每 3 天减 5～10mg 直至停用。或甲泼尼龙 800～1000mg 冲击治疗，每日 1 次静脉滴注，连用 3～5 天后改为泼尼松口服，每日 60mg，以后同上所述逐渐减量。

> **释义**
>
> ■ 2008 年美国 IDSA 指南中仅对阿昔洛韦应用于亚急性硬化性全脑炎（SSPE）、尼帕病毒（Nipah virus）做了 C-Ⅲ级推荐，对西尼罗河病毒不推荐应用。
>
> ■ HSE 患者在充分权衡激素治疗利弊后，如利大于弊则应考虑尽早予以激素治疗。2010 年 EFNS 指南指出：在伴有颅高压和脑水肿的情况下，大剂量激素可能具有一定的治疗作用。指南不推荐脑炎患者常规应用激素，需待唯一的 RCT 研究结果才能得出可能有效的结论。该 RCT 研究目前尚未公布结果（参考文献4）。

【药学提示】

1. >80% 的阿昔洛韦在尿液中以原形排出，结晶尿可导致梗阻性肾病。肾功能不全患者应用阿昔洛韦时尤其要注意其肾毒性，如合并超重或肥胖则可能加速肾衰竭。肾功能不全的患者应用阿昔洛韦时剂量要降低，并注意加强水化治疗和监测肾功能。

2. 阿昔洛韦导致肝功能异常、骨髓抑制、中毒性脑病则是较罕见的情况。

【注意事项】

近年来，随着对脑脊液标本应用病毒 PCR 检测技术的推广，国外指南中对阿昔洛韦疗程有明确的规定。对疑诊病毒性脑炎患者，一般应用阿昔洛韦 14～21 天，而不需要等待 HSV-DNA 的检测结果。停药标准是疗程结束时复查脑脊液 HSV-DNA 阴性。

> **释义**
>
> ■ 一般在 HSV 脑炎患者起病第 2～10 天采集脑脊液，行 PCR 法检测 HSV-DNA。该方法的总的敏感性和特异性均 >95%，且不受已接受阿昔洛韦治疗的影响。
>
> ■ 多个国外指南中均提出治疗早期如发现患者 MRI 正常，脑脊液 PCR 示 HSV-DNA 阴性，则需在 3～7 天内复查 PCR。对 HSV-DNA 复查仍阴性的患者，如此时有明确的其他诊断，则需停用阿昔洛韦，给予相应的其他治疗。如仍无明确的其他诊断，则仍推荐继续应用阿昔洛韦至少 10 天。
>
> ■ 疗程结束时需复查脑脊液，如 HSV-DNA 仍阳性，则继续阿昔洛韦治疗并每周复查脑脊液 HSV-DNA，直至阴性。

五、推荐表单

(一) 医师表单

病毒性脑炎临床路径医师表单

适用对象：第一诊断为病毒性脑炎（ICD-10：A86/G05.1）

患者姓名：		性别：	年龄：	门诊号：	住院号：
住院日期：	年 月 日	出院日期：	年 月 日		标准住院日：14～28 天

时间	住院第 1 天 （急诊室到病房）	住院第 2 天	住院第 3 天
主要诊疗工作	□ 询问病史与体格检查 □ 完善病历 □ 医患沟通，交代病情 □ 监测并管理体温（必要时物理/药物控制体温） □ 气道管理：防止误吸，必要时经鼻插管及机械通气 □ 防治继发感染、应激性溃疡等并发症 □ 合理使用抗病毒药物 □ 合理使用抗癫痫药物 □ 合理使用脱水药物 □ 记录会诊意见	□ 上级医师查房，书写上级医师查房记录 □ 评价神经功能状态 □ 评估辅助检查结果 □ 继续防治并发症 □ 必要时多科会诊 □ 开始康复治疗 □ 记录会诊意见	□ 上级医师查房，书写上级医师查房记录 □ 评价神经功能状态 □ 继续防治并发症 □ 必要时会诊 □ 康复治疗
重点医嘱	**长期医嘱：** □ 神经内科疾病护理常规 □ 一级护理 □ 普通饮食（必要时放置胃管，予鼻饲） □ 监测生命体征 □ 抗病毒药物 □ 抗癫痫药物 □ 脱水药物 □ 基础疾病用药 □ 依据病情下达 **临时医嘱：** □ 血常规、尿常规、便常规 □ 肝肾功能、电解质、血糖、凝血功能、免疫功能、输血前全套、红细胞沉降率、血气分析、感染性疾病筛查 □ 心电图、X 线胸片/肺部 CT、腹部、泌尿系、妇科彩超/增强 CT □ 预约脑电图 □ 预约头颅 CT/MRI+增强 □ 安排诊断性腰椎穿刺，脑脊液常规、生化、细胞学等检查 □ 根据病情选择：原学方面（血和脑脊液 TORCH，血和脑脊液 EB 病毒抗体+DNA、CMV-DNA）自身免疫学检查（血和脑脊液 NMDA 受体抗体、Hu-Yo-Ri 抗体；血 ANA18 项、ENA）；并发其他感染患者行分泌物或排泄物细菌/真菌、结核杆菌、培养及药敏试验；脑脊液病理学、诊断有疑问者检测血液和尿液毒物 □ 根据病情下达病危通知 □ 感染科会诊	**长期医嘱：** □ 神经内科疾病护理常规 □ 一级护理 □ 普通饮食（必要时放置胃管，予鼻饲） □ 监测生命体征 □ 抗病毒药物 □ 抗癫痫药物 □ 脱水药物 □ 基础疾病用药 □ 依据病情下达 **临时医嘱：** □ 复查异常实验室检查 □ 依据病情需要下达	**长期医嘱：** □ 神经内科疾病护理常规 □ 一级护理 □ 普通饮食（必要时放置胃管，予鼻饲） □ 监测生命体征 □ 抗病毒药物 □ 抗癫痫药物 □ 脱水药物 □ 基础疾病用药 □ 依据病情下达 **临时医嘱：** □ 异常实验室检查复查 □ 依据病情需要下达

时间	住院第 1 天 （急诊室到病房）	住院第 2 天	住院第 3 天
病情 变异 记录	□无　□有，原因： 1. 2.	□无　□有，原因： 1. 2.	□无　□有，原因： 1. 2.
医师 签名			

时间	第 4～7 天	第 8～13 天	第 14～21/28 天 （出院日）
主要诊疗工作	□ 各级医师查房 □ 评估辅助检查结果 □ 评价神经功能状态 □ 继续防治并发症 □ 必要时相关科室会诊 □ 康复治疗	□ 各级医师查房 □ 评估辅助检查结果 □ 评价神经功能状态 □ 继续防治并发症 □ 必要时相关科室会诊 □ 康复治疗	□ 通知患者及其家属出院准备 □ 向患者交代出院后注意事项，预约复诊日期 □ 如果患者不能出院，在病程记录中说明原因和继续治疗的方案
重点医嘱	长期医嘱： □ 神经内科疾病护理常规 □ 一～二级护理 □ 普通饮食（必要时放置胃管，予鼻饲） □ 抗病毒药物 □ 抗癫痫药物 □ 脱水药物 □ 基础疾病用药 □ 依据病情下达 临时医嘱： □ 异常检查复查 □ 复查血常规、肾功能、血糖、电解质 □ 必要时复查 EEG、头 CT/MR □ 依据病情需要下达	长期医嘱： □ 神经内科疾病护理常规 □ 一～二级护理 □ 普通饮食（必要时放置胃管，予鼻饲） □ 抗病毒药物 □ 抗癫痫药物 □ 脱水药物逐渐减量 □ 基础疾病用药 □ 依据病情下达 临时医嘱： □ 异常检查复查 □ 复查腰椎穿刺，脑脊液常规、生化、细胞学 □ 必要时复查 EEG、头 CT/MR □ 依据病情需要下达	出院医嘱： □ 通知出院 □ 依据病情给予出院带药及建议 □ 出院带药
病情变异记录	□ 无　□ 有，原因： 1. 2.	□ 无　□ 有，原因： 1. 2.	□ 无　□ 有，原因： 1. 2.
医师签名			

（二）护士表单

病毒性脑炎临床路径护士表单

适用对象：第一诊断为病毒性脑炎（ICD-10：A86/G05.1＊）

患者姓名：		性别： 年龄： 门诊号：	住院号：
住院日期： 年 月 日		出院日期： 年 月 日	标准住院日：14～56 天

时间	住院第 1 天	住院第 2 天	住院第 3 天
健康宣教	□ 介绍主管医师、护士 □ 介绍医院内相关制度 □ 介绍环境、设施 □ 介绍住院注意事项 □ 介绍安全知识	□ 介绍特殊检查的目的、注意事项 □ 介绍用药的药理作用及注意事项 □ 介绍疾病知识及护理注意事项 □ 强调安全知识 □ 预防并发症	□ 预防并发症 □ 健康宣教
护理处置	□ 核对患者，佩戴腕带 □ 建立入院护理病历 □ 卫生处置：剃须、剪指（趾）甲、洗澡，更换病号服 □ 合理安排床位、卧位 □ 了解患者基础疾病，遵医嘱予以对应处理 □ 根据病情测量生命体征	□ 遵医嘱完成治疗及用药 □ 根据病情测量生命体征 □ 卫生处置：剃须、剪指（趾）甲，保证六洁到位 □ 协助生活护理 □ 协助完善相关检查，做好解释说明	□ 遵医嘱完成治疗及用药 □ 根据病情测量生命体征 □ 卫生处置：剃须、剪指（趾）甲，保证六洁到位 □ 协助生活护理
基础护理	□ 一～二级护理 □ 晨、晚间护理 □ 协助生活护理 □ 指导患者采取正确体位 □ 六洁到位 □ 安全管理	□ 一～二级护理 □ 晨、晚间护理 □ 协助生活护理 □ 指导患者采取正确体位 □ 安全管理	□ 一～二级护理 □ 晨、晚间护理 □ 协助生活护理 □ 指导患者采取正确体位 □ 安全管理
专科护理	□ 护理查体 □ 病情观察：意识、精神状态、瞳孔、生命体征、肢体活动 □ 跌倒、压疮评估 □ 心理护理 □ 评价意识水平、精神状态，必要时放置胃管、尿管	□ 护理查体 □ 病情观察：意识、精神状态、瞳孔、生命体征、肢体活动 □ 管路（胃管、尿管）护理 □ 做好癫痫防御措施（床档保护套、准备通气措施，抬高头位30°）及发作期护理	□ 护理查体 □ 病情观察：意识、精神状态、瞳孔、生命体征、肢体活动 □ 指导康复锻炼 □ 管路（胃管、尿管）护理 □ 做好癫痫防御措施
重点医嘱	□ 详见医嘱执行单	□ 详见医嘱执行单	□ 详见医嘱执行单
病情变异记录	□ 无 □ 有，原因： 1. 2.	□ 无 □ 有，原因： 1. 2.	□ 无 □ 有，原因： 1. 2.
签名执行时间			

时间	住院第 4～6 天	住院第 7～13 天	住院第 14～56 天（出院日）
健康宣教	□ 评价以前宣教效果	□ 评价以前宣教效果	□ 指导办理出院手续 □ 出院用药指导 □ 活动与休息指导 □ 饮食指导 □ 出现不适症状及时就诊 □ 遵医嘱定期复诊
护理处置	□ 遵医嘱完成治疗及用药 □ 根据病情测量生命体征 □ 卫生处置：剃须、剪指（趾）甲，保证六洁到位 □ 协助生活护理	□ 遵医嘱完成治疗及用药 □ 根据病情测量生命体征 □ 卫生处置：剃须、剪指（趾）甲，保证六洁到位 □ 协助生活护理	□ 办理出院手续 □ 书写出院小结
基础护理	□ 二级护理 □ 晨、晚间护理 □ 协助生活护理 □ 安全管理	□ 二级护理 □ 晨、晚间护理 □ 协助生活护理 □ 安全管理	□ 二级护理 □ 晨、晚间护理 □ 协助生活护理 □ 安全管理
专科护理	□ 护理查体 □ 病情观察 □ 指导康复锻炼 □ 心理护理 □ 评估胃管、尿管拔出条件 □ 做好癫痫防御措施	□ 护理查体 □ 病情观察：意识、精神状态、瞳孔、生命体征、肢体活动 □ 指导康复锻炼 □ 心理护理 □ 评估胃管、尿管拔出条件 □ 做好癫痫防御措施	□ 护理查体 □ 病情观察：意识、精神状态、瞳孔、生命体征、肢体活动 □ 指导康复锻炼 □ 心理护理 □ 做好癫痫防御措施
重点医嘱	□ 详见医嘱执行单	□ 详见医嘱执行单	□ 详见医嘱执行单
病情变异记录	□ 无　□ 有，原因： 1. 2.	□ 无　□ 有，原因： 1. 2.	□ 无　□ 有，原因： 1. 2.
签名执行时间			

（三）患者表单

病毒性脑炎临床路径患者表单

适用对象：第一诊断为病毒性脑炎（ICD-10：A86/G05.1*）

患者姓名：	性别： 年龄： 门诊号：	住院号：
住院日期： 年 月 日	出院日期： 年 月 日	标准住院日：14~56 天

时间	入院	住院	出院
医患配合	□ 询问病史，体格检查 □ 查看既往辅助检查：头颅 CT 或 MRI □ 交代病情 □ 开实验室检查单及相关检查单	□ 上级医师查房 □ 介绍病情、治疗方案 □ 介绍用药作用、不良反应 □ 必要时相应科室会诊 □ 评价神经功能状态	□ 交代出院后注意事项，预约复诊日期 □ 介绍出院后注意事项，出院后治疗及家庭保健 □ 介绍出院后用药注意事项 □ 办理出院手续，出院
护患配合	□ 配合测量体温、脉搏、呼吸、血压、体重，查体 □ 配合完成入院护理评估 □ 接受入院宣教 □ 接受卫生处置：剃须、剪指（趾）甲、洗澡，更换病号服 □ 如有不适请告知护士	□ 配合完成治疗及用药 □ 配合测量体温、脉搏、呼吸、血压，查体，每日询问大便 □ 接受卫生处置：剃须、剪指（趾）甲，保证六洁到位 □ 配合遵守医院制度 □ 遵医嘱采取正确卧位 □ 如有不适请告知护士 □ 接受进食、进水、排便等生活护理 □ 家属记录癫痫发作时间、发作过程	□ 办理出院手续 □ 出院用药指导 □ 活动与休息指导 □ 饮食指导 □ 出现不适症状及时就诊 □ 遵医嘱定期复诊
饮食	□ 遵医嘱 □ 低盐低脂 □ 糖尿病	□ 遵医嘱 □ 低盐低脂 □ 糖尿病	□ 遵医嘱 □ 低盐低脂 □ 糖尿病
排泄	□ 必要时计尿量 □ 告知大便次数	□ 必要时计尿量 □ 告知大便次数	□ 正常大小便 □ 避免便秘
活动	□ 卧床休息 □ 遵医嘱	□ 卧床休息 □ 遵医嘱	□ 正常适度活动，避免疲劳

附：原表单 (2016 年版)

病毒性脑炎临床路径表单

适用对象：第一诊断为病毒性脑炎 (ICD-10：A86/G05.1)

患者姓名：	性别： 年龄： 门诊号：	住院号：
住院日期： 年 月 日	出院日期： 年 月 日	标准住院日：14~28 天

时间	住院第 1 天 （急诊室到病房）	住院第 2 天	住院第 3 天
主要诊疗工作	□ 询问病史与体格检查 □ 完善病历 □ 医患沟通，交待病情 □ 监测并管理体温（必要时物理/药物控制体温） □ 气道管理：防治误吸，必要时经鼻插管及机械通气 □ 防治继发感染、应激性溃疡等并发症 □ 合理使用抗病毒药物 □ 合理使用抗癫痫药物 □ 合理使用脱水药物 □ 记录会诊意见	□ 上级医师查房，书写上级医师查房记录 □ 评价神经功能状态 □ 评估辅助检查结果 □ 继续防治并发症 □ 必要时多科会诊 □ 开始康复治疗 □ 记录会诊意见	□ 上级医师查房，书写上级医师查房记录 □ 评价神经功能状态 □ 继续防治并发症 □ 必要时会诊 □ 康复治疗
重点医嘱	长期医嘱： □ 神经内科疾病护理常规 □ 一级护理 □ 普食（必要时放置胃管，予鼻饲） □ 监测生命体征 □ 抗病毒药物 □ 抗癫痫药物 □ 脱水药物 □ 基础疾病用药 □ 依据病情下达 临时医嘱： □ 血常规、尿常规、大便常规 □ 肝肾功能、电解质、血糖、凝血功能、免疫功能、输血前全套、血沉、血气分析、感染性疾病筛查 □ 心电图、胸片/肺部 CT、腹部、泌尿系、妇科彩超/增强 CT □ 预约脑电图 □ 预约头颅 CT/MRI+增强 □ 安排诊断性腰穿，脑脊液常规、生化、细胞学等检查。 □ 根据病情选择：原学方面（血和脑脊液 TORCH，血和脑脊液 EB 病毒抗体+DNA、CMV-DNA）自身免疫学检查（血和脑脊液 NMDA 受体抗体、Hu-Yo-Ri 抗体；血 ANA18 项、ENA）；并发其他感染患者行分泌物或排泄物细菌/真菌、结核杆菌、培养及药敏试验；脑脊液病理学、诊断有疑问者检测血液和尿液毒物 □ 根据病情下达病危通知 □ 感染科会诊	长期医嘱： □ 神经内科疾病护理常规 □ 一级护理 □ 普食（必要时放置胃管，予鼻饲） □ 监测生命体征 □ 抗病毒药物 □ 抗癫痫药物 □ 脱水药物 □ 基础疾病用药 □ 依据病情下达 临时医嘱： □ 复查异常化验 □ 依据病情需要下达	长期医嘱： □ 神经内科疾病护理常规 □ 一级护理 □ 普食（必要时放置胃管，予鼻饲） □ 监测生命体征 □ 抗病毒药物 □ 抗癫痫药物 □ 脱水药物 □ 基础疾病用药 □ 依据病情下达 临时医嘱： □ 异常化验复查 □ 依据病情需要下达

时间	住院第 1 天 （急诊室到病房）	住院第 2 天	住院第 3 天
病情 变异 记录	□无　□有，原因： 1. 2.	□无　□有，原因： 1. 2.	□无　□有，原因： 1. 2.
医师 签名			

时间	第 4~7 天	第 8~13 天	第 14~21/28 天（出院日）
主要诊疗工作	□ 各级医生查房 □ 评估辅助检查结果 □ 评价神经功能状态 □ 继续防治并发症 □ 必要时相关科室会诊 □ 康复治疗	□ 各级医生查房 □ 评估辅助检查结果 □ 评价神经功能状态 □ 继续防治并发症 □ 必要时相关科室会诊 □ 康复治疗	□ 通知患者及其家属出院准备 □ 向患者交待出院后注意事项，预约复诊日期 □ 如果患者不能出院，在"病程记录"中说明原因和继续治疗的方案
重点医嘱	长期医嘱： □ 神经内科疾病护理常规 □ 一~二级护理 □ 普食（必要时放置胃管，予鼻饲） □ 抗病毒药物 □ 抗癫痫药物 □ 脱水药物 □ 基础疾病用药 □ 依据病情下达 临时医嘱： □ 异常检查复查 □ 复查血常规、肾功能、血糖、电解质 □ 必要时复查 EEG、头 CT/MR □ 依据病情需要下达	长期医嘱： □ 神经内科疾病护理常规 □ 一~二级护理 □ 普食（必要时放置胃管，予鼻饲） □ 抗病毒药物 □ 抗癫痫药物 □ 脱水药物逐渐减量 □ 基础疾病用药 □ 依据病情下达 临时医嘱： □ 异常检查复查 □ 复查腰穿，脑脊液常规、生化、细胞学 □ 必要时复查 EEG、头 CT/MR □ 依据病情需要下达	出院医嘱： □ 通知出院 □ 依据病情给予出院带药及建议 □ 出院带药
病情变异记录	□ 无 □ 有，原因： 1. 2.	□ 无 □ 有，原因： 1. 2.	□ 无 □ 有，原因： 1. 2.
医师签名			

第十六章

短暂性脑缺血发作临床路径释义

一、短暂性脑缺血发作编码

短暂性脑缺血发作是指伴有局灶症状的短暂的脑血液循环障碍，以反复发作的短暂性失语、瘫痪或感觉障碍为特点，症状和体征在 24 小时内消失。一过性脑缺血发作，是指颈内动脉或椎-基底动脉缺血导致的相应区域一过性局灶性脑或视网膜功能障碍，每次发作持续数分钟，通常在 30 分钟内完全恢复，但常有反复发作。超过 2 小时常遗留轻微神经功能缺损表现或影像学显示脑组织缺血征象。传统的 TIA 定义时限为 24 小时内恢复。

> **释义**
>
> ■ 2009 年美国心脏/卒中学会公布短暂性缺血发作的最新定义：短暂性局灶脑、脊髓或视网膜缺血引起的神经功能障碍发作，且无急性脑梗死。本路径考虑该最新定义和临床实际操作可行性，根据医疗机构现有条件，采用两种定义结合的方式确定进入路径标准（不同意两种定义用于路径，给临床医生造成麻烦。因为临床工作必须是方便，易操作。建议仍用 TIA 定义）。
>
> ■ 本路径不包括脊髓缺血发作患者。
>
> ■ 疾病名称及编码：椎-基底动脉系统 TIA（ICD-10：G45.0）
>
> ■ 颈内动脉系统 TIA（ICD-10：G45.1）

二、临床路径检索方法

G45.0 或 G45.1

三、短暂性脑缺血发作临床路径标准住院流程

（一）适用对象

第一诊断为短暂性脑缺血发作。

（二）诊断依据

根据 2009 年美国心脏/卒中学会《短暂性脑缺血发作定义和评估》（Stroke，2009，40：2276-2293）及《中国缺血性脑卒中和短暂性脑缺血发作二级预防指南 2014》[中华医学会神经病学分会制订，2015，48（4）：258-273]。

1. 起病突然，迅速出现局灶性神经系统症状和体征。

2. 神经系统症状和体征多数持续十至数十分钟，但可反复发作。

3. 除外其他非血管源性因素。

4. 神经影像学未发现任何急性梗死病灶。

> **释义**
>
> ■ 诊断标准 1：传统短暂性脑缺血发作（TIA）定义，即基于时间为标准的定义，在没有明确神经影像检查条件下，以时限不超过 24 小时为标准。标准 2：基于组织学标准的 TIA 定义，即符合 TIA 临床表现，但影像学未发现急性梗死表现。诊断操作说明：①在有条件的医院，建议尽可能采用 DWI 作为主要诊断技术手段，如未发现急性梗死证据，诊断为"影像学确诊 TIA"。如有明确的急性梗死证据，则无论发作时间长短均不再诊断为 TIA。对无急诊 DWI 诊断条件的医院，尽快、尽可能采用其他结构影像学检查，对于 24h 内发现相应部位急性梗死证据者，诊断为脑梗死，未发现者诊断为"临床确诊 TIA"。②对于社区为基础的流行病学研究，鉴于常规采用组织学标准诊断不具有操作性，同时考虑到与国际上、既往流行病学研究数据的可比性和延续性，建议仍采用传统 24 小时的定义，诊断为"临床确诊 TIA"。

（三）治疗方案的选择

根据 2009 年美国心脏/卒中学会《短暂性脑缺血发作定义和评估》（Stroke，2009，40：2276-2293），2014 年美国心脏/卒中学会《卒中及短暂性脑缺血发作二级预防指南》（2014，45：2160-2236）及《中国缺血性脑卒中和短暂性脑缺血发作二级预防指南 2014》［中华医学会神经病学分会制订，2015，48（4）：258-273]。

1. 进行系统的病因学检查及血管评估，制订治疗策略。
2. 抗血小板聚集治疗，卒中风险高者可考虑双联抗血小板治疗。
3. 如明确心源性栓塞因素所致可应予抗凝治疗。
4. 病因、危险因素、并发症的治疗。
5. 明确有血管狭窄并达到手术标准者可考虑手术治疗（支架成形术或颈动脉内膜剥脱术）。

> **释义**
>
> ■ 重视明确 TIA 病因，根据病因制订相应治疗方案。TIA 的病因学检查包括：①颅内外大血管检查，如经颅多普勒（TCD）、颈部血管超声、磁共振血管造影（MRA）、CT 血管造影（CTA）或者颅内外动脉造影术（DSA）等均可选择进行，如果存在责任大血管狭窄，或者因锁骨下动脉狭窄导致锁骨下动脉盗血综合征引起后循环 TIA，可考虑行介入或者手术治疗。②可行 TCD 微栓子监测，了解有无不稳定斑块脱落的证据。若有，应给予稳定斑块或者手术或介入治疗。③进行超声心动图检查，了解有无心脏瓣膜病及附壁血栓证据。④可行 24 小时动态心电图或长时程心电监测检查了解有无心房颤动。若有可选择口服抗凝治疗。⑤积极寻找原因不明的栓子来源。
>
> ■ 根据 CHANCE 研究的方案，对于发病 24 小时内具有中高危卒中风险（ABCD2 评分≥4 分）的非心源性 TIA 患者，应首剂给予氯吡格雷 300mg+阿司匹林 75～300mg，以后每天给予氯吡格雷 75mg+阿司匹林 75mg，21 天后更改为氯吡格雷 75mg 单药抗血小板治疗，总疗程 90 天。此后阿司匹林或氯吡格雷单用均可作为长期二级预防一线用药。伴有责任颅内动脉高度狭窄（70% 以上）的 TIA 患者，阿司匹林和氯吡格雷联合用药可延长至 90 天。

■ 非心源性 TIA 患者都应给予抗血小板治疗，阿司匹林（50～325mg/d）或氯吡格雷（75mg/d）单药治疗治疗均可作为首选抗血小板药物。阿司匹林+缓释型双嘧达莫、西洛他唑和替卡格雷均可作为阿司匹林和氯吡格雷的替代治疗药物。服用阿司匹林期间发生的 TIA 患者，没有证据显示增加阿司匹林的剂量或者更换抗血小板药物能够使这些患者获益。

■ 合并阵发性、持续性或永久性心房颤动的 TIA 患者应该给予华法林治疗，目标国际标准化比值（INR）2.5（2～3）；新型口服抗凝剂可作为华法林的替代药物（新型口服抗凝剂包括达比加群、利伐沙班、阿哌沙班以及依度沙班），选择何种药物应考虑个体化因素。不适宜抗凝治疗的心房颤动患者首先应选择阿司匹林单药治疗。也可以选择阿司匹林联合氯吡格雷抗血小板治疗。

■ 病因治疗应在积极寻找病因基础上进行。危险因素控制包括控制高血压、糖尿病或糖代谢异常、胰岛素抵抗、脂代谢异常、高同型半胱氨酸血症等。TIA 患者在发病后近期有很高的卒中复发风险，应积极控制血压，启动降脂、抗凝、降低血黏度、抗血栓等治疗，可口服活血化瘀的中成药，如银杏叶滴丸，以避免脑卒中或新的 TIA 发生。

■ 必要时可以使用改善微循环药物，如长春胺缓释胶囊作用于小血管和毛细血管，可增加血流量，改善缺血部位供血，促进皮质代谢，有助于神经元代谢过程的恢复，使病理状态下的反馈机制得以纠正。

■ TIA 患者发病数天后血压≥140/90mmHg 时应启动降压治疗，发病前长期抗高血压治疗者应于发病几天后重启抗高血压治疗。抗高血压治疗的目标应该个体化，大部分患者血压应该控制在 140/90mmHg 以内。由于低血流动力学原因导致的 TIA 患者，应权衡降压速度与幅度对患者耐受性及血流动力学影响。

■ 所有 TIA 患者都应进行糖尿病筛查，包括空腹血糖、糖化血红蛋白（HbA_{1c}）或糖耐量试验，并按照相应指南控制血糖。对于无糖尿病病史的 TIA 患者应筛查胰岛素抵抗情况，可酌情给予吡格列酮降糖治疗。

■ 动脉粥样硬化性：TIA 患者应该使用高强度他汀治疗，如阿托伐他汀 40～80mg 或瑞舒伐他汀 20mg；其他原因 TIA 患者应该遵循 2013 美国心脏协会（AHA）/美国心脏病学会（ACC）降低成人动脉粥样硬化性心血管疾病（ASCVD）胆固醇治疗指南的建议，并定期监测肝功能和肌酸激酶（CK）。

■ 应该提倡健康的生活方式，合理运动，避免酗酒，适度减低体重，戒烟。

■ 对于近期发生 TIA 合并同侧颈动脉颅外段严重狭窄（70%～99%）的患者，如果预计围术期死亡和卒中复发<6%，应进行颈内动脉内膜剥脱术（CEA）或颈动脉支架置入术（CAS）治疗。CEA 或 CAS 近期及远期疗效类似，因此治疗的选择应依据患者个体化情况。

■ 对于近期发生 TIA 合并颅内动脉严重狭窄（70%～99%）的患者，首选标准内科药物治疗。内科药物治疗无效的情况下，可选择血管内介入治疗作为内科药物治疗的辅助技术手段，但患者的选择应严格和慎重。

（四）标准住院日为 7 天

> **释义**
>
> ■ 要求进入 TIA 路径的患者住院日为 5~7 天，如果进入路径后出现了各种并发症或并发疾病，则转出路径。

（五）进入路径标准

1. 第一诊断必须符合短暂性脑缺血发作。
2. 当患者同时具有其他疾病诊断，但在住院期间不需要特殊处理也不影响第一诊断的临床路径流程实施时，可以进入路径。

> **释义**
>
> ■ 所有进入路径患者必须符合第一诊断为 TIA，患者可以同时合并脑卒中常见的危险因素，如高血压、糖尿病、高脂血症、陈旧冠心病等，其中高血压和糖尿病需要住院期间控制良好，难以控制的高血压和血糖升高不能进入本路径，存在心绞痛或者新发心肌梗死不进入本路径。另外，合并存在各种恶性肿瘤，严重心、肝、肾功能不全，肺炎，深静脉血栓等不能进入本路径。

（六）住院后的检查项目

1. 必需的检查项目：
（1）血常规、尿常规、便常规。
（2）肝肾功能、电解质、血糖、血脂、凝血功能、同型半胱氨酸、感染性疾病筛查（乙型肝炎、丙型肝炎、梅毒、艾滋病等）。
（3）X 线胸片、心电图；超声心动图、脑电图。
（4）头颅 MRI 或 CT，颈部血管超声。

> **释义**
>
> ■ 推荐对因短暂性脑缺血发作入院患者结合医疗机构具体条件做以上检查项目，其中对于脑 MRI 或者 CT 的选择，为了明确诊断，除外新发脑梗死的存在，尽可能完善脑 MRI+弥散加权成像（DWI）检查。

2. 根据具体情况可选择的检查项目：
（1）抗核抗体、肿瘤标志物、甲状腺功能、ENA、ANCA、纤维蛋白原水平、蛋白 C、抗凝血酶Ⅲ。
（2）TCD、CTA、MRA、磁共振高分辨血管扫描或 DSA。
（3）灌注 CT 或灌注 MRI、头颅 MRI 磁敏感扫描。

> **释义**
>
> ■ 尽管是根据患者情况选择检查项目，但是因为 TIA 明确病因非常重要，所以尽量完成 MRA、CTA 或数字减影脑血管造影（DSA）中的一项，对于明确颅内外血管病变情况很有帮助，也有助于进一步治疗方案的选择。对于存在颅内外大动脉狭窄的患者如条件允许可行磁共振高分辨血管扫描，可协助明确动脉狭窄病因。
>
> ■ 对于青年患者或者病因不明患者，建议完善抗核抗体、肿瘤标志物、甲状腺功能、ENA、ANCA、纤维蛋白原水平、蛋白 C、抗凝血酶Ⅲ等血液学检查，除外自身免疫相关病因及血液相关病因。
>
> ■ 可疑低血流动力学病因的患者建议完善灌注 CT 或灌注 MRI 检查，明确有无脑组织灌注不足，明确病因并指导治疗。

（七）选择用药

1. 抗血小板聚集药物：肠溶阿司匹林、氯吡格雷等。

> **释义**
>
> ■ 大多数 TIA 患者，不包括心源性因素或者特殊的凝血机制异常，均需要选择抗血小板聚集治疗，常用药物包括阿司匹林和氯吡格雷。急性期单药治疗选用阿司匹林，对于发病 24 小时内具有中高危卒中风险（ABCD2 评分≥4 分）的非心源性 TIA 患者，应尽早给予阿司匹林联合氯吡格雷 75mg/d 治疗 21 天，随后氯吡格雷（75mg/d）单药治疗，总疗程 90 天，此后阿司匹林或氯吡格雷单用均可作为长期二级预防一线用药；伴有责任颅内动脉高度狭窄（70% 以上）的 TIA 患者，应尽早给予阿司匹林联合氯吡格雷治疗 90 天。此后，阿司匹林或氯吡格雷单用均可作为长期二级预防一线用药。

2. 抗凝药物：排除抗凝治疗禁忌证后可选择低分子肝素、肝素、华法林，也可选择新型口服抗凝药。

> **释义**
>
> ■ 伴有心源性栓塞证据的 TIA 患者应及早启动口服抗凝药物治疗，口服药物首选华法林，目标国际标准化比值（INR）2.5（2～3）；新型口服抗凝剂可作为华法林的替代药物（新型口服抗凝剂包括达比加群、利伐沙班、阿哌沙班以及依度沙班），选择何种药物应考虑个体化因素。不适宜抗凝治疗的心房颤动患者首先应选择阿司匹林单药治疗。也可以选择阿司匹林联合氯吡格雷抗血小板治疗。

3. 调脂药物：可选择他汀类药物。

> **释义**
>
> ■ 动脉粥样硬化性 TIA 患者应该使用高强度他汀治疗，其他原因 TIA 患者应该遵循 2013 AHA/ACC 降低成人动脉粥样硬化性心血管疾病（ASCVD）胆固醇治疗指南的建议。

（八）出院标准

1. 患者病情稳定。
2. 没有需要住院治疗的并发症。

> **释义**
>
> ■ 患者病情稳定，即临床无发作或者发作很少，临床判断病情趋于平稳，无需进一步血管介入或者手术治疗，且住院期间无相关并发症，可以出院，符合路径要求。如果患者出现并发症，或需要手术或者介入治疗预防 TIA，或者发生了脑梗死，则发生变异，退出路径。

（九）变异及原因分析

1. 辅助检查异常，需要复查和明确异常原因，导致住院治疗时间延长和住院费用增加。
2. 住院期间病情加重，出现并发症，需要进一步诊治，导致住院治疗时间延长和住院费用增加。
3. 既往合并有其他系统疾病，短暂性脑缺血发作可能导致合并疾病加重而需要治疗，从而延长治疗时间和增加住院费用。
4. 短暂性脑缺血发作病因明确，反复发作并且有手术指征者需介入治疗或转血管外科进一步治疗，转入相应治疗路径。
5. 若住院期间转为脑梗死者转入脑梗死临床路径。

> **释义**
>
> ■ 住院期间发生了违背路径要求的情况则视为发生变异，需退出路径，同时分析发生变异的原因。如某些常规实验室检查异常需要反复监测，出现了并发症如肺炎、深静脉血栓等，既往合并疾病住院期间加重，如出现高血压危象或者不可控制的糖尿病等，因上述情况发生而延长住院时间和增加住院费用，需要特殊说明并且退出路径。
>
> ■ TIA 病因明确需要外科手术或者介入治疗，或者入院前诊断 TIA，但入院后经进一步检查校正诊断为脑梗死，或者住院期间 TIA 转为脑梗死，则需要退出本路径，转入相应的路径。

四、短暂性脑缺血发作临床路径给药方案

【用药选择】

抗栓治疗

1. 非心源性 TIA 的抗栓治疗：

（1）阿司匹林（50~325 mg/d）或氯吡格雷（75 mg/d）单药治疗均可以作为首选抗血小板药物。阿司匹林（25mg）+缓释型双嘧达莫（200mg）2 次/日或西洛他唑（100mg）2 次/日，均可作为阿司匹林和氯吡格雷的替代治疗药物。

（2）发病在 24 小时内，ABCD2 评分≥4 分的急性非心源性 TIA，应首剂给予氯吡格雷300mg+阿司匹林 75~300mg，以后每天给予氯吡格雷 75mg+阿司匹林 75mg，21 天后更改为阿司匹林 75mg 或者氯吡格雷 75mg 单药抗血小板治疗。使用双抗治疗时应考虑患者的禁忌证，特别是出血风险。

（3）发病 30 天内伴有症状性颅内动脉严重狭窄（狭窄率 70%~99%）的 TIA 患者，可给予阿司匹林联合氯吡格雷治疗 90 天。此后阿司匹林或氯吡格雷均单药可作为长期二级预防用药。使用双抗治疗时应考虑患者的禁忌证，特别是出血风险。

（4）非心源性 TIA 患者，不推荐常规长期应用阿司匹林联合氯吡格雷抗血小板治疗。

2. 心源性栓塞性 TIA 的二级预防抗栓治疗：

（1）对伴有心房颤动（包括阵发性）的 TIA 患者，推荐使用适当剂量的华法林口服抗凝治疗，预防再发的血栓栓塞事件。华法林的使用剂量应考虑个体化差异，但华法林的目标剂量是维持 INR 在 2.0~3.0。

（2）新型口服抗凝剂可作为华法林的替代药物，新型口服抗凝剂包括达比加群、利伐沙班、阿哌沙班以及依度沙班，选择何种药物应考虑个体化因素。

（3）伴有心房颤动的 TIA 患者，若不能接受口服抗凝药物治疗，推荐应用阿司匹林单药治疗。也可以选择阿司匹林联合氯吡格雷抗血小板治疗。

（4）伴有急性心肌梗死的 TIA 患者，影像学检查发现左心室附壁血栓形成，推荐给予至少 3 个月的华法林口服抗凝治疗（目标 INR 值为 2.5，范围 2.0~3.0）。如无左心室附壁血栓形成，但发现前壁无运动或异常运动，也应考虑给予 3 个月的华法林口服抗凝治疗（目标 INR 值为 2.5，范围 2.0~3.0）。

（5）对于有风湿性二尖瓣病变但无心房颤动及其他危险因素（如颈动脉狭窄）的 TIA 患者，推荐给予华法林口服抗凝治疗（目标 INR 值为 2.5，范围 2.0~3.0）。

（7）对于已使用华法林抗凝治疗的风湿性二尖瓣疾病患者，发生 TIA 后，不应常规联用抗血小板治疗。但在使用足量的华法林治疗过程中仍出现缺血性脑卒中或 TIA 时，可加用阿司匹林抗血小板治疗。

（8）不伴有心房颤动的非风湿性二尖瓣病变或其他瓣膜病变（局部主动脉弓、二尖瓣环钙化、二尖瓣脱垂等）的 TIA 患者，可以考虑抗血小板聚集治疗。

（9）对于植入人工心脏瓣膜的 TIA 患者，推荐给予长期华法林口服抗凝治疗。

（10）对于已经植入人工心脏瓣膜的既往有 TIA 病史的患者，若出血风险低，可在华法林抗凝的基础上加用阿司匹林。

危险因素的控制

1. 血脂异常：

（1）对于非心源性缺血性脑卒中或 TIA 患者，无论是否伴有其他动脉粥样硬化证据，推荐予高强度他汀类药物长期治疗以减少脑卒中和心血管事件的风险。高强度他汀为阿托伐他汀 40~80mg 或瑞舒伐他汀 20mg。他汀治疗目标值为 LDL-C 下降≥50% 或 LDL≤1.8mmol/L（70mg/dl）。

（2）他汀类药物治疗期间，如果监测指标持续异常并排除其他影响因素，或出现指标异常相应的临床表现，应及时减药或停药观察（参考：肝酶超过 3 倍正常值上限，肌酶超过 5 倍正常值上限，应停药观察）；老年人或合并严重脏器功能不全的患者，初始剂量不宜过大。

2. 高血压：

（1）TIA 患者发病数天后，如果收缩压≥140mmHg 或舒张压>90mmHg，应启动降压治疗。

（2）既往有高血压病史且长期接受降压药物治疗的 TIA 患者，如果没有绝对禁忌，发病后数天应重新启动降压治疗。

（3）由于低血流动力学原因导致的脑卒中或 TIA 患者，应缓慢降压，防治发生脑组织低灌注可能。

（4）药物选择应个体化选择，具体选择请参照《中国高血压防治指南 2010》。

3. 糖尿病：

对糖尿病或糖尿病前期患者进行生活方式和（或）药物干预能减少缺血性脑卒中或 TIA 事件，推荐 HbA_{1C} 治疗目标为<7%。降糖方案应充分考虑患者的临床特点和药物的安全性，制订个体化的血糖控制目标，要警惕低血糖事件带来的危害。具体药物选择请参照《中国 2 型糖尿病防治指南（2013 年版）》。

4. 其他：

戒烟、戒酒、控制体重，适度体育运动。

5. 对频繁发作的 TIA，神经影像学检查显示有缺血或脑梗死病灶者，需给予脑保护治疗。长春胺缓释胶囊易透过血脑屏障，高选择性作用于脑，通过抑制电压门控性钠离子通道抑制细胞水肿；通过降低 MDA（内源性丙二醛）浓度和 ROS（内源性活性氧）、增加 GSH（内源性谷胱甘肽）浓度和 SOD（内源性超氧化物歧化酶）浓度来提高细胞抗氧化能力，并通过上调 p-Akt/Akt 比值和增加 Bcl-2/Bax 提高细胞抗凋亡能力，从而保护神经元。

【药学提示】

1. 阿司匹林：①上、下胃肠道不适，如消化不良、胃肠道和腹部疼痛。②由于阿司匹林对血小板的抑制作用，阿司匹林可能增加出血的风险。已观察到的出血包括手术期间出血、血肿、鼻衄、泌尿生殖器出血、牙龈出血；也有罕见至极罕见出血的报道，如胃肠道出血、脑出血，可能威胁生命。③严重葡萄糖-6-磷酸脱氢酶（G6PD）缺乏症患者出现溶血和溶血性贫血。④肾损伤和急性肾衰竭。⑤过敏反应伴有相应实验室异常和临床症状，包括哮喘症状，轻度至中度的皮肤反应。⑥呼吸道、胃肠道和心血管系统，包括皮疹、荨麻疹、水肿、瘙痒症、心血管-呼吸系统不适，极罕见的严重反应包括过敏性休克等。

2. 氯吡格雷：常见的不良反应有皮疹、腹泻、腹痛、消化不良、颅内出血、消化道出血、严重粒细胞减少，与阿司匹林相似。

3. 华法林：主要不良反应是出血，最常见为鼻出血、齿龈出血、皮肤淤斑、血尿、子宫出血、便血、伤口及溃疡处出血等。出血可发生在任何部位，特别是泌尿和消化道。肠壁血肿可致亚急性肠梗阻，也见于硬膜下和颅内。任何穿刺均可引起血肿，严重时局部压迫症状明显。不常见的不良反应有恶心、呕吐、腹泻、瘙痒性皮疹、过敏反应和皮肤坏死。大量口服甚至有双侧乳房坏死、微血管病或溶血性贫血以及大范围皮肤坏疽等报道；一次量过大时尤其危险。

4. 阿托伐他汀钙片：①本品最常见的不良反应为胃肠道不适，其他还有头痛、皮疹、头晕、视觉模糊和味觉障碍。②偶可引起血氨基转移酶可逆性升高，因此需监测肝功能。③少见的不良反应有阳痿、失眠。④罕见的不良反应有肌炎、肌痛、横纹肌溶解，表现为肌肉疼痛、乏力、发热，并伴有血肌酸磷酸激酶升高、肌红蛋白尿等，横纹肌溶解可导致肾功能衰竭，但较罕见。本品与免疫抑制剂、叶酸衍生物、烟酸、吉非罗齐、红霉素等合用可增加肌病发生的危险。⑤有报道发生过肝炎、胰腺炎及过敏反应如血管神经性水肿。

5. 瑞舒伐他汀钙片：①常见不良反应：内分泌失调；头痛、头晕；便秘、恶心、腹痛等；骨骼肌、关节和骨骼异常；无力等。②偶见不良反应：皮肤瘙痒、皮疹和荨麻疹等。③罕见不良反应：过敏反应；胰腺炎；肌病和横纹肌溶解等。

【注意事项】

1. 阿司匹林与氯吡格雷长期联合使用，出血风险增大，应严格遵循指南进行双联抗血小板聚集治疗。

2. 他汀可能会引起肝功能异常，因此需定期检测肝功能。罕见的不良反应有肌炎、肌痛、横纹肌溶解，因此需观察患者是否存在肌肉疼痛、无力等，定期监测肌酶。

3. 华法林主要不良反应是出血，用药期间应定期监测 INR，将 INR 控制在 2~3。

五、推荐表单

(一) 医师表单

短暂性脑缺血发作临床路径医师表单

适用对象:第一诊断为短暂性脑缺血发作:

患者姓名:		性别:	年龄:	门诊号:	住院号:
住院日期: 年 月 日		出院日期: 年 月 日			标准住院日:7 天

时间	住院第 1 天	住院第 2 天	住院第 3 天
主要诊疗工作	□ 询问病史,体格检查 □ 查看既往辅助检查:头颅 CT 或 MRI □ 初步诊断,确定药物治疗方案 □ 向患者及家属交代病情 □ 开实验室检查单及相关检查单 □ 神经功能状态及卒中风险评价 □ 完成首次病程记录和病历记录	□ 上级医师查房,完成上级医师查房记录 □ 评估辅助检查结果,分析病因 □ 向患者及家属介绍病情 □ 根据病情调整治疗方案 □ 评价神经功能状态 □ 必要时相应科室会诊	□ 上级医师查房,完成上级医师查房记录 □ 根据患者病情调整诊断和治疗方案 □ 评价神经功能状态 □ 根据患者病情及辅助检查结果等,决定是否请外科或介入科会诊 □ 记录会诊意见 □ 必要时向患者及家属介绍病情变化及相关检查结果
重点医嘱	**长期医嘱:** □ 神经科护理常规 □ 一～二级护理 □ 饮食 □ 既往基础用药(含抗高血压、控制血糖和调脂药物) □ 抗血小板或抗凝药物 **临时医嘱:** □ 血常规、尿常规、便常规 □ 肝肾功能、电解质、血糖、血脂、凝血功能、感染性疾病筛查 □ 抗链球菌溶血素 O、抗核抗体、ENA、类风湿因子、纤维蛋白原水平、C 同型半胱氨酸 □ X 线胸片、心电图、超声心动图、头颅 MRI 或 CT,颈动脉血管超声 □ 根据情况可选择:、蛋白 S 和 C、抗凝血酶 Ⅲ,TCD,CTA、MRA 或 DSA,CT 灌注或功能 MRI	**长期医嘱:** □ 神经科护理常规 □ 一～二级护理 □ 饮食 □ 既往基础用药(含抗高血压、控制血糖和调脂药物) □ 抗血小板或抗凝药 **临时医嘱:** □ 必要时复查异常的检查 □ 如果使用华法林,每日测 PT/INR;若使用普通肝素,每日监测 APTT □ 根据特殊病史选择相应检查 □ 相关科室会诊	**长期医嘱:** □ 神经科护理常规 □ 一～二级护理 □ 饮食 □ 既往基础用药(含抗高血压、控制血糖和调脂药物) □ 抗凝药物或抗血小板药 **临时医嘱:** □ 必要时复查异常的检查 □ 如果使用华法林,每日测 PT/INR,若使用普通肝素,每日监测 APTT □ 依据病情需要下达
病情变异记录	□ 无 □ 有,原因: 1. 2.	□ 无 □ 有,原因: 1. 2.	□ 无 □ 有,原因: 1. 2.
医师签名			

时间	住院第 4~6 天	住院第 7 天 （出院日）
主要诊疗工作	□ 三级医师查房 □ 评估辅助检查结果，评价神经功能状态 □ 有手术指征者转科治疗 □ 通知患者及其家属明天出院 □ 向患者交代出院后注意事项，预约复诊日期 □ 如果患者不能出院，在病程记录中说明原因和继续治疗的方案。	□ 再次向患者及家属介绍病出院后注意事项 □ 患者办理出院手续，出院 □ 转科患者办理转科手续
重点医嘱	**长期医嘱：** □ 神经科护理常规 □ 一~二级护理 □ 饮食 □ 既往基础用药 □ 抗凝药物或抗血小板药 **临时医嘱：** □ 如果使用华法林，每日测 PT/INR，若使用普通肝素，每日监测 APTT □ 明日出院或转科	**出院医嘱：** □ 出院带药
病情变异记录	□ 无　□ 有，原因： 1. 2.	□ 无　□ 有，原因： 1. 2.
医师签名		

（二）护士表单

短暂性脑缺血发作临床路径护士表单

适用对象：第一诊断为短暂性脑缺血发作：

患者姓名：	性别：　　年龄：　　门诊号：	住院号：
住院日期：　　年　月　日	出院日期：　　年　月　日	标准住院日：7 天

时间	住院第 1 天	住院第 2 天	住院第 3 天
健康宣教	□ 入院宣教 　介绍主管医师、护士 　介绍环境、设施 　介绍住院注意事项 　介绍探视和陪伴制度 　介绍贵重物品制度	□ 卒中二级预防宣教 □ 药物宣教 □ 头颅磁共振检查前宣教 　告知患者在检查中配合医师 　主管护士与患者沟通，消除患者紧张情绪 　告知检查后可能出现的情况及应对方式	□ 卒中二级预防宣教 □ 药物宣教 □ 头颅磁共振检查当日宣教 　告知体内有金属不能进行磁共振检查；不要携带金属物品进入磁共振检查室 □ 给予患者及家属心理支持 □ 再次明确探视陪伴须知
护理处置	□ 核对患者，佩戴腕带 □ 建立入院护理病历 □ 协助患者留取各种标本 □ 测量体重	□ 协助医师完成入院常规实验室检查检查	□ 协助医师完成入院常规实验室检查检查
基础护理	□ 一～二级护理 　晨、晚间护理 　排泄管理 　患者安全管理	□ 一～二级护理 　晨、晚间护理 　排泄管理 　患者安全管理	□ 一～二级护理 　晨、晚间护理 　排泄管理 　患者安全管理
专科护理	□ 护理查体 □ 病情观察 　监测生命体征；观察神志、肢体力量等变化 □ 需要时，填写跌倒及压疮防范表 □ 需要时，请家属陪伴 □ 确定饮食种类 □ 心理护理	□ 病情观察 　监测生命体征；观察神志、肢体力量等变化 □ 遵医嘱完成相关检查 □ 心理护理	□ 病情观察 　监测生命体征；观察神志、肢体力量等变化 □ 遵医嘱完成相关检查 □ 心理护理
重点医嘱	□ 详见医嘱执行单	□ 详见医嘱执行单	□ 详见医嘱执行单
病情变异记录	□ 无　□ 有，原因： 1. 2.	□ 无　□ 有，原因： 1. 2.	□ 无　□ 有，原因： 1. 2.
护士签名			

时间	住院第 4 天	住院第 5~7 天（出院日）
健康宣教	□ 卒中二级预防宣教 药物作用及频率 饮食、活动指导	□ 出院宣教 复查时间 服药方法 活动休息 指导饮食 指导办理出院手续
护理处置	□ 遵医嘱完成相关检查	□ 办理出院手续
基础护理	□ 一~二级护理 □ 晨、晚间护理 □ 排泄管理 □ 患者安全管理	□ 二级护理 晨、晚间护理 协助或指导活动 患者安全管理
专科护理	□ 病情观察 监测生命体征；观察神志、肢体力量等变化 □ 心理护理	□ 病情观察 监测生命体征；观察神志、肢体力量等变化 □ 出院指导 □ 心理护理
重点医嘱	□ 详见医嘱执行单	□ 详见医嘱执行单
病情变异记录	□ 无　□ 有，原因： 1. 2.	□ 无　□ 有，原因： 1. 2.
护士签名		

（三）患者表单

短暂性脑缺血发作临床路径患者表单

适用对象：第一诊断为短暂性脑缺血发作：

患者姓名：	性别： 年龄： 门诊号：	住院号：
住院日期： 年 月 日	出院日期： 年 月 日	标准住院日：7 天

时间	入院	住院中	出院日
医患配合	□ 配合询问病史、收集资料，请务必详细告知既往史、用药史、过敏史 □ 配合进行体格检查 □ 有任何不适请告知医师	□ 配合完善相关检查、实验室检查，如采血、留尿、心电图、X线胸片等 □ 配合日常查房进行体格检查及病情介绍 □ 遵医嘱服药	□ 接受出院前指导 □ 知道复查程序 □ 获取出院诊断书
护患配合	□ 配合测量体温、脉搏、呼吸3次，血压、体重1次 □ 配合完成入院护理评估（简单 □ 询问病史、过敏史、用药史） □ 接受入院宣教（环境介绍、病室规定、订餐制度、贵重物品保管等） □ 配合执行探视和陪伴制度 □ 有任何不适请告知护士	□ 配合测量体温、脉搏、呼吸3次，询问大便1次 □ 接受相关检查前宣教 □ 接受饮食宣教 □ 接受药物宣教	□ 接受出院宣教 □ 办理出院手续 □ 获取出院带药 □ 知道服药方法、作用、注意事项 □ 知道复印病历程序
饮食	□ 遵医嘱饮食	□ 遵医嘱饮食	□ 遵医嘱饮食
排泄	□ 正常排尿便	□ 正常排尿便	□ 正常排尿便
活动	□ 正常活动	□ 正常活动	□ 正常活动

附：原表单（2016 年版）

短暂性脑缺血发作临床路径表单

适用对象：第一诊断为短暂性脑缺血发作：

患者姓名：	性别：　　年龄：　　门诊号：	住院号：
住院日期：　　年　月　日	出院日期：　　年　月　日	标准住院日：7 天

时间	住院第 1 天	住院第 2 天	住院第 3 天
主要诊疗工作	□ 询问病史，体格检查 □ 查看既往辅助检查：头颅 CT 或 MRI □ 初步诊断，确定药物治疗方案 □ 向患者及家属交待病情 □ 开实验室检查单及相关检查单 □ 神经功能状态及卒中风险评价 □ 完成首次病程记录和病历记录	□ 上级医师查房，完成上级医师查房记录 □ 评估辅助检查结果，分析病因 □ 向患者及家属介绍病情 □ 根据病情调整治疗方案 □ 评价神经功能状态 □ 必要时相应科室会诊	□ 上级医师查房，完成上级医师查房记录 □ 根据患者病情调整诊断和治疗方案 □ 评价神经功能状态 □ 根据患者病情及辅助检查结果等，决定是否请外科或介入科会诊 □ 记录会诊意见 □ 必要时向患者及家属介绍病情变化及相关检查结果
重点医嘱	**长期医嘱：** □ 神经科护理常规 □ 一～二级护理 □ 饮食 □ 既往基础用药 □ 抗血小板或抗凝药物 **临时医嘱：** □ 血常规、尿常规、便常规 □ 肝肾功能、电解质、血糖、血脂、凝血功能、感染性疾病筛查 □ 抗链球菌溶血素 O、抗核抗体、ENA、类风湿因子、纤维蛋白原水平、C 同型半胱氨酸 □ X 线胸片、心电图、超声心动图、头颅 MRI 或 CT，颈动脉血管超声 □ 根据情况可选择：、蛋白、抗凝血酶Ⅲ、TCD、CTA、MRA 或 DSA，CT 灌注或功能 MRI	**长期医嘱：** □ 神经科护理常规 □ 一～二级护理 □ 饮食 □ 既往基础用药 □ 抗血小板或抗凝药 **临时医嘱：** □ 必要时复查异常的检查 □ 如果使用华法林，每日测 PT/INR；若使用普通肝素，每日监测 APTT □ 根据特殊病史选择相应检查 □ 相关科室会诊	**长期医嘱：** □ 神经科护理常规 □ 一～二级护理 □ 饮食 □ 既往基础用药 □ 抗凝药物或抗血小板药 **临时医嘱：** □ 必要时复查异常的检查 □ 如果使用华法林，每日测 PT/INR，若使用普通肝素，每日监测 APTT □ 依据病情需要下达
主要护理工作	□ 入院宣教及护理评估 □ 正确执行医嘱 □ 观察患者病情变化	□ 正确执行医嘱 □ 观察患者病情变化	□ 正确执行医嘱 □ 观察患者病情变化
病情变异记录	□ 无　□ 有，原因： 1. 2.	□ 无　□ 有，原因： 1. 2.	□ 无　□ 有，原因： 1. 2.
护士签名			
医师签名			

时间	住院第 4~6 天	住院第 7 天 （出院日）
主要诊疗工作	□ 三级医师查房 □ 评估辅助检查结果，评价神经功能状态 □ 有手术指征者转科治疗 □ 通知患者及其家属明天出院 □ 向患者交代出院后注意事项，预约复诊日期 □ 如果患者不能出院，在病程记录中说明原因和继续治疗的方案	□ 再次向患者及家属介绍病出院后注意事项 □ 患者办理出院手续，出院 □ 转科患者办理转科手续
重点医嘱	长期医嘱： □ 神经科护理常规 □ 一~二级护理 □ 饮食 □ 既往基础用药 □ 抗凝药物或抗血小板药 临时医嘱： □ 如果使用华法林，每日测 PT/INR，若使用普通肝素，每日监测 APTT □ 明日出院或转科	出院医嘱： □ 出院带药
主要护理工作	□ 正确执行医嘱 □ 观察患者病情变化	□ 出院带药服用指导 □ 特殊护理指导 □ 告知复诊时间和地点 □ 交待常见的药物不良反应，嘱其定期门诊复诊
病情变异记录	□ 无　□ 有，原因： 1. 2.	□ 无　□ 有，原因： 1. 2.
护士签名		
医师签名		

第十七章

多发性硬化临床路径释义

多发性硬化（multiple sclerosis，MS）是一种免疫介导的中枢神经系统炎性脱髓鞘疾病，青、中年多见，临床特点是病灶多发、缓解-复发病程，晚期疾病进展。该病的病变位于视神经、脑部或脊髓。最常见症状为肢体麻木无力、视力下降。辅助检查包括头或脊髓 MRI、眼科检查（视力、视野、眼底照相、OCT）、诱发电位（VEP、BAEP、SEP）、脑脊液检查（常规、生化、寡克隆区带等）。最新诊断标准为 McDonald 诊断标准（2010）。急性期治疗包括激素冲击治疗、静脉注射免疫球蛋白（IVIg）、血浆置换，缓解期治疗包括干扰素-β、芬戈莫德、二甲基富马酸、特立氟胺、那他珠单抗等。

一、多发性硬化编码

多发性硬化复发期（ICD-10：G35.01）

二、临床路径检索方法

G35.01（多发性硬化复发期）

三、多发性硬化临床路径标准住院流程

（一）适用对象

第一诊断为多发性硬化（ICD-10：G35.01）。

（二）诊断依据

根据《多发性硬化诊断和治疗中国专家共识（2014 版）》［中华医学会神经病学分会，2015，48（5）：362-367］。

1. 急性或亚急性起病的神经系统症状和体征，病程中有缓解和复发。

2. 头颅和（或）脊髓 MRI 提示白质多发脱髓鞘病灶，增强扫描可有不同程度强化，并符合多发性硬化的影像学诊断标准；诱发电位可有异常；脑脊液电泳存在寡克隆区带和（或）24 小时 IgG 鞘内合成率异常。

3. 综合以上特点，并符合 McDonald 标准（2010 年版）。

释义

■ 中国多发性硬化诊断和治疗专家共识最早为 2011 年版，现已更新为"中国多发性硬化诊断和治疗专家共识（2014 版）"，由中华医学会神经病学分会神经免疫学组、中国免疫学会神经免疫分会制定，发表于 2015 年中华神经科杂志上，以下简称《共识》。推荐使用 2010 年 McDonald 多发性硬化诊断标准。

■ 多发性硬化诊断主要依据病史和体征；并结合头和（或）脊髓 MRI 所见，寻找病变的时间多发及空间多发证据；特别强调需排除其他可能疾病。除满足以上 3 项条件外，应尽可能寻找电生理、免疫学等辅助证据。最好应用 1.5T 以上场强 MRI 进行影像检查。

（三）选择治疗方案的依据

根据《多发性硬化诊断和治疗中国专家共识（2014 版）》（中华医学会神经病学分会制订，2015，48（5）：362-367）。

1. 多发性硬化诊断明确。
2. 神经功能状态明显受到影响。

> **释义**
>
> ■ 依据《共识》推荐 2010 年 McDonald 多发性硬化诊断标准进行诊断。
> ■ 复发证据充足，即新出现的症状体征持续>24 小时，两次发作间隔 1 个月以上。
> ■ 有明确的影响生活质量的神经系统缺损症状或体征，如肢体无力、视力下降、尿便障碍等。

（四）标准住院日为 14~28 天

（五）进入路径标准

1. 第一诊断必须符合 ICD-10：G35.01 多发性硬化疾病编码。
2. 当患者同时具有其他疾病诊断，但在住院期间不需特殊处理也不影响第一诊断的临床路径流程实施时，可以进入路径。

> **释义**
>
> ■ 患者同时合并其他疾病，如高血压、糖尿病、高脂血症、贫血等，如不需特殊处理，可以进入路径，如患者本次入院的第一诊断是其他疾病，如股骨头坏死、脑梗死、重症肌无力等，则不进入本路径。

（六）住院期间的检查项目

1. 必需的检查项目：
（1）血常规、尿常规、便常规。
（2）肝肾功能、电解质、血糖、感染性疾病筛查（乙型肝炎、丙型肝炎、梅毒、艾滋病等）。
（3）头颅及脊髓 MRI+增强。
（4）腰椎穿刺：脑脊液常规、生化、寡克隆区带。
（5）诱发电位（视觉诱发电位、听觉诱发电位、体感诱发电位）。

> **释义**
>
> ■ 必要时，头颅 MRI 可包括视神经 MRI 平扫+增强。
> ■ 脑脊液寡克隆区带检查推荐采用等电点聚焦电泳（IEF），脑脊液与血同时检测，并且将二者的蛋白含量稀释到同一浓度，以脑脊液出现特异性电泳条带为寡克隆区带阳性。
> ■ 以视觉诱发电位最为重要，主要用于发现亚临床病灶。

2. 根据患者病情可选择的检查项目：抗核抗体、ENA、ANCA、甲状腺功能及抗体、肾上腺皮质功能、脑白质病六项、水通道蛋白4抗体（AQP-4抗体）。

> **释义**
>
> ■ 水通道蛋白-4抗体在视神经脊髓炎患者中阳性率较高，而多发性硬化患者阳性率较低，主要用于多发性硬化与视神经脊髓炎的鉴别。

（七）药物选择

1. 首选糖皮质激素治疗，可选甲泼尼龙冲击，泼尼松口服。
2. 必要时使用丙种球蛋白、血浆置换或其他免疫抑制剂。
3. 有条件者可用干扰素。
4. 对症治疗：镇痛解痉治疗、钙剂、止酸剂、维生素等其他相关药物。

> **释义**
>
> ■ 多发性硬化急性期首选糖皮质激素，激素在短期内能促进急性发病的多发性硬化患者神经功能恢复，甲泼尼龙剂量为 $500 \sim 1000mg$，静脉滴注，每日1次，连用 $3 \sim 5$ 天，逐渐减量。
>
> ■ 对于激素冲击治疗无效或无法使用激素的患者，可选用丙种球蛋白 $[0.4g/(kg \cdot d)]$，连用5天为1个疗程。
>
> ■ 多发性硬化缓解期主要是预防复发，常用药物包括干扰素-β、芬戈莫德、二甲基富马酸、特立氟胺等，临床研究表明，这些药物能减少复发次数，延缓疾病进展。

（八）康复治疗

根据病情，及早康复治疗。

> **释义**
>
> ■ 在应用大剂量糖皮质激素时，以按摩或理疗为主，以免过度活动加重骨质疏松及股骨头负重。当小剂量激素口服时，可鼓励多活动，进行主动和被动康复训练。

（九）出院标准

1. 患者病情改善。
2. 没有需要住院治疗的并发症。

> **释义**
>
> ■ 主要为临床上病情稳定，如患者EDSS评分未再进行性加重，甚或较前降低且无其他并发症。

（十）变异及原因分析

1. 对于延髓或高颈段脱髓鞘病变，有可能病情加重需要气管切开并应用人工辅助呼吸，会延长治疗时间并增加住院费用。

2. 激素治疗可能增加高血压、糖尿病、感染等并发症的机会，导致住院时间延长、医疗费用增加。

3. 住院后伴发非神经系统疾病或为系统性自身免疫病时，需要进一步明确诊断，导致住院时间延长。

释义

■ 脑干或高颈段病变患者，影响呼吸功能，需气管切开应用人工辅助呼吸时，应退出本路径，转入其他相应路径。

■ 患者住院期间，应定期进行必要辅助检查，如血常规、肝肾功能等，若患者出现结果异常，如肝功能异常，需调整相应治疗，并针对肝功能异常进行进一步检查及治疗，导致住院时间延长，甚至转入相关科室继续治疗，住院费用相应增加，应退出本路径。

■ 患者住院期间应用大剂量激素治疗，可出现高血压、糖尿病、感染、股骨头坏死、应激性溃疡等并发症，可导致住院时间延长及增加治疗费用。

■ 多发性硬化患者常合并有其他自身免疫性疾病，若住院期间查出其他合并自身免疫性疾病，如重症肌无力、系统性免疫病等需要治疗者，可增加住院费用或延长住院时间，需转入其他路径。

四、多发性硬化临床路径给药方案

【用药选择】

1. 急性期治疗：急性期激素治疗原则为大剂量、短疗程，不建议小剂量长时间应用。具体方法有两种：①甲泼尼龙 1g/d 开始，静脉滴注，共 3~5 天，如临床神经功能缺损明显恢复可直接停用，如疾病仍进展则转为阶梯减量方法；②病情严重者从 1g/d 开始，静脉滴注 3~4 小时，共 3~5 天，此后剂量阶梯依次减半，每个剂量用 2~3 天，至 120mg 以下，可改为口服 60~80mg，1 次/日，每个剂量 2~3 天，继续阶梯依次减半，直至减停，原则上总疗程不超过 3~4 周。病情较严重者，1g/d 开始，静脉滴注，共 5 天。后改为口服泼尼松，1mg/（kg·d），通常 60mg/d 开始，每 2 天减 10mg，直至减停，原则上总疗程不超过 4 周。

2. 部分患者对甲泼尼龙冲击疗法反应差，可试用静脉注射免疫球蛋白。丙种球蛋白用量是 0.4g/（kg·d），连用 5 天为 1 个疗程。血浆置换治疗的疗效不肯定，一般不作为急性期的常规治疗，仅在急性重症多发性硬化患者或其他方法无效时作为一种可以选择的治疗手段。

3. 复发缓解型多发性硬化及有复发的继发进展型多发性硬化推荐应用干扰素-β，包括 β1a 和 β1b 两种干扰素。尚有经过临床试验证实可以有效预防复发的新型免疫抑制剂包括芬戈莫德、二甲基富马酸、特立氟胺等。其他临床常用的免疫抑制剂包括硫唑嘌呤、环磷酰胺、氨甲蝶呤、环孢素A、他克莫司、吗替麦考酚酯、来氟米特等。建议从小剂量开始，逐渐增加剂量，用药期间需严密监测血常规、肝肾功能等。

4. 对症治疗：可应用卡马西平、加巴喷丁、巴氯芬等治疗痛性痉挛；阿米替林、普瑞巴林等药物治疗慢性疼痛和感觉异常；氟西汀、盐酸帕罗西汀等治疗抑郁状态；金刚烷胺治疗疲劳；抗胆碱酯酶药物治疗认知功能下降。

【药学提示】

1. 应注意大剂量甲泼尼龙冲击，每次静脉滴注应持续 3 ~ 4 小时。

2. 在应用激素前要询问结核病史或接触史，必要时行结核菌素试验以决定是否保护性抗结核治疗。也要询问特殊的感染史，如真菌、乙型肝炎、丙型肝炎、梅毒、人类免疫缺陷病毒等，并采取相应的保护性措施。其他激素不良反应可参阅参考文献。

【注意事项】

血浆置换与静脉滴注大剂量免疫球蛋白合用时需注意时机，一般静脉滴注大剂量免疫球蛋白使用后 3 周内不进行血浆置换治疗。

五、推荐表单

(一) 医师表单

多发性硬化临床路径医师表单

适用对象：第一诊断为多发性硬化 (ICD-10：G35.01)

患者姓名：	性别： 年龄： 门诊号：	住院号：
住院日期： 年 月 日	出院日期： 年 月 日	标准住院日：14 ~ 28 天

时间	住院第 1 天	住院第 2 天	住院第 3 天
主要诊疗工作	□ 询问病史，体格检查 □ 查看既往辅助检查：头颅或脊髓 MRI □ 医患沟通 □ 完善检查 □ 确定药物治疗方案 □ 完成首次病程记录和病历记录	□ 上级医师查房，完成上级医师查房记录 □ 实施检查项目并追踪检查结果 □ 请康复治疗师会诊，确定康复治疗方案 □ 向家属交代激素等药物治疗的利弊并开始治疗	□ 上级医师查房，完成上级医师查房记录 □ 告知患者激素等药物治疗后的反应 □ 神经康复治疗
重点医嘱	长期医嘱： □ 神经科护理常规 □ 一 ~ 二级护理 □ 饮食 □ B 族维生素 临时医嘱： □ 血常规、尿常规、便常规 □ 血肝肾功能、电解质、血糖、感染性疾病筛查 □ 头颅及（或）脊髓 MRI+增强 □ 诱发电位 □ 根据具体情况可选择：抗核抗体、ENA、类风湿因子、甲状腺功能及抗体、脑白质病六项、水通道蛋白、其他自身免疫疾病指标	长期医嘱： □ 神经科护理常规 □ 一 ~ 二级护理 □ 饮食 □ 激素冲击治疗 □ B 族维生素 □ 激素辅助用药：补钙、补钾、抑酸 临时医嘱： □ 腰椎穿刺：脑脊液检查（常规、生化、寡克隆区带等） □ 眼科会诊：查视力、视野、眼底、OCT	长期医嘱： □ 神经科护理常规 □ 一 ~ 二级护理 □ 饮食 □ 激素冲击治疗 □ B 族维生素 □ 激素辅助用药：补钙、补钾、抑酸 临时医嘱： □ 根据患者全身状况决定检查项目
主要护理工作	□ 观察患者一般状况 □ 营养状况 □ 肢体、吞咽功能评价 □ 患者宣教	□ 观察患者一般状况 □ 口腔护理 □ 下肢瘫痪者翻身、穿弹力袜 □ 吞咽困难者下鼻饲	□ 观察患者一般状况 □ 观察有无压疮、肺部感染等
病情变异记录	□ 无 □ 有，原因： 1. 2.	□ 无 □ 有，原因： 1. 2.	□ 无 □ 有，原因： 1. 2.
医师签名			

时间	住院第 4~12 天	住院第 13~27 天	住院第 14~28 天 （出院日）
主要诊疗工作	□ 三级医师查房 □ 评估患者治疗效果 □ 神经康复治疗	□ 通知患者及其家属明天出院 □ 向患者交代出院后注意事项，预约复诊日期 □ 如果患者不能出院，在病程记录中说明原因和继续治疗的方案	□ 向患者交代出院注意事项 □ 通知出院处 □ 开出院诊断书 □ 完成出院记录 □ 告知出院后激素减量方案及相关免疫抑制剂治疗方案
重点医嘱	**长期医嘱：** □ 神经科护理常规 □ 一~二级护理 □ 饮食 □ 调整激素用量 □ B 族维生素 □ 激素辅助用药：补钙、补钾、抑酸 □ 干扰素-β 或免疫抑制剂（既往患者复发频繁时） **临时医嘱：** □ 复查血常规及血生化	**临时医嘱：** □ 调整激素剂量 □ 辅助用药 □ 复查血常规及血生化 □ 通知明日出院	**出院医嘱：** □ 出院带药 □ 门诊随诊
主要护理工作	□ 观察患者一般状况 □ 观察有无压疮、肺部感染等并发症	□ 特殊护理指导 □ 告知复诊时间和地点 □ 交代常见的药物不良反应，嘱其定期门诊复诊等	□ 出院带药服用指导 □ 特殊护理指导 □ 告知复诊时间和地点 □ 交代常见的药物不良反应，嘱其定期门诊复诊
病情变异记录	□ 无　□ 有，原因： 1. 2.	□ 无　□ 有，原因： 1. 2.	□ 无　□ 有，原因： 1. 2.
医师签名			

（二）护士表单

多发性硬化临床路径护士表单

适用对象：第一诊断为多发性硬化（ICD-10：G35.01）

患者姓名：	性别：　年龄：　住院号：	·
住院日期：　年　月　日	出院日期：　年　月　日	标准住院日：2~4周

时间	住院第1天	住院第2天	住院第3天
健康宣教	□ 介绍主管医师、责任护士 □ 介绍医院内相关制度 □ 介绍环境、设施 □ 介绍住院注意事项 □ 介绍疾病知识 □ 告知检查、实验室检查的目的及注意事项 □ 告知腰椎穿刺的目的及配合注意事项 □ 指导吞咽困难患者进食方法	□ 针对疾病及既往病史进行健康宣教 □ 使用药物（皮质激素、干扰素-β）作用、不良反应及注意事项的宣教 □ 查询检查、实验室检查预约时间，做检查前宣教 □ 相应症状（如视力下降、肢体肌力减退、感觉障碍、吞咽困难、尿便障碍等）注意事项宣教 □ 预防感染的指导 □ 康复锻炼的指导	□ 告知检查后注意事项 □ 告知检查后饮食、体位要求 □ 告知视力下降患者活动时注意安全，防止外伤 □ 告知感觉障碍患者禁用热水袋，防止烫伤
护理处置	□ 核对患者，佩戴腕带 □ 建立入院护理病历 □ 卫生处置：剃须、剪指（趾）甲、沐浴，更换病号服，随身携带物品放置	□ 协助完善相关检查，做好解释说明 □ 根据病情测量生命体征 □ 遵医嘱完成治疗及用药	□ 协助完善相关检查，做好解释说明 □ 遵医嘱完成治疗及用药 □ 观察药物的疗效及不良反应
基础护理	□ 二级护理（生活不能自理患者予以一级护理） □ 晨、晚间护理 □ 心理护理	□ 二级护理（生活不能自理患者予以一级护理） □ 晨、晚间护理 □ 患者安全管理 □ 心理护理 □ 瘫痪患者定时翻身，摆肢体功能位，必要时穿弹力袜	□ 二级护理（生活不能自理患者予以一级护理） □ 晨、晚间护理 □ 患者安全管理 □ 心理护理 □ 瘫痪患者定时翻身，摆肢体功能位，必要时穿弹力袜
专科护理	□ 评价视力情况、肢体肌力、吞咽功能、营养状况，吞咽困难放置胃管，排尿障碍放置尿管 □ 观察病情变化 □ 填写防范跌倒/坠床及压疮记录表（需要时） □ 请家属陪伴（需要时）	□ 观察病情变化 □ 气道护理 □ 管路护理（胃管、尿管） □ 皮肤护理（压疮护理，必要时填写防范压疮记录表） □ 并发症护理（深静脉血栓、压疮、感染等） □ 饮食指导（必要时鼻饲）	□ 管路护理（鼻饲管、尿管） □ 皮肤护理（压疮护理） □ 并发症护理（深静脉血栓、压疮、感染等） □ 康复锻炼 □ 饮食指导
重点医嘱	□ 详见医嘱执行单	□ 详见医嘱执行单	□ 详见医嘱执行单

时间	住院第 1 天	住院第 2 天	住院第 3 天
病情 变异 记录	□无　□有，原因： 1. 2.	□无　□有，原因： 1. 2.	□无　□有，原因： 1. 2.
签名 执行 时间			

时间	住院第 4~12 天	住院第 13~27 天	住院第 14~28 天（出院日）
健康宣教	□ 告知瘫痪患者康复锻炼注意事项 □ 告知鼻饲患者训练吞咽功能注意事项 □ 告知尿便障碍患者锻炼膀胱功能注意事项 □ 评价以前宣教效果，及时补充内容	□ 康复锻炼的安全指导 □ 告知拔除胃管后经口进食注意事项 □ 告知拔除尿管后注意事项，密切观察是否自行排尿，如不能及时排尿，其他物理方法无效后需重置尿管	□ 指导办理出院手续 □ 出院带药服药指导，告知出院后激素减量方案及 β-干扰素治疗方案 □ 注意休息、避免外伤、劳累、情绪波动、感冒、感染等诱发因素，预防复发 □ 定时复查
护理处置	□ 协助完善相关检查，做好解释说明 □ 遵医嘱完成治疗及用药 □ 观察药物的疗效及不良反应	□ 协助完善相关检查，做好解释说明 □ 遵医嘱完成用药 □ 观察药物的疗效及不良反应	□ 办理出院手续 □ 完成出院记录
基础护理	□ 二级护理（生活不能自理患者予以一级护理） □ 晨、晚间护理 □ 患者安全管理 □ 心理护理 □ 瘫痪患者定时翻身，摆肢体功能位，必要时穿弹力袜	□ 二级护理（生活不能自理患者予以一级护理） □ 晨、晚间护理 □ 患者安全管理 □ 心理护理 □ 瘫痪患者定时翻身，摆肢体功能位，必要时穿弹力袜	□ 二级护理 □ 指导生活护理 □ 患者安全管理
专科护理	□ 管路护理（鼻饲管、尿管） □ 皮肤护理（压疮） □ 并发症护理（深静脉血栓、压疮、感染等） □ 经口进食，训练吞咽功能 □ 定时夹闭尿管，锻炼膀胱功能 □ 康复锻炼	□ 皮肤护理（压疮） □ 指导经口进食 □ 物理方法诱导排尿 □ 康复锻炼	□ 饮食指导 □ 康复锻炼
重点医嘱	□ 详见医嘱执行单	□ 详见医嘱执行单	□ 详见医嘱执行单
病情变异记录	□ 无 □ 有，原因： 1. 2.	□ 无 □ 有，原因： 1. 2.	□ 无 □ 有，原因： 1. 2.
签名执行时间			

（三）患者表单

多发性硬化临床路径患者表单

适用对象：第一诊断为多发性硬化（ICD-10：G35.01）

患者姓名：	性别：　　年龄：　　住院号：	
住院日期：　　年　月　日	出院日期：　　年　月　日	标准住院日：2~4 周

时间	入院	住院	出院
医患配合	□ 询问病史，体格检查 □ 配合医师询问现病史、既往病史、用药情况，收集资料并进行体格检查 □ 接受检查、实验室检查目的及注意事项的宣教 □ 接受腰椎穿刺目的及配合注意事项的宣教 □ 交代病情 □ 开实验室检查单及相关检查单	□ 上级医师查房 □ 介绍病情、治疗方案 □ 介绍用药作用、不良反应 □ 必要时相应科室会诊 □ 评价神经功能状态	□ 交代出院后注意事项，预约复诊日期 □ 介绍出院后注意事项，出院后治疗及家庭保健 □ 介绍出院后用药注意事项 □ 办理出院手续，出院
护患配合	□ 配合测量体温、脉搏、呼吸、血压、体重，查体 □ 配合完成入院护理评估 □ 接受入院宣教 □ 接受卫生处置：剃须、剪指（趾）甲、洗澡，更换病号服 □ 接受进食、进水、排便、活动等生活护理 □ 遵医嘱采取功能位 □ 配合夹闭尿管，锻炼膀胱功能 □ 瘫痪患者接受 q3h 翻身，穿弹力袜，摆肢体功能位 □ 如有不适请告知护士	□ 配合完成治疗及用药 □ 配合测量体温、脉搏、呼吸、血压，查体，每日询问大便 □ 接受卫生处置：剃须、剪指（趾）甲，保证六洁到位 □ 配合遵守医院制度 □ 接受进食、进水、排便等生活护理 □ 瘫痪患者配合进行康复锻炼 □ 注意安全，避免坠床、跌倒 □ 接受输液、皮下注射、肌内注射、口服药物等治疗 □ 接受拔除尿管后注意事项宣教 □ 如有不适请告知护士	□ 办理出院手续 □ 出院用药指导 □ 活动与休息指导 □ 饮食指导 □ 出现不适症状及时就诊 □ 遵医嘱定期复诊
饮食	□ 遵医嘱 □ 低盐低脂 □ 糖尿病	□ 遵医嘱 □ 低盐低脂 □ 糖尿病	□ 遵医嘱 □ 低盐低脂 □ 糖尿病
排泄	□ 必要时计尿量 □ 告知大便次数	□ 必要时计尿量 □ 告知大便次数	□ 导尿或正常大小便 □ 避免便秘
活动	□ 卧床休息 □ 遵医嘱	□ 卧床休息 □ 遵医嘱	□ 卧床或适度活动，避免疲劳

附：原表单（2010 年版）

多发性硬化临床路径表单

适用对象：第一诊断为多发性硬化（ICD-10：G35.01）
行激素冲击治疗

| 患者姓名： | 性别： | 年龄： | 门诊号： | 住院号： |
| 住院日期：　年　月　日 | 出院日期：　年　月　日 | 标准住院日：2~4 周 |

时间	住院第 1 天	住院第 2 天	住院第 3 天
主要诊疗工作	□ 询问病史，体格检查 □ 查看既往辅助检查：脑 CT 或 MRI □ 医患沟通 □ 完善检查 □ EDSS 评分 □ 确定药物治疗方案 □ 完成首次病程记录和病历记录 □ 反复多次发作者可联用其他免疫抑制剂（释义：包括干扰素-β）	□ 上级医师查房，完成上级医师查房记录 □ 实施检查项目并追踪检查结果 □ 请康复治疗师会诊，确定康复治疗方案 □ 向家属交代激素治疗的利弊并开始激素治疗	□ 上级医师查房，完成上级医师查房记录 □ 告知患者激素治疗后的反应 □ 神经康复治疗
重点医嘱	长期医嘱： □ 神经科护理常规 □ 二级护理 □ 饮食 □ 其他免疫抑制剂（释义：包括干扰素-β）（必要时） 临时医嘱： □ 血常规、尿常规、便常规 □ 肝肾功能、电解质、血糖、抗链球菌溶血素 O、抗核抗体、ENA、类风湿因子、甲状腺功能、感染性疾病筛查 □ 腰椎穿刺：脑脊液常规、生化、寡克隆区带、24 小时 IgG 合成率 □ 脑和（或）脊髓 MRI+强化 □ 诱发电位、EDSS 评分 □ 根据具体情况可选择：血淋巴细胞亚群分析、其他自身免疫疾病指标、嗜铬细胞瘤指标	长期医嘱： □ 神经科护理常规 □ 二级护理 □ 饮食 临时医嘱： □ 腰椎穿刺：脑脊液检查 □ 眼科会诊：查视力、视野、眼底 □ 激素冲击治疗	长期医嘱： □ 神经科护理常规 □ 二级护理 □ 饮食 临时医嘱： □ 激素冲击治疗 □ 辅助用药 □ 根据患者全身状况决定检查项目
主要护理工作	□ 观察患者一般状况 □ 营养状况 □ 肢体、吞咽功能评价 □ 患者宣教	□ 观察患者一般状况 □ 口腔护理 □ 下肢瘫痪者翻身、穿弹力袜 □ 吞咽困难者置鼻饲管	□ 观察患者一般状况 □ 观察有无压疮、肺部感染等

续　表

时间	住院第 1 天	住院第 2 天	住院第 3 天
病情 变异 记录	□无　□有，原因： 1. 2.	□无　□有，原因： 1. 2.	□无　□有，原因： 1. 2.
护士 签名			
医师 签名			

时间	住院第 4～12 天	住院第 13～27 天	住院第 14～28 天 （出院日）
主要诊疗工作	□ 三级医师查房 □ 评估患者治疗效果 □ EDSS 评分 □ 神经康复治疗	□ 通知患者及其家属明天出院 □ 向患者交代出院后注意事项，预约复诊日期 □ 如果患者不能出院，在病程记录中说明原因和继续治疗的方案	□ 向患者交代出院注意事项 □ 通知出院处 □ 开出院诊断书 □ 完成出院记录 □ 告知出院后激素减量方案及相关免疫抑制剂治疗方案
重点医嘱	长期医嘱： □ 神经科护理常规 □ 二级护理 □ 饮食 临时医嘱： □ 按《共识》调整激素剂量 □ 辅助用药 □ 复查血常规及血生化	临时医嘱： □ 调整激素剂量 □ 辅助用药 □ 复查血常规及血生化 □ 通知明日出院	出院医嘱： □ 出院带药 □ 门诊随诊
主要护理工作	□ 观察患者一般状况 □ 观察有无压疮、肺部感染等并发症	□ 特殊护理指导 □ 告知复诊时间和地点 □ 交代常用药物不良反应，嘱其定期门诊复诊等	□ 出院带药服用指导 □ 特殊护理指导 □ 告知复诊时间和地点 □ 交代常用药物不良反应，嘱其定期门诊复诊
病情变异记录	□ 无 □ 有，原因： 1. 2.	□ 无 □ 有，原因： 1. 2.	□ 无 □ 有，原因： 1. 2.
护士签名			
医师签名			

第十八章

吉兰-巴雷综合征临床路径释义

一、吉兰-巴雷综合征编码

疾病名称及编码：吉兰-巴雷综合征（ICD-10：G61.0）

二、临床路径检索方法

G61.0

三、吉兰-巴雷综合征临床路径标准住院流程

（一）适用对象

第一诊断为吉兰-巴雷综合征（ICD-10：G61.0）。

> **释义**
>
> ■ 吉兰-巴雷综合征（Guillain-Barre syndrome，GBS）是一类免疫介导的急性炎性周围神经病。临床特征为急性起病，临床症状多2周左右达到高峰，表现为多发神经根及周围神经损害，常有脑脊液蛋白-细胞分离现象，多呈单时相自限性病程，静脉注射免疫球蛋白（intravenous immunoglobulin，IVIg）和血浆置换（PE）治疗有效。该病包括急性炎性脱髓鞘性多发神经根神经病（acute inflammatory demyelinating polyneuropathie，AIDP）、急性运动轴索性神经病（acute motor axonal neuropathy，AMAN）、急性运动感觉轴索性神经病（acute motor-sensory axonal neuropathy，AMSAN）、米-费综合征（Miller-Fisher syndrome，MFS）、急性泛自主神经病（acute lmnauMnomic neuropathy）和急性感觉神经病（acute sensory neuropathy，ASN）等亚型。

（二）诊断依据

根据《中国吉兰-巴雷综合征诊治指南》〔中华医学会神经病学分会，中华神经科杂志，2010，43（8）：583-586〕。

1. 起病形式：常有前驱感染史，呈急性起病，进行性加重，多在2周左右达高峰。
2. 临床症状和体征：对称性肢体和延髓支配肌肉、面部肌肉无力，重症者可有呼吸肌无力，四肢腱反射减低或消失，或者感觉和自主神经功能障碍。
3. 辅助检查：脑脊液出现蛋白-细胞分离现象。
4. 电生理检查：依临床亚型的不同，可出现节段性脱髓鞘、轴索损害。
5. 病程有自限性。

释义

■ 发病前常有腹泻和上呼吸道感染的前驱感染史或疫苗接种、手术、器官移植病史。

■ 蛋白-细胞分离现象：多数患者在发病几天内蛋白含量正常，2~4周内脑脊液蛋白不同程度升高，但较少>1.0g/L，白细胞计数一般<10×10^6/L。

■ AIDP的神经电生理诊断标准：（1）运动神经传导：至少有2根运动神经存在下述参数中的至少1项异常：①远端潜伏期较正常值延长25%以上；②运动神经传导速度较正常值减慢20%以上；③F波潜伏期较正常值延长20%以上和（或）出现率下降等；④运动神经部分传导阻滞：周围神经近端与远端比较，复合肌肉动作电位（compound muscle action potential，CMAP）负相波波幅下降20%以上，时限增宽<15%；⑤异常波形离散：周围神经近端与远端比较，CMAP负相波时限增宽15%以上。（2）感觉神经传导：一般正常，但异常时不能排除诊断。（3）针电极肌电图：单纯脱髓鞘病变肌电图通常正常，如果继发轴索损害，在发病10天至2周后肌电图可出现异常自发电位。

■ AMAN神经电生理诊断标准：（1）运动神经传导：①远端刺激时CMAP波幅较正常值下限下降20%以上，严重时引不出CMAP波形，2~4周后重复测定CMAP波幅无改善。②除嵌压性周围神经病常见受累部位的异常外，所有测定神经均不符合AIDP标准中脱髓鞘的电生理改变（至少测定3条神经）。（2）感觉神经传导测定：通常正常。（3）针电极肌电图：早期即可见运动单位募集减少，发病1~2周后，肌电图可见大量异常自发电位，此后随神经再生则出现运动单位电位的时限增宽、波幅增高、多相波增多。

■ AMSAN神经电生理诊断标准：除感觉神经传导测定可见感觉神经动作电位波幅下降或无法引出波形外，其他同AMAN。

■ MFS神经电生理诊断：感觉神经传导测定可见动作电位波幅下降，传导速度减慢，脑神经受累者可出现面神经CMAP波幅下降，瞬目反射可见R1、R2潜伏期延长或波形消失。运动神经传导和肌电图一般无异常。

■ 急性泛自主神经病诊断标准：①急性发病，快速进展，多在2周左右达高峰。②广泛的交感神经和副交感神经功能障碍，不伴或伴有轻微肢体无力和感觉异常。③可出现脑脊液蛋白-细胞分离现象。④病程呈自限性。⑤排除其他病因。

■ 注意排除引起快速进展性肢体无力的疾病，如脊髓炎、急性起病的CIDP、莱姆病、卟啉病、肉毒中毒、多发性肌炎等。

（三）治疗方案的选择

根据《中国吉兰-巴雷综合征诊治指南》［中华医学会神经病学分会，中华神经科杂志，2010，43（8）：583-586］。

1. 一般治疗：检测患者生命体征，注意呼吸功能管理，必要时机械辅助通气，加强护理及营养支持。

2. 免疫治疗：

（1）免疫球蛋白静脉注射。

（2）血浆置换。

（3）皮质类固醇激素：根据具体情况选用。

3. 神经营养药物。

4. 对症治疗及预防并发症。

5. 康复治疗。

> **释义**
>
> ■静脉注射免疫球蛋白：人血免疫球蛋白，400mg/（kg·d），静脉滴注，连续3~5天。
>
> ■血浆置换：每次血浆置换量为30~50ml/kg，在1~2周内进行3~5次。
>
> ■一般不推荐血浆置换和静脉注射免疫球蛋白联合应用。
>
> ■在合并有肺部或其他部位感染者，可选用抗菌药物，但应避免预防性应用抗菌药物。
>
> ■对出现呼吸肌受累者，应该严密观察，如有明显的呼吸困难，肺活量明显降低（如PVC<15ml/kg），血氧分压明显降低，应尽早进行气管插管，进行机械辅助呼吸。
>
> ■肢体的主动和被动锻炼，应尽早开始，防止深静脉血栓或压疮等并发症。

（四）标准住院日为14~28天

（五）进入路径标准

1. 第一诊断必须符合ICD-10：G61.0吉兰-巴雷综合征疾病编码。

2. 当患者同时具有其他疾病诊断，但在住院期间不需要特殊处理也不影响第一诊断的临床路径流程实施时，可以进入路径。

（六）住院期间检查项目

1. 必需的检查项目：

（1）血常规、尿常规、便常规。

（2）肝肾功能、电解质、血糖、红细胞沉降率、血气分析、感染性疾病筛查（乙型肝炎、丙型肝炎、梅毒、艾滋病等）。

（3）心电图、X线胸片。

（4）肌电图+神经传导速度+F波、H反射。

（5）腰椎穿刺：脑脊液常规、生化、细胞学检查。

2. 有条件可行的检查：自身免疫指标、抗神经节苷脂抗体（GM1抗体）、空肠弯曲菌抗体检测。

> **释义**
>
> ■神经电生理检查主要根据运动神经传导测定，提示周围神经存在脱髓鞘性或轴索性病变，在非嵌压部位出现传导阻滞或异常波形离散对诊断脱髓鞘病变更有价值。通常选择一侧正中神经、尺神经、胫神经和腓总神经进行测定。神经电生理检测结果必须与临床相结合进行解释。电生理改变的程度与疾病严重程度相关，在病程的不同阶段电生理改变特点也会有所不同。
>
> ■根据临床情况，开列检查排除脊髓炎、莱姆病、卟啉病、神经根肿瘤浸润、肉毒中毒、多发性肌炎。

（七）选择用药

1. 免疫球蛋白静脉滴注。
2. 血浆置换。
3. 大剂量甲泼尼龙冲击（慎重选择）。
4. 对症治疗和防治并发症的相关药物。

> **释义**
>
> ■ 血浆置换的禁忌证主要是严重感染、心律失常、心功能不全、凝血系统疾病等，其不良反应为血流动力学改变可能造成血压变化、心律失常，使用中心导管引发气胸和出血以及可能合并败血症。
>
> ■ 免疫球蛋白静脉滴注：IgA 缺乏症、充血性心力衰竭、慢性肾衰竭应该慎用。

（八）出院标准

1. 神经功能缺损表现有所好转或基本恢复，病情平稳。
2. 无严重并发症或并发症得到有效控制。

（九）变异及原因分析

1. 住院期间合并感染（肺部、泌尿系、肠道等）或其他严重并发症，导致住院时间延长、费用增加。
2. 患者可能出现呼吸肌麻痹，需要呼吸机辅助呼吸，导致住院时间延长、费用增加。

四、吉兰-巴雷综合征给药方案

【用药选择】

1. 免疫球蛋白静脉注射：成人剂量 0.4g/（kg·d），连续使用 5 天。根据治疗后功能恢复情况，可与 2~4 周后使用第 2 周期免疫球蛋白。
2. 血浆置换：直接去除血浆中致病因子如抗体、补体等，每次交换以 40ml/kg 体重或者 1~1.5 倍血浆容量计算，病情较轻者每周 2 次，中至重度患者每周可考虑 4 次。

【药学提示】

1. 免疫球蛋白静脉注射：主要不良反应为蛋白过敏、发热面红。先天性 IgA 缺乏患者禁用，偶有无菌性脑膜炎、肾衰竭、脑梗死的报道。
2. 血浆置换：主要不良反应为血流动力学改变可能造成血压变化、心律失常，使用中心导管引发气胸和出血以及可能并发败血症。

【注意事项】

1. 询问病史是否存在先天性 IgA 缺乏。
2. 严重感染、心律失常、心功能不全和凝血功能障碍患者禁忌使用血浆置换。

五、推荐表单

(一) 医师表单

吉兰-巴雷综合征临床路径医师表单

适用对象：第一诊断为吉兰-巴雷综合征 (ICD-10：G61.0)

患者姓名：	性别： 年龄： 门诊号：	住院号：
住院日期： 年 月 日	出院日期： 年 月 日	住院天数：14～28 天

时间	住院第 1 天	住院第 2 天	住院第 3～5 天
主要诊疗工作	□ 询问病史及体格检查 □ 有呼吸肌麻痹者及时气管插管接呼吸机 □ 完善辅助检查 □ 评估既往肌电图结果及腰椎穿刺等结果 (病程短于 1 周、腰椎穿刺正常者应复查) □ 上级医师查房，初步确定治疗方案 (有无呼吸肌麻痹) □ 向患者及其家属告知病情、检查结果及治疗方案，签署病重通知、腰椎穿刺检查和应用免疫球蛋白的知情同意书 □ 完成首次病程记录等病历书写 □ 主任医师查房，明确诊断，指导治疗 □ 完成上级医师查房记录 □ 必要时向患者及家属介绍病情变化及相关检查结果 □ 病情稳定者请康复科评估，并制订康复计划	□ 主管医师查房 □ 书写病程记录 □ 继续观察病情变化，并及时与患者家属沟通 □ 患者复查抽血项目中异常的检查 □ 根据体温、X 线胸片、肺部检查情况及痰培养结果，确定是否加用抗菌药物及种类 (有呼吸肌麻痹)	□ 上级医师查房 □ 根据患者病情调整治疗方案和检查项目 □ 完成上级医师查房记录 □ 向患者及家属介绍病情及相关检查结果 □ 相关科室会诊 □ 病情稳定者请康复科评估，并制订康复计划

续　表

时间	住院第 1 天	住院第 2 天	住院第 3~5 天
重点医嘱	**长期医嘱：（无呼吸肌麻痹）** □ 神经科护理常规 □ 一级护理 □ 饮食 □ 用药依据病情下达 **临时医嘱：** □ 血常规、尿常规、便常规 □ 肝肾功能、电解质、血糖、红细胞沉降率、血气分析、肿瘤全项、免疫五项+风湿三项、感染性疾病筛查 □ 心电图、X 线胸片 □ 肌电图+神经传导速度+F 波、H 反射 □ 腰椎穿刺：脑脊液常规、生化、涂片找菌、脑脊液免疫球蛋白、穿刺细胞学病理检查 □ 免疫球蛋白静脉注射 □ 或血浆置换 **长期医嘱：（有呼吸肌麻痹）** □ 神经科护理常规 □ 特级护理 □ 告病危 □ 气管插管 □ 呼吸机辅助呼吸 □ 心电、血压、呼吸、SpO_2 监测 □ 口腔护理，气管插管护理 □ 深静脉置管术后护理 □ 饮食：鼻饲饮食 □ 记出入量 □ 留置导尿 □ 用药依据病情下达 **临时医嘱：** □ 同无呼吸肌麻痹患者 □ 深部吸痰进行痰培养及药敏试验 □ 免疫球蛋白静脉注射 □ 或血浆置换	**长期医嘱：** □ 根据有无呼吸肌受累同第 1 天 □ 用药依据病情下达 **临时医嘱：** □ 免疫球蛋白静脉注射 □ 或血浆置换 **有呼吸肌麻痹** □ 痰培养 □ 查血气 □ 内科会诊 □ 调整呼吸机参数	**长期医嘱：** □ 根据有无呼吸肌受累同第 1 天 □ 用药依据病情下达 **临时医嘱：** □ 免疫球蛋白静脉注射 □ 或血浆置换 □ 请康复科会诊 **有呼吸肌麻痹** □ 气管切开 □ 痰培养 □ 查血气 □ 调整呼吸机参数
病情变异记录	□ 无　□ 有，原因： 1. 2.	□ 无　□ 有，原因： 1. 2.	□ 无　□ 有，原因： 1. 2.
医师签名			

时间	住院第 6~12 天	住院第 13~27 天	住院第 14~28 天（出院日）
主要诊疗工作	□ 三级医师查房、肌力评估 □ 根据患者具体病情调整治疗方案和检查项目 □ 完成上级医师查房记录 □ 向患者及家属介绍病情及相关检查结果 □ 相关科室会诊 □ 复查结果异常的实验室检查检查 □ 康复治疗	□ 主管医师查房、了解患者治疗反应、肌力评估 □ 通知患者及其家属明天出院 □ 向患者交代出院后注意事项，预约复诊日期 □ 如果患者不能出院，在病程记录中说明原因和继续治疗的方案	□ 开出院诊断书 □ 完成出院记录 □ 告知出院后注意事项及治疗方案
重点医嘱	**长期医嘱：** □ 根据有无呼吸肌受累同第 1 天 □ 用药依据病情下达 **临时医嘱：** □ 血浆置换 □ 复查异常实验室检查项目 **有呼吸肌麻痹** □ 痰培养 □ 查血气 □ 调整呼吸机参数 □ 适时脱机拔管	**长期医嘱：** □ 依据病情下达 **临时医嘱：** □ 血浆置换 □ 通知明日出院 **有呼吸肌麻痹** □ 痰培养 □ 查血气 □ 调整呼吸机参数 □ 适时脱机拔管	□ 出院带药 □ 门诊预约
病情变异记录	□ 无 □ 有，原因： 1. 2.	□ 无 □ 有，原因： 1. 2.	□ 无 □ 有，原因： 1. 2.
医师签名			

（二）护士表单

吉兰-巴雷综合征临床路径护士表单

适用对象：第一诊断为吉兰-巴雷综合征（ICD-10：G61.0）

患者姓名：	性别： 年龄： 门诊号：	住院号：
住院日期： 年 月 日	出院日期： 年 月 日	住院天数：14~28 天

时间	住院第 1 天	住院第 2 天	住院第 3~5 天
健康宣教	□ 入院宣教 介绍主管医师、护士 介绍环境、设施 介绍住院注意事项 介绍探视和陪伴制度 介绍贵重物品制度	□ 药物宣教 □ 各种检查的宣教 □ 呼吸道管理宣教 □ 压疮防范宣教	□ 危险因素宣教 □ 告知饮食 □ 给予患者及家属心理支持 □ 再次明确探视陪伴须知
护理处置	□ 核对患者，佩戴腕带 □ 建立入院护理病历 □ 协助患者留取各种标本 □ 测量体重	□ 协助患者留取各种标本 □ 各种检查前准备	□ 协助患者留取各种标本 □ 各种检查前准备
基础护理	□ 一级护理 晨、晚间护理 患者安全管理 □ 呼吸道管理 □ 呼吸肌受累者，机械通气管理	□ 一级护理 晨、晚间护理 患者安全管理 □ 呼吸道管理 □ 呼吸肌受累者，机械通气管理	□ 一级护理 晨、晚间护理 患者安全管理 □ 呼吸道管理 □ 呼吸肌受累者，机械通气管理
专科护理	□ 护理查体 □ 遵医嘱予药物治疗 □ 肢体、呼吸功能评价 □ 生命体征的观察 □ 营养状态、压疮评估 □ 需要时，请家属陪伴 □ 确定饮食种类 □ 心理护理	□ 遵医嘱予药物治疗 □ 病情观察 肢体、呼吸功能评价 生命体征的观察 □ 压疮评估防范 □ 遵医嘱完成相关检查 □ 心理护理	□ 遵医嘱予药物治疗 □ 病情观察 肢体、呼吸功能评价 生命体征的观察 □ 压疮评估防范 □ 遵医嘱完成相关检查 □ 心理护理
重点医嘱	□ 详见医嘱执行单	□ 详见医嘱执行单	□ 详见医嘱执行单
病情变异记录	□ 无 □ 有，原因： 1. 2.	□ 无 □ 有，原因： 1. 2.	□ 无 □ 有，原因： 1. 2.
护士签名			

时间	住院第 6 ~ 13 天	住院第 14 ~ 28 天 （出院日）
健康宣教	□ 药物作用及频率 　饮食、活动指导	□ 出院宣教 　复查时间 　服药方法 　活动休息 　指导饮食 　指导办理出院手续
护理处置	□ 遵医嘱完成相关检查	□ 办理出院手续 　书写出院小结
基础护理	□ 二级护理 □ 晨、晚间护理 □ 患者安全管理 □ 呼吸肌受累者，机械通气管理	□ 三级护理 　晨、晚间护理 　协助或指导进食、进水 　协助或指导活动 　患者安全管理
专科护理	□ 遵医嘱予药物治疗 □ 病情观察 □ 心理护理	□ 病情观察 □ 出院指导 □ 心理护理
重点医嘱	□ 详见医嘱执行单	□ 详见医嘱执行单
病情变异记录	□ 无　□ 有，原因： 1. 2.	□ 无　□ 有，原因： 1. 2.
护士签名		

（三）患者表单

吉兰-巴雷综合征临床路径患者表单

适用对象：第一诊断为吉兰-巴雷综合征（ICD-10：G61.0）

患者姓名：		性别：　　年龄：　　门诊号：	住院号：
住院日期：　　年　月　日		出院日期：　　年　月　日	住院天数：14～28 天

时间	住院第 1 天	住院第 2～13 天	住院 14～28 天
医患配合	□ 配合询问病史、收集资料，请务必详细告知既往史、用药史、过敏史 □ 配合进行体格检查 □ 有任何不适请告知医师	□ 配合完善相关检查、实验室检查，如采血、留尿、腰椎穿刺、心电图、X 线胸片、超声、磁共振和肌电图等 □ 接受药物治疗 □ 医师与患者及家属介绍病情	□ 接受出院前指导 □ 知道复查程序 □ 获取出院诊断书
护患配合	□ 配合测量体温、脉搏、呼吸 3 次、血压 1 次，病情严重者，接受生命体征监护 □ 配合完成入院护理评估（简单询问病史、过敏史、用药史） □ 接受入院宣教（环境介绍、病室规定、订餐制度、贵重物品保管等） □ 接受输液、服药等治疗 □ 呼吸肌受累及者，接受机械通气 □ 配合执行探视和陪伴制度 □ 有任何不适请告知护士	□ 配合测量体温、脉搏、呼吸 3 次，病情严重者，接受生命体征监护 □ 接受各种检查宣教 □ 接受饮食宣教 □ 接受药物宣教 □ 接受输液、服药等治疗 □ 呼吸肌受累及者，接受机械通气 □ 配合执行探视及陪伴制度	□ 接受出院宣教 □ 办理出院手续 □ 获取出院带药 □ 知道服药方法、作用、注意事项 □ 知道复印病历程序
饮食	□ 遵医嘱饮食	□ 遵医嘱饮食	□ 遵医嘱饮食
排泄	□ 正常排尿便 □ 排尿困难，导尿	□ 正常排尿便 □ 排尿困难，导尿	□ 正常排尿便 □ 排尿困难，导尿
活动	□ 正常活动 □ 活动受限者，防止压疮	□ 正常活动 □ 活动受限者，防止压疮	□ 正常活动 □ 活动受限者，防止压疮

附：原表单（2016 年版）

吉兰-巴雷综合征临床路径表单

适用对象：第一诊断为吉兰-巴雷综合征（ICD-10：G61.0）

患者姓名：	性别： 年龄： 门诊号：	住院号：
住院日期： 年 月 日	出院日期： 年 月 日	住院天数：14~28 天

时间	住院第 1 天	
主要诊疗工作	☐ 询问病史及体格检查 ☐ 有呼吸肌麻痹者及时气管插管接呼吸机 ☐ 完善辅助检查 ☐ 评估既往肌电图结果及腰椎穿刺等结果（病程短于 1 周、腰椎穿刺正常者应复查） ☐ 上级医师查房，初步确定治疗方案（有无呼吸肌麻痹） ☐ 向患者及其家属告知病情、检查结果及治疗方案，签署病重通知、腰椎穿刺检查和应用免疫球蛋白的知情同意书 ☐ 完成首次病程记录等病历书写 ☐ 主任医师查房，明确诊断，指导治疗 ☐ 完成上级医师查房记录 ☐ 必要时向患者及家属介绍病情变化及相关检查结果 ☐ 病情稳定者请康复科评估，并制订康复计划	
重点医嘱	**长期医嘱：（无呼吸肌麻痹）** ☐ 神经科护理常规 ☐ 一级护理 ☐ 饮食 ☐ 用药依据病情下达 **临时医嘱：** ☐ 血常规、尿常规、便常规 ☐ 肝肾功能、电解质、血糖、红细胞沉降率、血气分析、肿瘤全项、免疫五项+风湿三项、感染性疾病筛查 ☐ 心电图、X 线胸片 ☐ 肌电图+神经传导速度+F 波、H 反射 ☐ 腰椎穿刺：脑脊液常规、生化、涂片找菌、脑脊液免疫球蛋白、穿刺细胞学病理检查 ☐ 免疫球蛋白静脉注射 ☐ 若无丙种球蛋白或血浆置换条件者行大剂量甲泼尼龙冲击治疗	**长期医嘱：（有呼吸肌麻痹）** ☐ 神经科护理常规 ☐ 特级护理 ☐ 告病危 ☐ 气管插管 ☐ 呼吸机辅助呼吸 ☐ 心电、血压、呼吸、SpO_2 监测 ☐ 口腔护理，气管插管护理 ☐ 深静脉置管术后护理 ☐ 饮食：鼻饲饮食 ☐ 记出入量 ☐ 留置导尿 ☐ 用药依据病情下达 **临时医嘱：** ☐ 同无呼吸肌麻痹患者 ☐ 深部吸痰进行痰培养及药敏试验 ☐ 免疫球蛋白静脉注射 ☐ 若无丙种球蛋白或血浆置换条件者行大剂量甲泼尼龙冲击治疗
主要护理工作	☐ 入院宣教及护理评估 ☐ 正确执行医嘱 ☐ 严密观察患者病情变化	

续　表

时间	住院第 1 天
病情 变异 记录	□无　□有，原因： 1. 2.
护士 签名	
医师 签名	

时间	住院第 2 天	住院第 3~5 天	住院第 6 天
主要诊疗工作	□ 主管医师查房 □ 书写病程记录 □ 继续观察病情变化，并及时与患者家属沟通 □ 患者复查抽血项目中异常的检查 □ 根据体温、X 线胸片、肺部检查情况及痰培养结果，确定是否加用抗菌药物及种类（有呼吸肌麻痹）	□ 上级医师查房 □ 根据患者病情调整治疗方案和检查项目 □ 完成上级医师查房记录 □ 向患者及家属介绍病情及相关检查结果 □ 相关科室会诊 □ 病情稳定者请康复科评估，并制订康复计划 **有呼吸肌麻痹** □ 内科查体，联系外科气管切开	□ 三级医师查房 □ 根据患者病情调整治疗方案和检查项目 □ 肌力评估，神经科查体 □ 完成上级医师查房记录 □ 向患者及家属介绍病情及相关检查结果 □ 相关科室会诊 □ 康复治疗
重点医嘱	**长期医嘱：** □ 根据有无呼吸肌受累同第 1 天 □ 用药依据病情下达 **临时医嘱：** □ 免疫球蛋白静脉注射，无条件者用激素 **有呼吸肌麻痹** □ 痰培养 □ 查血气 □ 内科会诊 □ 调整呼吸机参数	**长期医嘱：** □ 根据有无呼吸肌受累同第 1 天 □ 用药依据病情下达 **临时医嘱：** □ 免疫球蛋白静脉注射，无条件者用激素 □ 请康复科会诊 **有呼吸肌麻痹** □ 气管切开 □ 痰培养 □ 查血气 □ 调整呼吸机参数	**长期医嘱：** □ 根据有无呼吸肌受累同第 1 天 □ 用药依据病情下达 **临时医嘱：** □ 免疫球蛋白静脉注射结束 □ 使用激素治疗者继续激素治疗 **有呼吸肌麻痹** □ 痰培养 □ 查血气 □ 调整呼吸机参数
主要护理工作	□ 观察病情变化同前 □ 按时评估病情，相应护理措施到位 □ 特殊用药护理同前	□ 观察病情变化同前 □ 按时评估病情，相应护理措施到位 □ 特殊用药护理同前	□ 观察病情变化同前 □ 按时评估病情，相应护理措施到位 □ 特殊用药护理同前
病情变异记录	□ 无 □ 有，原因： 1. 2.	□ 无 □ 有，原因： 1. 2.	□ 无 □ 有，原因： 1. 2.
护士签名			
医师签名			

时间	住院第 7 ~ 12 天	住院第 13 ~ 27 天	住院第 14 ~ 28 天 （出院日）
主要诊疗工作	□ 三级医师查房、肌力评估 □ 根据患者具体病情调整治疗方案和检查项目 □ 完成上级医师查房记录 □ 向患者及家属介绍病情及相关检查结果 □ 相关科室会诊 □ 复查结果异常的实验室检查检查 □ 康复治疗	□ 主管医师查房、了解患者治疗反应、肌力评估 □ 通知患者及其家属明天出院 □ 向患者交代出院后注意事项，预约复诊日期 □ 如果患者不能出院，在病程记录中说明原因和继续治疗的方案	□ 再次向患者及家属介绍出院后注意事项 □ 患者办理出院手续
重点医嘱	**长期医嘱：** □ 根据有无呼吸肌受累同第 1 天 □ 用药依据病情下达 **临时医嘱：** □ 调整激素剂量 □ 复查异常实验室检查项目 **有呼吸肌麻痹** □ 痰培养 □ 查血气 □ 调整呼吸机参数 □ 适时脱机拔管	**长期医嘱：** □ 依据病情下达 **临时医嘱：** □ 调整激素剂量 □ 通知明日出院	□ 出院带药
主要护理工作	□ 观察病情变化同前 □ 按时评估病情，相应护理措施到位 □ 特殊用药护理同前	□ 观察病情变化同前 □ 按时评估病情，相应护理措施到位 □ 特殊用药护理同前	□ 出院带药服用指导 □ 特殊护理指导 □ 告知复诊时间和地点 □ 交代常见的药物不良反应，嘱其定期门诊复诊
病情变异记录	□ 无　□ 有，原因： 1. 2.	□ 无　□ 有，原因： 1. 2.	□ 无　□ 有，原因： 1. 2.
护士签名			
医师签名			

第十九章
颅内静脉系统血栓形成临床路径释义

一、颅内静脉系统血栓形成编码

疾病名称及编码：颅内静脉系统血栓形成（ICD-10：I67.6）

二、临床路径检索方法

I67.6

三、颅内静脉系统血栓形成临床路径标准住院流程

（一）适用对象

第一诊断为颅内静脉系统血栓形成（ICD-10：I67.6）。

> 释义
>
> ■ 适用对象编码参见第一部分。
> ■ 本路径适用对象为临床诊断为颅内静脉系统血栓形成的患者，如合并硬脑膜窦动静脉瘘等特殊病因，需进入其他相应路径。

（二）诊断依据

根据《中国颅内静脉系统血栓形成诊断和治疗指南2015》［中华医学会神经病学分会，中华神经科杂志，2015，48（10）：819-829］。
1. 急性或亚急性起病，伴有或不伴有意识障碍。
2. 临床表现多样，主要为颅内压增高、癫痫发作和神经功能缺损。
3. 腰椎穿刺脑脊液压力增高，常规、生化检查能排除其他疾病。
4. 影像学检查提示颅内静脉系统血栓形成。

> 释义
>
> ■ 颅内静脉系统血栓形成（CVST）主要表现为颅内高压和其他全脑损害、局灶性脑损害、痫性发作等。头痛是CVST的最常见症状，约90%的病例可出现头痛，多由颅内高压或颅内出血引起。20%左右的患者因颅内压增高入院时即有意识障碍，入院时昏迷是预后不良的强烈预测因素。认知功能障碍可出现于30%以上的患者，特别是在深部CVST和持续性脑实质受损时。局灶性神经功能缺损是CVST的常见表现，可单侧或双侧，或左右交替出现，包括中枢性运动障碍、感觉缺失、失语或偏盲等，见于40%~60%的患者。部分性或全身性痫性发作有时可作为CVST的唯一表现，40%的患者可有痫性发作，围生期患者甚至高达76%，较动脉性卒中多见。CVST常与硬脑膜动静脉瘘同时存在，其发生率可达39%，血栓多位于动静脉瘘的

附近或引流静脉的下游，窦的回流则多以皮质静脉为主，出现头痛、搏动性耳鸣、颅内出血等表现。

■ 静脉窦血栓患者 CT 平扫的直接征象为与静脉窦位置一致的高密度条带征。单纯皮质静脉血栓患者 CT 扫描直接征象为位于脑表面蛛网膜下腔的条索状或三角形密度增高影。CT 平扫间接征象包括：弥漫的脑组织肿胀（脑回肿胀、脑沟变浅和脑室受压）、静脉性梗死和特征性的脑出血（位于皮质和皮质下脑组织之间、常双侧对称）。增强 CT 呈现典型的 δ 征（中间低密度，周边高密度）。20%～30% 的 CVST 患者头颅 CT 扫描正常，表现为单纯颅内压增高的患者高达 50% 头颅 CT 无异常发现。CTV 具有良好的空间分辨力，可同时显示静脉窦闭塞和窦内血栓。CT 结合 CTV 对静脉窦血栓做出确定诊断，可作为 CVST 疑似患者的首选影像学方法。

■ MRI 和 MRV 可直接显示颅内静脉和静脉窦血栓，以及继发于血栓形成的各种脑实质损害，较 CT 更为敏感和准确，但血栓表现随发病时间不同而变化（表 1），其中又以亚急性期的血栓高信号对 CVST 诊断较为可靠。磁共振磁敏感加权成像（SWI）或 T2 加权梯度回波（T2 * -weighted gradient echo, GRE-T2WI）等序列较 MR 常规序列对显示脑内出血更加敏感，对诊断 CVST 比常规系列成像具有更高的敏感度和特异度。头颅 MRV 可发现相应的静脉窦主干闭塞、皮质静脉显影不良、侧裂静脉等侧支静脉扩张、板障静脉和头皮静脉显像等征象。MRI/MRV 对局部单纯的皮质静脉显示能力较弱，以及不能判断静脉血流方向是其主要不足之处。在 MRV 发现一侧静脉（窦）血流缺失时，并不能判断是由于血栓或是先天闭塞所造成。CEMRV 可作为 MRV 的首选成像方法。

表 1　MRI 显示颅内静脉系统血栓形成的病程演变。

分期	T1WI	T2WI
急性期（1～5 天）	等	低
亚急性期（6～15 天）	高	高
慢性期（>16 天）	低	低

■ DSA 是 CVST 诊断的"金标准"，不是常规检查手段。在 MRI+MRV 等手段诊断不清时，或需要静脉内溶栓或介入取栓治疗时才使用 DSA。DSA 可直接显示静脉/静脉窦部分/完全充盈缺损，动态观察血管内血栓形成的变化，为介入治疗提供客观依据。DSA 是有创性的操作，操作不当（应用高压注射器施行窦内造影等）有导致颅内压增高的风险；DSA 对诊断单纯皮质静脉血栓形成不具优势。

■ 脑脊液检查在明显颅高压的患者应该慎重。脑脊液检查可以明确是否合并颅内压升高，明确是否有颅内感染，从而帮助诊断、了解 CVST 的可能病因并指导治疗。腰椎穿刺检查可明确是否存在颅内高压，且行简单的压颈试验即有助于判断一侧横窦和乙状窦是否受累。

（三）治疗方案的选择。

根据《中国颅内静脉系统血栓形成诊断和治疗指南》[中华医学会神经病学分会，中华神经科杂志，2015，48（10）：819-829]。

1. 抗血栓治疗：

（1）抗凝：首选抗凝治疗，可选用普通肝素/低分子肝素或华法林（每日监测 APTT、INR）。

（2）溶栓：足量抗凝治疗无效且无禁忌证时，可考虑局部溶栓治疗，可选择尿激酶或 rtPA。

2. 病因治疗。

3. 对症治疗：

（1）降低颅内压。

（2）控制体温。

（3）防治癫痫。

（4）维持水电解质平衡。

（5）治疗感染。

（6）营养支持。

> **释义**
>
> ■ 颅内静脉系统血栓形成首选抗凝治疗。合并少量颅内出血和颅内压升高并不是抗凝治疗的禁忌证。早期诊断和早期抗凝治疗是改善预后的关键。
>
> ■ 有10%左右患者在抗凝治疗的基础上预后不佳，需要溶栓或介入治疗。对于已有颅内出血或其他方法治疗无效的急性或亚急性 CVST 患者，经导管机械取栓术可以作为一种可供选择的治疗方法。
>
> ■ 对于感染性血栓，应及时、足量、足疗程使用敏感抗菌药物治疗。
>
> ■ 首次癫痫发作伴有脑实质损害时，应尽早使用抗癫痫药物控制痫性发作；不伴有脑实质损害时，早期使用抗癫痫药物可能有益，预防性使用抗癫痫药物并无益处。
>
> ■ 对颅内高压者，可采用脱水降颅压治疗。如果严重颅高压并伴有进展性视力降低或出现脑疝早期者，应该紧急处理，必要时可手术减压治疗。

（四）标准住院日为 14~28 天

> **释义**
>
> 要求进入 CVST 路径的患者住院日为 14~28 天。如果进入路径后出现了各种并发症或者并发疾病（颅内静脉系统血栓形成，特别是脑深静脉窦血栓形成，感染性颅内静脉窦血栓形成等），则转出路径。

（五）进入路径标准

1. 第一诊断必须符合 ICD-10：I67.6 颅内静脉系统血栓形成疾病编码。

2. 患有其他疾病，但住院期间不需要特殊处理也不影响第一诊断临床路径流程实施。

> **释义**
>
> ■ 所有进入路径患者必须符合第一诊断为颅内静脉窦血栓形成。孕产妇（围生期）颅内静脉血栓形成患者，由于需要终止妊娠等原因可以不进入本路径。合并难以控制的高血压不能进入本路径，存在心绞痛或者新发心肌梗死不进入本路径；合并存在各种恶性肿瘤，严重心、肝、肾功能不全，肺梗死，深静脉血栓等不能进入本路径。

（六）住院期间检查项目

1. 必需的检查项目：

（1）血常规、尿常规、便常规。

（2）肝肾功能、电解质、血糖、红细胞沉降率，感染性疾病筛查（乙型肝炎、梅毒、艾滋病等）、血同型半胱氨酸、凝血功能、抗链球菌溶血素 O、纤维蛋白原水平。

（3）心电图、X 线胸片。

（4）腰椎穿刺脑脊液压力、常规生化、病原学检查等检查。

（5）头颅 CT 平扫、头颅 MRI 和 MRV。

2. 根据患者病情可选择的检查项目：肿瘤全项、抗核抗体、ENA、类风湿因子、蛋白 C、蛋白 S、抗心磷脂抗体、头 CT 增强、全脑血管造影（DSA）。

> **释义**
>
> ■ 脑脊液检查可明确是否存在颅内高压，且行简单的压颈试验即有助于判断一侧横窦和乙状窦是否受累。对 CVST 诊断有帮助，但并无特异性。在部分由于炎症或感染而引起 CVST 的患者中，可以帮助了解可能的病因并指导治疗。
>
> ■ 对疑似 CVST 患者，CT 或 CTV 以及 MRI 或 MRV 都可作为首选的影像学检查方法。MRI 和 MRV 可作为诊断和随访 CVST 的最佳无创性手段。磁敏感加权成像（SWI）或 T2 加权梯度回波（GRE-T2WI）等序列较 MR 常规序列对显示脑内出血更加敏感，对诊断 CVST 比常规系列成像具有更高的敏感度和特异度。CE MRV 比 TOF MRV 诊断 CVST 更为可靠。
>
> ■ 有血栓形成倾向的易患因素（如 V 因子 Leiden 突变、蛋白 C、蛋白 S 或抗凝血酶Ⅲ缺陷，慢性炎性病变，血液系统疾病，肾病综合征，癌肿或长期口服避孕药物等），有助于 CVST 的诊断，但仍有约 20% 的 CVST 病因不明。
>
> ■ DSA 是确诊 CVST 的"金标准"，但不是常规和首选的检查手段。其他检查不能确定诊断或决定同时施行血管内治疗时可行该项检查。使用时应考虑到其有创性和操作不当导致颅内压增高的风险。

（七）选择用药

1. 低分子肝素、普通肝素或华法林。

2. 局部溶栓可选用尿激酶或 rtPA 等溶栓药物。

3. 颅内压增高患者可选用甘露醇、甘油果糖、呋塞米等。

4. 对症治疗药物：

（1）有癫痫发作者抗痫药物治疗。

（2）纠正水、电解质紊乱药物。

> **释义**
>
> ■ 对于无抗凝禁忌的 CVST 应及早进行抗凝治疗。常用的抗凝药物包括肝素和低分子肝素，与普通肝素相比，按体重剂量调整的低分子肝素皮下注射可能更为有效，且引起的出血风险较小。急性期抗凝治疗后，一般应继续口服抗凝药物。常用药物为华法林。新型口服抗凝药物，在 CVST 治疗中的临床经验有限，尚缺乏与华法林比较的随机对照试验。

■ 目前缺乏 CVST 患者溶栓治疗的随机对照试验，但越来越多的非对照病例研究提示局部溶栓治疗对 CVST 有肯定疗效。少数经足量抗凝治疗无效且无颅内出血的重症患者，尤其是昏迷和深静脉系统血栓形成时，可谨慎在有监护条件下实施局部溶栓，最佳的药物种类、剂量和给药方式仍在探讨中。

■ 严重颅内压增高可给予甘露醇、呋塞米、托拉塞米等降颅压治疗，但应注意在静脉回流未改善的情况下大量使用渗透性药物可能加重局部损害。

■ 在癫痫首次发作后应尽快使抗癫痫药物达到有效血药浓度以控制发作。常用药物包括丙戊酸钠、卡马西平等。急性期过后可逐渐减量，一般不需要长期抗癫痫治疗。急性期脑内存在实质性损害的 CVST 患者，可能需要延长抗癫痫治疗至 1 年左右。

（八）出院标准

1. 病情平稳和神经功能缺损表现有所好转。
2. 并发症得到有效控制。

释义

■ 病情平稳一般指患者头痛减轻、无明显癫痫发作或发作减少、肢体活动好转等，临床判断病情趋于平稳，无需进一步血管介入或者手术治疗，且住院期间无相关并发症如肺梗死、深静脉血栓等，可以出院，符合路径要求。如果患者存在上述并发症，或者经治医师判断需要手术或者介入治疗，或者发生了脑出血，则发生变异，退出路径。

（九）变异及原因分析

1. 原发疾病或并发症使病情危重，从而导致住院时间延长和住院费用增加。
2. 住院期间感染（颅内或颅外）加重，需进一步抗感染治疗，从而导致住院时间延长和费用增加。
3. 颅内压难以控制并有引起脑疝可能者需请神经外科协助诊治。

释义

■ 住院期间发生了违背路径要求的情况则视为发生变异，需退出路径，同时分析发生变异的原因。如某些常规实验室检查检查异常需要反复监测；出现了并发症如肺炎、深静脉血栓等；既往合并疾病住院期间加重，如出现高血压危象或者不可控制的糖尿病等，因上述情况发生从而延长住院时间和增加住院费用，需要特殊说明并且退出路径。

■ 颅内静脉窦血栓形成病因明确需要外科手术或者介入治疗，或者住院期间颅内静脉窦血栓形成转为脑出血，则需要退出本路径，转入相应的路径。

四、颅内静脉窦血栓形成临床路径给药方案

【用药选择】

1. 抗血栓治疗：对于无抗凝禁忌的 CVST 应及早进行抗凝治疗，急性期使用低分子肝素，成人常用剂量为 0.4ml，每日 2 次皮下注射 [180A X aIU/（kg·24h)]；如使用普通肝素，初始治疗应使部分凝血活酶时间延长至少 1 倍。疗程可持续 1～4 周。伴发于 CVST 的少量颅内出血和颅内压增高并不是抗凝治疗的绝对禁忌证。低分子肝素的安全性和有效性略优于普通肝素。急性期过后应继续口服抗凝药物，常选用华法林，目标 PT-INR 值保持在 2～3，疗程因血栓形成倾向和复发风险大小而定。闭塞静脉（窦）的再通作为停止口服抗凝治疗的依据尚未明确。

2. 不建议常规使用抗癫痫药物，预防性抗癫痫治疗适用于存在局灶性神经功能缺损以及影像学提示有脑实质损害的患者，在这些患者中早期发生痫性发作的可能性较高。

3. 感染性血栓，应及早、足量使用敏感抗菌药物治疗，在未查明致病菌前宜多种抗菌药物联合或使用广谱抗菌药物治疗。疗程宜长，一般 2～3 个月，或在局部和全身症状消失后再继续用药 2～4 周，以有效控制感染、防止复发。在抗菌药物应用的基础上，可行外科治疗彻底清除原发部位化脓性病灶。

4. 对颅内高压者，可采用脱水降颅压治疗。严重颅内压增高可给予头高脚低位，过度换气，甘露醇、呋塞米等降颅压治疗，但应注意在静脉回流未改善的情况下使用渗透性药物可能加重局部损害。不建议常规使用糖皮质激素，因其可能加重血栓形成的倾向。如果严重颅高压并伴有进展性视力降低或出现脑疝早期者，应该紧急处理，必要时可手术减压治疗。

【药学提示】

1. 经足量抗凝治疗无效且无颅内严重出血的重症患者，可在严密监护下慎重实施局部溶栓治疗；但全身静脉溶栓治疗 CVST 并无支持证据。

2. 新型口服抗凝药在 CVST 中的疗效有待进一步观察。

3. 除非基础疾病治疗需要，常规使用抗血小板或降纤治疗 CVST 并无支持证据。

【注意事项】

1. 对于已有颅内出血或其他方法治疗无效的急性或亚急性 CVST 患者，在有神经介入治疗条件的医院，经导管机械取栓术可以作为一种可供选择的治疗方法。

2. 对于伴有静脉窦狭窄的颅内高压患者，有条件的医院可行逆行静脉造影测压，如发现狭窄远近端压力梯度超过 12mmHg 时，可考虑行狭窄部位静脉窦内支架置入术，但长期疗效和安全性仍需进一步评估。

3. CVST 继发硬脑膜动静脉瘘的治疗可参照硬脑膜动静脉瘘的一般原则，但尤应注意脑静脉回流的建立和保护。

4. 虽然理论上糖皮质激素可减轻血管源性水肿，降低颅内高压，但糖皮质激素也可能促进血栓形成、抑制血栓溶解以及伴发出血、高血糖、感染等严重并发症而加重病情，甚至可能诱导 CVST 再发。

五、推荐表单

(一) 医师表单

颅内静脉系统血栓形成临床路径医师表单

适用对象：第一诊断为颅内静脉系统血栓形成 (ICD-10：I67.6) (无并发症患者)

患者姓名：		性别： 年龄： 门诊号：	住院号：
住院日期： 年 月 日		出院日期： 年 月 日	标准住院日：14~28 天

时间	住院第1天	住院第2天	住院第3~5天
主要诊疗工作	□ 询问病史、家族史，进行体格检查，包括神经功能状态评价 □ 判读已有辅助检查（包 MRI/MRV 或 CT/CTV) □ 确定初步诊断，拟定药物治疗方案 □ 向患者及家属交代病情，签署病重通知和腰椎穿刺知情同意书 □ 开实验室检查单及相关检查单 □ 完成首次病程记录和病历记录	□ 上级医师查房，完成上级医师查房记录 □ 评估辅助检查结果，分析病因 □ 继续观察病情变化，并及时与患者家属沟通 □ 复查实验室检查结果异常的检查 □ 根据患者病情及辅助检查结果等，决定是否请入科会诊 □ 相关科室会诊，记录会诊	□ 上级医师查房，完成上级医师查房记录 □ 根据患者病情调整诊断和治疗方案 □ 评价神经功能状态 □ 必要时向患者及家介绍病情变化及相关检查结果 □ 病情稳定者请康复科评估，并制订康复计划
重点医嘱	**长期医嘱：** □ 神经科护理常规 □ 一~二级护理 □ 饮食 □ 既往基础用药 □ 用药依据病情下达 **临时医嘱：** □ 血常规、尿常规、便常规 □ 肝肾功能、电解质、血糖、红细胞沉降率、肿瘤全项、感染性疾病筛查（乙型肝炎、梅毒、艾滋病等）、血同型半脱氨酸、凝血功能、免疫学全项、甲状腺功能、D-二聚体，易栓症等 □ 心电图、X 线胸片 □ 腰椎穿刺：压力、脑脊液常规、生化、病原学、副肿瘤标志物 □ 脑 CT/CTV、脑 MRI/MRV、乳突 CT	**长期医嘱：** □ 神经科护理常规 □ 一~二级护理 □ 饮食 □ 既往基础用药 □ 抗凝药物或溶栓药物 **临时医嘱：** □ 必要时复查结果异常的检查 □ 如果使用华法林，每日测 INR，若使用普通肝素，每日监测 APTT □ 根据特殊病史选择检查 □ 相关科室会诊 □ 依据病情选择脑电图检查 □ 依据颅内压情况选择是否需要降颅压治疗及药物种类 □ 依据临床及脑脊液结果选择抗菌药物	**长期医嘱：** □ 神经科护理常规 □ 一~二级护理 □ 饮食 □ 既往基础用药 □ 抗凝药物或溶栓药物 **临时医嘱：** □ 必要时复查结果异常的检查 □ 如果使用华法林，每日测 PT-INR，若使用普通肝素，每日监测 APTT □ 依据诊断和治疗的必要性选择全脑血管造影 (DSA) □ 依据临床和脑电图结果选择抗癫痫治疗
病情变化记录	□ 无 □ 有，原因： 1. 2.	□ 无 □ 有，原因： 1. 2.	□ 无 □ 有，原因： 1. 2.
医师签名			

时间	住院第 7～13 天	住院第 14～27 天	住院第 28 天
主要诊疗工作	□ 神经科查体 □ 上级医师查房 □ 完成上级医师查房记录 □ 根据患者病情调整治疗方案和检查项目 □ 依据临床和影像判断颅内压的变化，调整治疗 □ 抗菌药物治疗的调整 □ 向患者及家属介绍病情及相关检查结果 □ 相关科室会诊 □ 康复治疗	□ 主管医师查房、了解患者治疗反应 □ 头 CT/脑电图等复查 □ 依据临床、乳突 CT、脑脊液等辅助检查结果，判断可能病因，初步确定抗凝疗程 □ 通知患者及家属明天出院 □ 向患者交代出院后注意事项，预约复诊日期 □ 如果患者不能出院，在病程记录中说明原因和继续治疗的方案	□ 再次向患者及家属介绍出院后注意事项 □ 患者办理出院手续 □ 告知患者定期随访，规律监测凝血象，结合 INR 值调整抗凝药物
重点医嘱	长期医嘱： □ 神经科护理常规 □ 一～二级护理 □ 饮食 □ 既往基础用药 □ 抗凝药物 临时医嘱： □ 必要时复查结果异常的检查 □ 如果使用华法林，每日测 INR，若使用普通肝素，每日监测 APTT □ 根据特殊病史选择相应检查	长期医嘱： □ 神经科护理常规 □ 一～二级护理 □ 饮食 □ 既往基础用药 □ 抗凝药物 临时医嘱： □ 如果使用华法林，每日测 INR，新型口服抗凝剂证据无需监测，但证据尚不充分 □ 根据特殊病史选择相应检查 □ 通知明日出院	临时医嘱： □ 出院带药
病情变化记录	□ 无　□ 有，原因： 1. 2.	□ 无　□ 有，原因： 1. 2.	□ 无　□ 有，原因： 1. 2.
医师签名			

（二）护士表单

颅内静脉系统血栓形成临床路径护士表单

适用对象：第一诊断为颅内静脉系统血栓形成（ICD-10：I67.6）（无并发症患者）

患者姓名：		性别： 年龄： 门诊号：	住院号：
住院日期： 年 月 日		出院日期： 年 月 日	标准住院日：14～28 天

时间	住院第 1 天	住院第 2 天	住院第 3～6 天
健康宣教	□ 介绍主管医师、护士 □ 介绍医院内相关制度 □ 介绍环境、设施 □ 介绍住院注意事项 □ 介绍安全知识	□ 介绍特殊检查目的和注 意事项 □ 介绍华法林等抗凝用药 的药理作用及注意事项 □ 介绍疾病知识及护理注意事项 □ 强调探视制度 □ 强调安全知识 □ 预防并发症	□ 预防并发症 □ 进行疾病预防健康教育
护理处置	□ 核对患者，佩戴腕带 □ 建立入院护理病历 □ 卫生处置：剃须、剪指（趾）甲、洗澡，更换病号服 □ 合理安排床位、卧位 □ 了解患者基础疾病，遵医嘱予以对应处理 □ 根据病情测量生命体征	□ 遵医嘱完成治疗及用药 □ 根据病情测量生命体征 □ 卫生处置：剃须、剪指（趾）甲、保证六洁到位 □ 协助生活护理 □ 协助完善相关检查，做好解释说明	□ 遵医嘱完成治疗及用药 □ 根据病情测量生命体征 □ 卫生处置：剃须、剪指（趾）甲，保证六洁到位 □ 协助生活护理
基础护理	□ 一～二级护理 □ 晨、晚间护理 □ 协助生活护理 □ 指导患者采取正确体位 □ 六洁到位 □ 安全管理	□ 一～二级护理 □ 晨、晚间护理 □ 协助生活护理 □ 指导患者采取正确体位 □ 安全管理	□ 一～二级护理 □ 晨、晚间护理 □ 协助生活护理 □ 指导患者采取正确体位 □ 安全管理
专科护理	□ 护理查体 □ 病情观察：意识、瞳孔、生命体征、肢体活动 □ 注意腰椎穿刺护理要求 □ 跌倒、压疮评估 □ 心理护理	□ 护理查体 □ 病情观察：意识、瞳孔、生命体征、肢体活动 □ 注意皮肤黏膜出血倾向 □ 心理护理	□ 护理查体 □ 病情观察：意识、瞳孔、生命体征、肢体活动 □ DSA 检查者注意术后护理 □ 注意下肢深静脉血栓的表现，指导康复锻炼 □ 心理护理
重点医嘱	□ 详见医嘱执行单	□ 详见医嘱执行单	□ 详见医嘱执行单
病情变异记录	□ 无 □ 有，原因： 1. 2.	□ 无 □ 有，原因： 1. 2.	□ 无 □ 有，原因： 1. 2.
护士签名			
执行时间			

时间	住院第 7~13 天	住院第 14~27 天	住院第 28 天
健康宣教	□ 评价以前宣教效果	□ 评价以前宣教效果	□ 指导办理出院手续 □ 出院用药指导，规律监测凝血象，注意抗凝药物和其他药物和食物之间相互作用 □ 活动与休息指导 □ 饮食指导 □ 出现不适症状及时就诊 □ 遵医嘱定期复诊
护理处置	□ 遵医嘱完成用药 □ 根据病情测量生命体征 □ 卫生处置：六洁到位 □ 协助生活护理	□ 遵医嘱完成用药 □ 根据病情测量生命体征 □ 卫生处置：六洁到位 □ 协助生活护理	□ 办理出院手续 □ 书写出院小结
基础护理	□ 二级护理 □ 晨、晚间护理 □ 协助生活护理 □ 安全管理	□ 二级护理 □ 晨、晚间护理 □ 协助生活护理 □ 安全管理	□ 二级护理 □ 晨、晚间护理 □ 协助生活护理 □ 安全管理
专科护理	□ 护理查体 □ 病情观察：意识、瞳孔、生命体征、肢体活动 □ 询问有无抽搐等癫痫症状 □ 注意皮肤黏膜出血倾向 □ 注意下肢深静脉血栓的表现 □ 指导康复锻炼 □ 心理护理	□ 护理查体 □ 病情观察：意识、瞳孔、生命体征、肢体活动 □ 询问有无抽搐等癫痫症状 □ 注意皮肤黏膜出血倾向 □ 注意下肢深静脉血栓的表现 □ 指导康复锻炼 □ 心理护理	□ 护理查体 □ 病情观察：意识、瞳孔、生命体征、肢体活动 □ 问有无抽搐等癫痫症状 □ 注意皮肤黏膜出血倾向 □ 注意下肢深静脉血栓的表现 □ 指导康复锻炼 □ 心理护理
重点医嘱	□ 详见医嘱执行单	□ 详见医嘱执行单	□ 详见医嘱执行单
病情变异记录	□ 无 □ 有，原因： 1. 2.	□ 无 □ 有，原因： 1. 2.	□ 无 □ 有，原因： 1. 2.
护士签名			
执行时间			

（三）患者表单

颅内静脉系统血栓形成临床路径患者表单

适用对象：第一诊断为颅内静脉系统血栓形成（ICD-10：I67.6）（无并发症患者）

患者姓名：	性别：　年龄：　门诊号：	住院号：
住院日期：　年　月　日	出院日期：　年　月　日	标准住院日：14～28 天

时间	入院	住院	出院
医患配合	□ 询问病史，包括既往静脉系统血栓病史，家族史 □ 体格检查，包括耳鼻喉科情况 □ 查看既往辅助检查：脑CT/CTV 或 MRI/MRV □ 开实验室检查单及相关检查单 □ 明确腰椎穿刺的指征和注意事项 □ 了解疾病的病因和预后	□ 上级医师查房 □ 介绍病情、治疗方案 □ 介绍抗凝用药物作用、不良反应，药物食物等之间的相互作用 □ 密切监测凝血象的重要性 □ 必要时相应科室会诊 □ 评价神经功能状态 □ 评价是否合并 DVT 或 PE 的临床征象 □ 评价是否有抽搐或失神发作等癫痫症状 □ 评价是否有黑便或皮肤黏膜出血等出血倾向 □ 明确疾病病因，确定抗凝治疗疗程	□ 交代出院后注意事项，预约复诊日期 □ 介绍出院后注意事项，出院后治疗及家庭保健 □ 介绍出院后监测凝血象和用药注意事项 □ 办理出院手续，出院
护患配合	□ 配合测量体温、脉搏、呼吸、血压、体重，查体 □ 配合完成入院护理评估 □ 接受入院宣教 □ 接受卫生处置：剃须、剪指（趾）甲、洗澡，更换病号服 □ 如有不适，请告知护士	□ 配合完成治疗及用药 □ 配合测量体温、脉搏、呼吸、血压，查体，每日询问排便 □ 接受卫生处置：剃须、剪指（趾）甲，保证六洁到位 □ 配合遵守医院制度 □ 遵医嘱采取正确卧位 □ 专科查体是否有皮肤黏膜出血，是否有下肢水肿 □ 如有不适请告知护士 □ 接受进食、进水、排便等生活护理 □ 注意安全，避免坠床、跌倒	□ 办理出院手续 □ 出院用药指导 □ 活动与休息指导 □ 饮食指导 □ 出现不适症状及时就诊 □ 遵医嘱定期复诊
饮食	□ 遵医嘱 □ 低盐低脂 □ 糖尿病	□ 避免与抗凝药物有相互作用的饮食 □ 低盐低脂 □ 糖尿病	□ 避免与抗凝药物有相互作用的饮食 □ 低盐低脂 □ 糖尿病
排泄	□ 正常尿便 □ 避免便秘	□ 正常尿便，观察是否存在尿色加深或黑便 □ 避免便秘	□ 正常尿便，观察是否存在尿色加深或黑便 □ 避免便秘
活动	□ 卧床休息 □ 遵医嘱	□ 卧床休息 □ 遵医嘱	□ 正常适度活动，避免疲劳 □ 避免跌倒

附：原表单（2016 年版）

颅内静脉窦血栓形成临床路径表单

适用对象：第一诊断为颅内静脉系统血栓形成（ICD-10：I67.6）

患者姓名：	性别： 年龄： 门诊号：	住院号：
住院日期： 年 月 日	出院日期： 年 月 日	标准住院日：14 ~ 28 天

时间	住院第 1 天
主要诊疗工作	□ 询问病史及体格检查 □ 完善辅助检查 □ 评估既往辅助检查结果，必要时复查 □ 初步确定治疗方案 □ 完成首次病程记录等病历书写 □ 向患者及其家属告知病情、检查结果及治疗方案，签署病重通知、腰椎穿刺检查的知情同意书 □ 必要时向患者及家属介绍病情变化及预后
重点医嘱	**长期医嘱：** □ 神经科护理常规 □ 一 ~ 二级护理 □ 依据病情选择抗凝等药物治疗 **临时医嘱：** □ 血常规、尿常规、便常规 □ 肝肾功能、电解质、血糖、红细胞沉降率、肿瘤全项、感染性疾病筛查（乙型肝炎、梅毒、艾滋病等）、血同型半胱氨酸、凝血功能、抗链球菌溶血素 O、纤维蛋白原水平 □ 心电图、X 线胸片 □ 安排腰椎穿刺：压力、脑脊液常规、生化、病原学等检查 □ 预约头颅 CT 平扫、头 MRI 及 CTV/MRV、全脑血管造影（DSA）
主要护理工作	□ 入院宣教及护理评估 □ 正确执行医嘱 □ 严密观察患者病情变化
病情变异记录	□ 无 □ 有，原因： 1. 2.
护士签名	
医师签名	

时间	住院第 2 天	住院第 3~5 天	住院第 6 天
主要诊疗工作	□ 上级医师查房 □ 书写病程记录 □ 继续观察病情变化，并及时与患者家属沟通 □ 复查患者抽血项目中异常的检查	□ 三级医师查房 □ 根据患者病情调整治疗方案和检查项目 □ 完成三级医师查房记录 □ 向患者及家属介绍病情及相关检查结果 □ 相关科室会诊 □ 病情稳定者请康复科评估，并制订康复计划	□ 上级医师查房 □ 根据患者病情调整治疗方案和检查项目 □ 神经科查体 □ 完成上级医师查房记录 □ 向患者及家属介绍病情及相关检查结果 □ 相关科室会诊 □ 康复治疗
重点医嘱	长期医嘱： □ 神经科护理常规 □ 一～二级护理 □ 既往基础用药 □ 抗凝药物 临时医嘱： □ 必要时复查异常的检查 □ 如果使用华法林，每日测 INR，若使用普通肝素，每日监测 APTT □ 根据特殊病史选择相应检查 □ 相关科室会诊	长期医嘱： □ 神经科护理常规 □ 一～二级护理 □ 既往基础用药 □ 抗凝药物 临时医嘱： □ 必要时复查异常的检查 □ 如果使用华法林，每日测 INR，若使用普通肝素，每日监测 APTT □ 依据病情需要下达	长期医嘱： □ 神经科护理常规 □ 一～二级护理 □ 既往基础用药 □ 抗凝药物 临时医嘱： □ 必要时复查异常的检查 □ 如果使用华法林，每日测 INR，若使用普通肝素，每日监测 APTT □ 依据病情需要下达
主要护理工作	□ 观察病情变化同前 □ 按时评估病情，相应护理措施到位	□ 观察病情变化同前 □ 按时评估病情，相应护理措施到位	□ 观察病情变化同前 □ 按时评估病情，相应护理措施到位
病情变异记录	□ 无　□ 有，原因： 1. 2.	□ 无　□ 有，原因： 1. 2.	□ 无　□ 有，原因： 1. 2.
护士签名			
医师签名			

时间	住院第 7~12 天	住院第 13~27 天	住院第 28 天（出院日）
主要诊疗工作	□ 三级医师查房 □ 根据患者具体病情调整治疗方案和检查项目 □ 完成上级医师查房记录 □ 向患者及家属介绍病情及相关检查结果 □ 相关科室会诊 □ 复查结果异常的实验室检查检查 □ 康复治疗	□ 主管医师查房、了解患者治疗反应 □ 通知患者及其家属明天出院 □ 向患者交代出院后注意事项，预约复诊日期 □ 如果患者不能出院，在病程记录中说明原因和继续治疗的方案	□ 再次向患者及家属介绍出院后注意事项 □ 患者办理出院手续 □ 告知患者定期随访
重点医嘱	长期医嘱： □ 神经科护理常规 □ 一级护理 □ 既往基础用药 □ 抗凝药物 临时医嘱： □ 必要时复查异常的检查 □ 如果使用华法林，定期测 INR，若使用普通肝素，定期测 APTT □ 依据病情需要下达	长期医嘱： □ 神经科护理常规 □ 一级护理 □ 既往基础用药 □ 抗凝药物 临时医嘱： □ 通知明日出院	出院医嘱： □ 出院带药
主要护理工作	□ 观察病情变化同前 □ 按时评估病情，相应护理措施到位	□ 观察病情变化同前 □ 按时评估病情，相应护理措施到位	□ 出院带药服用指导 □ 告知复诊时间和地点 □ 交代常见的药物不良反应，嘱其定期门诊复诊
病情变异记录	□ 无　□ 有，原因： 1. 2.	□ 无　□ 有，原因： 1. 2.	□ 无　□ 有，原因： 1. 2.
护士签名			
医师签名			

第二十章

脑出血临床路径释义

脑出血是指非外伤性脑实质内血管破裂引起的出血，占全部脑卒中的20%~30%，早期病死率很高，在我国控制不良的高血压是脑出血的首要病因；随着人口老龄化，淀粉样血管变性导致的脑出血患者逐渐增多；此外，脑血管畸形、凝血功能异常也是脑出血常见的病因。脑出血幸存者多数留有不同程度的运动障碍、认知障碍、言语及吞咽障碍等后遗症。

脑出血后，血液在脑内形成血块，成为脑血肿，由于其占位及压迫，影响脑的血液循环，所致颅内压增高和脑水肿，所以绝大多数患者出现头痛、呕吐、昏迷，偏瘫等共性症状。但由于出血部位不同，其临床表现并非一样。如内囊出血典型表现为对侧三偏征（偏瘫、偏身感觉障碍、偏盲），此外，丘脑出血、脑叶出血、脑桥出血、小脑出血及脑室出血等，也都有各自的典型表现。

一、脑出血编码

疾病名称及编码：脑出血（ICD-10：I61）

二、临床路径检索方法

I61（脑出血：内囊出血、丘出血、脑叶出血等）

三、脑出血临床路径标准住院流程

（一）适用对象

第一诊断为脑出血（ICD-10：I61）。

> **释义**
>
> ■ 本路径适用于第一诊断为脑出血，包括非外伤性大脑出血、小脑出血、脑干出血和脑室出血。

（二）诊断依据

根据《中国脑出血诊治指南2014》［中华医学会神经病学分会，中华神经科杂志，2015，48（6）：435-444］。

1. 急性起病。

2. 伴有局灶症状和体征者（少数为全面神经功能缺损），常伴有头痛、呕吐、血压升高及不同程度意识障碍。

> **释义**
>
> ■ 脑出血患者症状突发，多在活动中起病，常表现为头痛、恶心、呕吐伴有意识障碍及肢体瘫痪等症状，部分患者也可以出现神经功能刺激症状，如癫痫发作。

3. 头颅 CT 或 MRI 证实脑内出血改变。

> **释义**
>
> ■ CT 是脑出血的首选辅助检查，急性期血肿呈高密度影，CT 值为 70～80HU，随着时间推移，血肿逐渐变为等密度和低密度。MRI 也具有诊断价值，但扫描时间长、费用高，不作为首选。
>
> ■ 可根据 CT 结果，应用简易多田公式，进行血肿量的估算，计算公式如下：
>
> 出血量=0.5×最大面积长轴（cm）×最大面积短轴（cm）×层面厚度（cm）

4. 排除非血管性脑部病因。

（三）选择治疗方案的依据

根据《中国脑出血诊治指南 2014》[中华医学会神经病学分会，中华神经科杂志，2015，48（6）：435-444]。

1. 一般治疗：监测生命体征，维持呼吸循环稳定，检测控制体温。

2. 加强血压管理，避免血肿扩大。

3. 控制血糖水平。

4. 脑出血病因检查及治疗。

5. 防治并发症：控制脑水肿，降低颅内压，控制痫性发作，预防深静脉血栓。

6. 选择适宜药物治疗。

7. 必要时外科手术治疗。

8. 早期营养支持及康复治疗。

> **释义**
>
> ■ 急性期脑出血患者应保持安静，卧床休息，避免长途转运及过度搬运，保持排便通畅，应允许患者进行适当的床上活动，以预防长期卧床可能出现的并发症。密切监测生命体征，维持生命体征稳定，维持酸碱、水及电解质平衡。保持呼吸道通畅，定期翻身，随时吸出口腔分泌物和呼吸道分泌物，防治感染。
>
> ■ 脑出血患者在发病早期存在血肿扩大风险，应密切监测体温、血压、心率、心律、呼吸次数和节律等生命体征变化、注意瞳孔大小及对光反应变化。若出血量较大，或患者合并多种基础疾病，如冠心病、高血压、糖尿病等，在出血急性期易出现病情迅速变化，生命体征不稳，应给予监护权监测生命体征，必要时给予监护仪监测其血压、心电图、血氧饱和度。
>
> ■ 脑出血患者可能出现严重的神经功能缺损，症状随出血吸收及血肿占位效应减少而逐渐好转，美国国立卫生研究院卒中量表（NIHSS）可以用来评价神经功能缺损的水平，反应卒中的严重程度，当患者病情进展，NIHSS 也可迅速出现相应的评分增加；GCS 量表评分可以较为准确地反映患者意识障碍的程度，2 个量表结合应用能够量化患者的病情变化，指导医师做出临床决策。因此，在脑出血患者入院当时和此后的住院期间，应规律地进行 NIHSS 和 GCS 量表评分，病情变化时，也应及时进行评分，对疾病的严重程度进行全面的、量化的评价和记录。

■ 血压的监测和管理是脑出血急性期治疗的关键。血压明显升高，会增加血肿体积，并增加再出血风险，使患者神经系统症状加重，血压过低，会导致脑灌注压下降，造成脑灌注不足。因此，脑出血急性期降压治疗应慎重处理。脑出血急性期应密切监测血压，目前，尚无公认的降压治疗目标值，各地区指南降压目标值也存在差异。因此应综合管理脑出血患者的血压，分析血压升高的原因，再根据血压情况决定是否进行降压治疗。当急性脑出血患者收缩压>220mmHg 时，应积极使用静脉降压药物降低血压；当患者收缩压>180mmHg 时，可使用静脉降压药物控制血压，根据患者临床表现调整降压速度，160/90mmHg 可作为参考的降压目标值。早期积极降压是安全的，其改善患者预后的有效性还有待进一步验证。在降压治疗期间应严密观察血压水平的变化，每隔 15 分钟进行 1 次血压监测。

■ 颅压增高、脑水肿是脑出血急性期常见的并发症，严重者可导致脑疝形成，增加脑出血患者的致残率和死亡率。颅内压升高者，应卧床、适度抬高床头、严密观察生命体征。需要脱水降颅压时，应给予甘露醇静脉滴注，而用量及疗程依个体化而定，同时注意监测心、肾及电解质情况。必要时也可用呋塞米、甘油果糖和（或）白蛋白。

■ 对于脑出血患者出现体温升高，如果合并感染，可以给予抗感染治疗。如排除感染等因素，72 小时以内考虑为中枢性高热，可予以物理降温为主的治疗。证据显示，控制体温与患者预后无明确关系。

■ 脑出血患者合并癫痫发作，应给予抗癫痫药物治疗，对于拟诊癫痫发作者，应考虑持续脑电图监测，若脑电图监测提示癫痫样放电的患者，应予抗癫痫药物治疗。不推荐预防性应用抗癫痫治疗。卒中后 2~3 个月再次出现癫痫发作的建议给予长期、规律的抗癫痫治疗。

■ 脑出血的患者可考虑给予醒脑静减轻脑水肿，改善患者意识状态。脑出血患者急性期病情稳定后应尽快开始神经功能康复锻炼。必要时，可考虑使用含小分子肽的神经营养保护剂，改善细胞氧及葡萄糖的代谢，延长缺氧细胞的生存时间，如脑苷肌肽、曲克芦丁脑蛋白水解物等。

（四）临床路径标准住院日

标准住院日为 10~28 天。

> **释义**
>
> ■ 要求进入脑出血路径的患者住院日为 10~28 天，如果出现了各种并发症或者伴随疾病需要特殊处理，导致住院时间延长，费用增加，则视为变异，需要退出路径。

（五）进入路径标准

1. 第一诊断必须符合 ICD10：I61 脑出血疾病编码。
2. 当患者同时具有其他疾病诊断，但在住院期间不需要特殊处理也不影响第一诊断的临床路径流程实施时，可以进入路径。

释义

> ■ 所有进入路径患者必须符合第一诊断为脑出血，患者可以同时合并脑出血常见的危险因素，如高血压、动脉瘤、动静脉畸形等，但是如果高血压需要特殊治疗，则不能进入路径，如脑出血为其他系统病变的临床表现之一，如血液病、肿瘤等；或脑出血后经辅助检查诊断为动脉瘤、动静脉畸形、海绵状血管畸形、烟雾病所致的脑出血，并在住院期间需要进行手术治疗，则视为变异，需退出路径；脑出血需要去骨瓣减压者、需开颅手术或微创手术行血肿清除者及病情需要脑室外引流者视为变异，需退出路径；明确的抗凝治疗相关性脑出血、脑动脉及入脑前动脉的药物溶栓及机械取栓后并发的脑出血不能纳入本路径；颅内静脉及静脉窦血栓形成所致脑出血不能纳入本路径；另外，合并存在各种恶性肿瘤，严重心、肝、肾功能不全，肺炎，深静脉血栓等不能进入本路径。

（六）住院后检查的项目

1. 必需的检查项目：

（1）血常规、尿常规、便常规。

（2）肝肾功能、电解质、血糖、血脂、心肌酶谱、凝血功能、血气分析、感染性疾病筛查（乙型肝炎、丙型肝炎、梅毒、艾滋病等）。

（3）头颅 CT、X 线胸片、心电图。

释义

> ■ 上述检查是脑出血患者入院期间推荐完成的项目，便于判断出血病因，评估治疗风险，如肾功能异常的患者进行甘露醇脱水治疗需要慎重。其中脑 CT 对于诊断急性脑出血有很高的敏感性，能够快速鉴别脑出血与缺血性卒中，是脑出血的首选影像学诊断，可以明确诊断脑出血，并协助判断血肿体积，血肿的占位效应。研究发现：在脑出血发生后 3 小时内进行头 CT 检查的患者，有 28% ~38% 的患者血肿扩大超过 1/3，CT 血管造影和增强 CT 发现对比剂外渗是血肿扩大的重要证据，临床怀疑或其他证据提示患者存在血肿扩大可能或潜在血管病变可能，可考虑在首诊 CT 检查的同时行一站式多模式 CT 检查（包括 CT 平扫+CTA+CTV），可以更早地完善诊断，给予患者更有针对性的治疗，缩短住院时间，减少花费。

2. 根据具体情况可选择的检查项目：

（1）自身免疫抗体、肿瘤指标、出凝血指标等。

（2）头颅 MRI、MRV、CTA、MRA 或 DSA。

释义

> ■ 颅脑 MRI 特别是梯度回波序列和磁敏感序列和头 CT 一样，是脑出血后病情评价的很好的选择，但不是脑出血患者必须进行的检查项目，对于明确诊断高血压脑出血患者，可以仅根据脑 CT 进行诊断和随访。颅脑 MRI 检查有助于判断一些特殊

病因的脑出血，如脑淀粉样血管病、肿瘤卒中、脑静脉窦血栓形成等病因所致的脑出血。脑出血患者的 MR 表现随出血时间变化而有改变。而对于年龄较轻或既往无高血压病史的患者、出血部位为非高血压脑出血典型部位的、合并蛛网膜下腔出血、血肿形态不规则、初次影像学检出发现与脑出血不相称的水肿的患者，应考虑其他特殊病因，如动脉瘤、动静脉畸形、烟雾病、脑静脉血栓形成、肿瘤卒中等，需进行进一步的行 MRI 增强、MRA、CTA 或 DSA 等，对于怀疑由于血液系统疾病所致的脑出血，需行骨髓穿刺及活检明确诊断。

（七）选择用药

1. 脱水药物：甘露醇、高渗盐水、甘油果糖、呋塞米和白蛋白等。
2. 降压药物：根据患者血压情况选择静脉降压药物或口服降压药物。
3. 抗菌药物：遵循抗菌药物使用原则，根据患者情况及药敏试验结果选择适宜抗菌药物。
4. 缓泻药。
5. 纠正水、电解质紊乱药物。
6. 继发于出血性疾病的脑出血酌情应用止血药，消化道应激性溃疡出血根据实际情况选用胰岛素、抑酸剂等对症治疗药物。

> **释义**
>
> ■ 脑出血患者血肿体积较大，占位效应明显，伴有头痛、恶心、呕吐、意识水平下降等颅高压症状者应给予渗透性脱水药物，包括甘露醇、甘油果糖，以及襻利尿剂，包括呋塞米、托拉塞米等。甘露醇可有效降低颅压，并且在静脉注射 20 分钟后即可迅速起效。有研究认为脑出血 24 小时内其颅高压主要由血肿的占位效应引起，且甘露醇有可能增加血肿扩大的发生风险。因此甘露醇的应用与否应根据病情。呋塞米又称呋喃苯胺酸：与甘露醇交替使用可减轻二者的不良反应。甘油果糖：也是一种高渗脱水剂，其渗透压约相当于血浆的 7 倍，起作用的时间较慢，但持续时间较长，肾功能不全者也可考虑使用。此外，还可应用七叶皂苷钠，该药具有抗炎、抗渗出及消除肿胀的作用，可与甘露醇等药物联合应用。皮质类固醇激素虽可减轻脑水肿，但易引起感染、升高血糖、诱发应激性溃疡，故多不主张使用。大量白蛋白（20g，每日 2 次），可佐治脱水，但价格较贵，可酌情考虑使用。在使用脱水药物时，应注意心肾功能，特别是老年患者大量使用甘露醇易致心肾功能衰竭，应记出入量，观察心律及心率变化；呋塞米易致水、电解质紊乱特别是低血钾，均应高度重视。对于药物脱水治疗不能有效控制颅内压升高的患者，应考虑外科干预。
>
> ■ 脑出血患者往往并发高血压，特别是急性期血压常有明显的升高。应综合管理脑出血患者的血压，分析血压升高的原因，再根据血压情况决定是否进行降压治疗。当急性脑出血患者收缩压>220mmHg 时，应积极使用静脉降压药物降低血压；当患者收缩压>180mmHg 时，可使用静脉降压药物控制血压，根据患者临床表现调整降压速度，160/90mmHg 可作为参考的降压目标值。在降压治疗期间应严密观察血压水平的变化，每隔 15 分钟进行 1 次血压监测。

■ 脑出血患者长期卧床，吞咽功能障碍，易合并肺部感染或皮肤压疮继发感染等，若感染诊断明确，应使用抗菌药物进行治疗，最初可经验性选择抗菌药物，同时积极迅速寻找病原学证据，如进行痰涂片、痰培养、血培养等，根据培养结果及药敏试验结果，选择敏感抗菌药物，抗菌药物治疗时间不宜过长，体温正常，感染症状控制后尽快停用抗菌药物，避免出现二重感染，如继发真菌感染。同时，卒中诱导免疫抑制也是卒中合并肺部感染的重要危险因素，因此脑出血后的肺部感染并不完全等同于其他误吸所致肺炎或坠积性肺炎。详细操作应按照《抗菌药物临床应用指导原则》和《卒中相关性肺炎诊治中国专家共识》执行。

■ 脑出血患者应避免用力排便等增加腹压的动作，可适当给予缓泻药物保持排便通畅，如口服山梨醇。

■ 脑出血患者可因意识障碍或吞咽功能障碍等导致经口进食障碍，如果没有进行有效的胃肠内营养或肠外营养支持治疗，患者会出现水、电解质紊乱，严重者会加重意识障碍程度等，另外，脑出血患者应用脱水药物降低颅压，也会导致水、电解质紊乱。因此，在住院期间，应给予充分的胃肠内营养或肠外营养，并密切监测水、电解质水平，及时发现患者出现的脱水症状，如皮肤干燥、尿量减少、血压下降、心率增快等表现，必要时可通过漂浮导管监测中心静脉压。若出现上述表现，应给予及时补液、纠正电解质紊乱的治疗。

■ 若患者存在凝血因子缺乏或严重的血小板减少等凝血功能异常，导致脑出血，应给予相应的治疗，补充凝血因子或血小板，避免继续出血或再出血。有明确凝血功能异常的患者，属于其他病因脑出血，应退出本路径，转入相应路径。

■ 在应用抗栓药物过程中发生脑出血时，应立即停药；对于口服华法林相关出血的患者，可给予凝血酶原复合物（PCC）、维生素K、新鲜冰冻血浆治疗；对于新型口服抗凝剂（达比加群酯、利伐沙班、阿哌沙班）者，国内尚无有效拮抗剂，服药2小时以内可给予50g活性炭口服吸附，达比加群酯服药后3~5个半衰期内可使用血液透析。肝素相关的出血可给予鱼精蛋白治疗。rtPA溶栓相关的出血可选择凝血因子或血小板。明确的抗栓相关脑出血应转入其他相关路径。

■ 若患者合并急性应激性溃疡，可给予抑酸药物治疗。合并糖尿病的患者，急性期建议应用胰岛素控制血糖，但应密切监测血糖谱，避免出现低血糖反应。

■ 发病早期足量使用神经节苷脂（GMI），可阻断出血后兴奋性氨基酸毒性，防止细胞内钙超载纠正细胞内外离子失衡，减轻脑水肿，抑制脂质过氧化反应，促进受损神经轴突再生，获得神经功能早恢复，提高生活质量，降低致死率。

（八）出院标准

1. 患者病情稳定。
2. 没有需要住院治疗的并发症。

> **释义**
>
> ■ 经治疗后患者生命体征平稳，影像学提示血肿处于逐渐吸收状态，无需进一步血管介入或者手术治疗，且住院期间相关并发症，如肺炎、深静脉血栓等已治愈或

得到有效控制，可应用口服药物继续治疗，不需继续住院监测的，可以出院，符合路径要求。如果患者存在上述并发症，需要延长住院时间进一步治疗，则退出本路径，或者进入其他路径。

（九）变异及原因分析

1. 脑出血病情危重者需行手术治疗，转入相应路径。

2. 住院期间病情加重，需呼吸机辅助呼吸，导致住院时间延长和住院费用增加。

3. 既往其他系统疾病加重而需要治疗，或出现严重并发症，导致住院时间延长和住院费用增加。

> **释义**
>
> ■ 脑出血患者若出血量大或出血位于脑干、小脑等部位；或伴发严重基础病、合并严重并发症，出现严重意识障碍或生命体征不稳；或患者需要开颅/微创手术行血肿清除、脑积水等情况需行侧脑室引流者，需转入 ICU 或 NICU 病房进行加强治疗，需退出本路径，转入其他相应路径。
>
> ■ 患者住院期间，应定期进行部分辅助检查，如血常规、肝肾功能等，若患者出现结果异常，如肾功能异常，需调整相应治疗，并针对肾功能异常进行进一步检查及治疗，导致住院时间延长，甚至转入相关科室继续治疗，住院费用相应增加，应退出本路径。
>
> ■ 住院期间，患者病情出现变化，如血肿体积增加，甚至再出血，将导致病情进一步加重，或出现肺部感染、深静脉血栓等并发症，将导致住院时间延长及增加治疗费用。
>
> ■ 脑出血患者多合并高血压，部分患者合并冠心病、糖尿病等，若住院期间出现不可控制的高血压或糖尿病，或出现不稳定型心绞痛甚至心肌梗死，需要针对高血压、糖尿病和冠心病进行治疗，也会导致住院时间延长及治疗费用增加。
>
> ■ 明确的凝血功能异常，或明确由于抗凝或溶栓药物相关的脑出血因其出血的特点及临床转归均与原发脑出血不同，应退出本路径。

四、脑出血临床路径给药方案

脑出血目前尚无针对性的药物治疗，目前的药物治疗以降低高颅压、预防血肿扩大、治疗并发症为主，包括脱水治疗、降压治疗、抗感染等治疗。上述治疗需按照患者的病情严重程度、病程的阶段、并发症的发生情况，为患者制订个体化的药物治疗方案。

【用药选择】

1. 脱水治疗：对于临床出现高颅压症状，CT 或磁共振提示明显中线移位、脑室受压等占位征象时应给以脱水治疗。脱水药物包括甘露醇、甘油果糖、呋塞米等。

（1）甘露醇：按体重 $0.25 \sim 2g/kg$，临床常用的浓度为 20%。甘露醇是最常使用的脱水剂，其渗透压约为血浆的 4 倍，用药后血浆渗透压明显增高，使脑组织的水分迅速进入血液中，经肾脏排出。一般用药后 10 分钟开始利尿，$2 \sim 3$ 小时作用达高峰，维持 $4 \sim 6$ 小时，有反跳现象。可用 20% 甘露醇 125 ~ 250ml 快速静脉滴注，6 ~ 8 小时 1 次，一般情况应用 5 ~ 7 天为宜。颅内压增高明显或有脑疝形成时，可加大剂量，快速静推，使用时间也可延长。

（2）呋塞米：一般用 20 ~ 40mg 静注，6 ~ 8 小时 1 次，与甘露醇交替使用可减轻二者的不良反应。

（3）甘油果糖：起作用的时间较慢，约 30 分钟，但持续时间较长（6 ~ 12 小时）。可用 250 ~ 500ml 静脉滴注，每日 1 ~ 2 次，脱水作用温和，一般无反跳现象，并可提供一定的热量，肾功能不全者也可考虑使用。

（4）白蛋白：可与甘露醇和呋塞米联合使用，进行脱水治疗，5 ~ 10g，每日 2 次。滴注速度应以每分钟不超过 2ml 为宜，但在开始 15 分钟内，应特别注意速度缓慢。

（5）七叶皂苷钠：该药具有抗炎、抗渗出及消除肿胀的作用，常用量为 10 ~ 20mg 加入 5% 葡萄糖或生理盐水 100ml 中静脉滴注，每日 1 ~ 2 次。

2. 降压治疗：药物治疗仅为血压控制的一部分，应综合管理脑出血患者的血压，分析血压升高的原因，再根据血压情况决定是否进行降压。

（1）当患者收缩压 >180 mmHg 时，可使用静脉降压药物控制血压，根据患者临床表现调整降压速度，160/90mmHg 可作为参考的降压目标值。

（2）血压 ≥200/110mmHg 时，在降颅压的同时可慎重平稳降血压治疗，使血压维持在略高于发病前水平或 180/105mmHg 左右。

（3）收缩压在 170 ~ 200mmHg 或舒张压 100 ~ 110mmHg，暂时尚可不必使用降压药，先脱水降颅压，并严密观察血压情况，必要时再用降压药。

（4）血压降低幅度不宜过大，否则可能造成脑低灌注。在应用静脉药物时每 15 分钟监测 1 次血压。

（5）降压药物包括：拉贝洛尔、乌拉地尔、其他钙拮抗剂、ACEI 类、利尿剂等。急性期过后，根据患者血压水平及既往服药疗效，给予长期、平稳的血压控制。参见中国高血压防治指南（第三版）。

3. 继发肺部感染：若感染诊断明确，应使用抗菌药物进行治疗，最初可经验性选择抗菌药物，同时积极迅速寻找病原学证据，如进行痰涂片、痰培养、血培养等，根据培养结果及药敏试验结果，选择敏感抗菌药物，抗菌药物治疗时间不宜过长，体温正常，感染症状控制后尽快停用抗菌药物，避免出现二重感染。同时，卒中诱导免疫抑制也是卒中合并肺部感染的重要危险因素，因此脑出血后的肺部感染并不完全等同于其他误吸所致肺炎或坠积性肺炎。详细操作应按照《抗菌药物临床应用指导原则》和《卒中相关性肺炎诊治中国专家共识》执行。

4. 应用氯化钠、氯化钾等药物补充电解质，避免和纠正电解质紊乱。

【药学提示】

1. 由于甘露醇可导致血容量的突然增多而引起充血性心力衰竭，因此明显的心肺功能障碍者慎用；肾衰竭者更易诱发心力衰竭导致电解质紊乱，因此应用甘露醇的患者应注意监测血压、肾功能、电解质和尿量。

2. 甘油果糖静点时应注意输注速度，每 250ml 需滴注 1 ~ 1.5 小时，滴注速度过快可能发生溶血或血红蛋白尿。同时，与甘露醇相同，心肾功能异常的患者应慎用并注意监测电解质。此外，对于严重的活动性颅内出血的患者应慎用。

3. 呋塞米用于脱水治疗，可静脉注射，20 ~ 40mg，每日 2 ~ 4 次，总剂量不超过 1g。应用过程中需密切监测血压及电解质情况。同时大剂量快速注射时（每分钟剂量 4 ~ 15mg），可出现耳鸣及听力障碍，大部分情况为暂时性，少数不可逆。

【**注意事项**】

1. 甘露醇遇冷易结晶，故用前需仔细检查，如有结晶可置于热水中或用力震荡待结晶完全溶解后再使用。

2. 甘油果糖应用时，若外界温度过低，应将其加热至体温后使用。

五、推荐表单

(一) 医师表单

脑出血临床路径医师表单

适用对象: 第一诊断为脑出血 (ICD-10: I61)

| 患者姓名: | 性别: | 年龄: | 门诊号: | 住院号: |
| 住院日期: 　年　月　日 | 出院日期: 　年　月　日 | 标准住院日: 14~21 天 |

时间	住院第 1 天 (急诊室到病房或直接到卒中单元)	住院第 2 天	住院第 3 天
主要诊疗工作	□ 询问病史与体格检查 (包括 NIHSS 评分、GCS 评分及 Bathel 评分) □ 完善病历 □ 医患沟通, 交代病情 □ 监测并管理血压 (必要时降压) □ 气道管理: 防治误吸, 必要时经鼻插管及机械通气; 评价吞咽功能, 必要时放置鼻胃管 □ 治疗感染、应激性溃疡等并发症 □ 合理使用脱水药物 □ 神经营养保护剂使用 □ 早期脑疝积极考虑手术治疗 □ 记录会诊意见	□ 主治医师查房, 书写上级医师查房记录 □ 评价神经功能状态 (包括 NIHSS 评分、GCS 评分) □ 评估辅助检查结果 □ 继续防治并发症 □ 必要时多科会诊 □ 开始康复治疗 □ 预防下肢静脉血栓 □ 需手术者转神经外科 □ 记录会诊意见	□ 主任医师查房, 书写上级医师查房记录 □ 评价神经功能状态 (包括 NIHSS 评分、GCS 评分) □ 继续防治并发症 □ 必要时会诊 □ 康复治疗 □ 需手术者转神经外科
重点医嘱	长期医嘱: □ 神经内科护理常规 □ 一~二级护理 □ 低盐低脂饮食 □ 安静卧床 □ 监测生命体征 □ 依据病情下达 临时医嘱: □ 血常规、尿常规、便常规 □ 肝肾功能、电解质、血糖、血脂、凝血功能、感染性疾病筛查 □ 脑 CT、X 线胸片、心电图 □ 根据病情选择: 脑 MRI, CTA、MRA 或 DSA, 骨髓穿刺, 血型 (如手术) □ 肌力在Ⅲ级以下的患者评价下肢静脉或 D-二聚体 □ 根据病情请神经外科会诊	长期医嘱: □ 神经内科护理常规 □ 一~二级护理 □ 低盐低脂饮食 □ 安静卧床 □ 监测生命体征 □ 基础疾病用药 □ 依据病情下达 临时医嘱: □ 复查异常实验室检查 □ 复查脑 CT (必要时) □ 依据病情需要	长期医嘱: □ 神经内科护理常规 □ 一~二级护理 □ 低盐低脂饮食 □ 安静卧床 □ 监测生命体征 □ 基础疾病用药 □ 依据病情下达 临时医嘱: □ 异常实验室检查复查 □ 依据病情需要下达
病情变异记录	□ 无　□ 有, 原因: 1. 2.	□ 无　□ 有, 原因: 1. 2.	□ 无　□ 有, 原因: 1. 2.
医师签名			

时间	第 4 ~ 6 天	第 13 ~ 21 天	第 14 ~ 21 天（出院日）
主要诊疗工作	□ 各级医师查房 □ 评估辅助检查结果 □ 评价神经功能状态（包括 NIHSS 评分、GCS 评分） □ 继续防治并发症 □ 必要时相关科室会诊 □ 康复治疗	□ 评价神经功能状态（包括 NIHSS 评分、GCS 评分） □ 符合出院标准者通知患者及其家属明天出院 □ 向患者交代出院后注意事项，预约复诊日期 □ 如果患者不能出院，在病程记录中说明原因和继续治疗的方案	□ 再次向患者及家属介绍出院后注意事项，出院后治疗及家庭保健 □ 患者办理出院手续，出院
重点医嘱	长期医嘱： □ 神经内科护理常规 □ 一 ~ 二级护理 □ 低盐低脂饮食 □ 安静卧床 □ 基础疾病用药 □ 依据病情下达 临时医嘱： □ 异常检查复查 □ 复查血常规、肾功能、血糖、电解质 □ 必要时复查 CT □ 依据病情需要下达	长期医嘱： □ 神经内科护理常规 □ 二 ~ 三级护理 □ 低盐低脂饮食 □ 安静卧床 □ 基础疾病用药 □ 依据病情下达 临时医嘱： □ 异常检查复查 □ 必要时行 DSA、CTA、MRA 检查 □ 明日出院	出院医嘱： □ 通知出院 □ 依据病情给予出院带药及建议 □ 出院带药
病情变异记录	□ 无　□ 有，原因： 1. 2.	□ 无　□ 有，原因： 1. 2.	□ 无　□ 有，原因： 1. 2.
医师签名			

（二）护士表单

脑出血临床路径护士表单

适用对象：第一诊断为脑出血（ICD-10：I61）

患者姓名：		性别： 年龄： 门诊号：	住院号：
住院日期： 年 月 日	出院日期： 年 月 日		标准住院日：14~21 天

时间	住院第 1 天	住院第 2 天	住院第 3 天
健康宣教	□ 介绍主管医师、护士 □ 介绍医院内相关制度 □ 介绍环境、设施 □ 介绍住院注意事项 □ 介绍安全知识	□ 介绍特殊检查的目的、注意事项 □ 介绍用药的药理作用及注意事项 □ 介绍疾病知识及护理注意事项 □ 强调探视制度 □ 强调安全知识 □ 预防并发症	□ 预防并发症 □ 介绍康复知识
护理处置	□ 核对患者，佩戴腕带 □ 建立入院护理病历 □ 卫生处置：剃须、剪指（趾）甲，更换病号服 □ 合理安排床位、卧位 □ 了解患者基础疾病，遵医嘱予以对应处理 □ 根据病情测量生命体征 □ 遵医嘱完成治疗及用药	□ 遵医嘱完成治疗及用药 □ 根据病情测量生命体征 □ 卫生处置：保证六洁到位 □ 协助生活护理 □ 协助完善相关检查，做好解释说明 □ 准确记录 24 小时出入量	□ 遵医嘱完成治疗及用药 □ 根据病情测量生命体征 □ 卫生处置：保证六洁到位 □ 协助生活护理 □ 准确记录 24 小时出入量
基础护理	□ 一级护理 □ 晨、晚间护理 □ 协助生活护理 □ 指导患者采取正确体位 □ 六洁到位 □ 安全管理 □ 心理护理	□ 一级护理 □ 晨、晚间护理 □ 协助生活护理 □ 指导患者采取正确体位 □ 安全管理 □ 心理护理 □ 保持排便通畅	□ 一级护理 □ 晨、晚间护理 □ 协助生活护理 □ 指导患者采取正确体位 □ 安全管理 □ 心理护理 □ 保持排便通畅
专科护理	□ 护理查体 □ 病情观察：意识、瞳孔、生命体征、肢体活动 □ 气道管理：吞咽功能评价，预防误吸 □ 管路管理 □ 跌倒、压疮评估	□ 护理查体 □ 病情观察：意识、瞳孔、生命体征、肢体活动 □ 气道管理：预防误吸 □ 管路管理	□ 护理查体 □ 病情观察：意识、瞳孔、生命体征、肢体活动 □ 气道管理：预防误吸 □ 管路管理 □ 指导康复锻炼
重点医嘱	详见医嘱执行单	详见医嘱执行单	详见医嘱执行单

续　表

时间	住院第 1 天	住院第 2 天	住院第 3 天
病情 变异 记录	□ 无　□ 有，原因： 1. 2.	□ 无　□ 有，原因： 1. 2.	□ 无　□ 有，原因： 1. 2.
护士 签名			
执行 时间			

时间	住院第 4~6 天	住院第 7~13 天	住院第 14~21 天 （出院日）
健康宣教	□ 评价以前宣教效果	□ 评价以前宣教效果	□ 指导办理出院手续 □ 出院用药指导 □ 活动与休息指导 □ 饮食指导 □ 出现不适症状及时就诊 □ 遵医嘱定期复诊
护理处置	□ 遵医嘱完成治疗及用药 □ 根据病情测量生命体征 □ 卫生处置：保证六洁到位 □ 协助生活护理	□ 遵医嘱完成治疗及用药 □ 根据病情测量生命体征 □ 卫生处置：保证六洁到位 □ 协助生活护理	□ 办理出院手续 □ 书写出院小结
基础护理	□ 一~二级护理 □ 晨、晚间护理 □ 协助生活护理 □ 安全管理	□ 一~二级护理 □ 晨、晚间护理 □ 协助生活护理 □ 安全管理	□ 一~二级护理 □ 晨、晚间护理 □ 协助生活护理 □ 安全管理
专科护理	□ 护理查体 □ 病情观察：意识、瞳孔、生命体征、肢体活动 □ 气道管理：预防误吸 □ 管路管理 □ 指导康复锻炼 □ 心理护理	□ 护理查体 □ 病情观察：意识、瞳孔、生命体征、肢体活动 □ 气道管理：预防误吸 □ 管路管理 □ 指导康复锻炼 □ 心理护理	□ 护理查体 □ 病情观察：意识、瞳孔、生命体征、肢体活动 □ 心理护理
重点医嘱	□ 详见医嘱执行单	□ 详见医嘱执行单	□ 详见医嘱执行单
病情变异记录	□ 无 □ 有，原因： 1. 2.	□ 无 □ 有，原因： 1. 2.	□ 无 □ 有，原因： 1. 2.
护士签名			
执行时间			

（三）患者表单

脑出血临床路径患者表单

适用对象：第一诊断为脑出血（ICD-10：I61）

患者姓名：	性别：　　年龄：　　门诊号：	住院号：
住院日期：　　年　月　日	出院日期：　　年　月　日	标准住院日：14～21 天

时间	入院	住院	出院
医患配合	□ 配合询问病史、收集资料，请务必详细告知既往史、用药史、过敏史 □ 医患沟通，交代病情 □ 气道管理 □ 防治并发症	□ 主治医师查房 □ 评价神经功能状态 □ 评估辅助检查结果 □ 介绍用药作用、不良反应 □ 防治并发症 □ 康复治疗 □ 必要时会诊	□ 交代出院后注意事项，预约复诊日期 □ 介绍出院后注意事项，出院后治疗及家庭保健 □ 介绍出院后用药注意事项 □ 办理出院手续，出院
护患配合	□ 配合测量体温、脉搏、呼吸、血压、体重，查体 □ 配合完成入院护理评估 □ 接受入院宣教 □ 接受卫生处置：剃须、剪指（趾）甲、沐浴，更换病号服 □ 如有不适请告知护士	□ 配合完成治疗及用药 □ 配合测量体温、脉搏、呼吸、血压，查体，每日询问排便情况 □ 接受卫生处置：剃须、剪指（趾）甲，保证六洁到位 □ 配合遵守医院制度 □ 遵医嘱采取正确卧位 □ 如有不适请告知护士 □ 接受进食、进水、排便等生活护理 □ 注意安全，避免坠床、跌倒	□ 办理出院手续 □ 出院用药指导 □ 活动与休息指导 □ 饮食指导 □ 出现不适症状及时就诊 □ 遵医嘱定期复诊
饮食	□ 遵医嘱 □ 低盐低脂 □ 糖尿病	□ 遵医嘱 □ 低盐低脂 □ 糖尿病	□ 遵医嘱 □ 低盐低脂 □ 糖尿病
排泄	□ 正常尿便 □ 避免便秘	□ 正常尿便 □ 避免便秘	□ 正常尿便 □ 避免便秘
活动	□ 卧床休息 □ 遵医嘱	□ 卧床休息 □ 遵医嘱	□ 正常适度活动，避免疲劳

附: 原表单 (2016 年版)

脑出血临床路径表单

适用对象: 第一诊断为脑出血 (ICD-10: I61)

患者姓名:	性别: 年龄: 门诊号:	住院号:
住院日期: 年 月 日	出院日期: 年 月 日	标准住院日: 10~28 天

时间	住院第 1 天 (急诊室到病房或直接到卒中单元)	住院第 2 天	住院第 3 天
主要诊疗工作	□ 询问病史与体格检查 (包括 NIHSS 评分、GCS 评分及 Bathel 评分) □ 完善病历 □ 医患沟通,交待病情 □ 监测并管理血压 (必要时降压) □ 气道管理: 防治误吸,必要时经鼻插管及机械通气 □ 控制体温,可考虑低温治疗、冰帽、冰毯 □ 防治感染、应激性溃疡等并发症 □ 合理使用脱水药物 □ 早期脑疝积极考虑手术治疗 □ 记录会诊意见	□ 主治医师查房,书写上级医师查房记录 □ 评价神经功能状态 □ 评估辅助检查结果 □ 继续防治并发症 □ 必要时多科会诊 □ 开始康复治疗 □ 需手术者转神经外科 □ 记录会诊意见	□ 主任医师查房,书写上级医师查房记录 □ 评价神经功能状态 □ 继续防治并发症 □ 必要时会诊 □ 康复治疗 □ 需手术者转神经外科
重点医嘱	长期医嘱: □ 神经内科疾病护理常规 □ 一级护理 □ 低盐低脂饮食 □ 安静卧床 □ 监测生命体征 □ 依据病情下达 临时医嘱: □ 血常规、尿常规、大便常规 □ 肝肾功能、电解质、血糖、血脂、心肌酶谱、凝血功能、血气分析、感染性疾病筛查 □ 头颅 CT、胸片、心电图 □ 根据病情选择: 头颅 MRI、CTA、MRA 或 DSA,骨髓穿刺、血型 (如手术) □ 根据病情下达病危通知 □ 神经外科会诊	长期医嘱: □ 神经内科疾病护理常规 □ 一级护理 □ 低盐低脂饮食 □ 安静卧床 □ 监测生命体征 □ 基础疾病用药 □ 依据病情下达 临时医嘱: □ 复查异常化验 □ 复查头 CT (必要时) □ 依据病情需要	长期医嘱: □ 神经内科疾病护理常规 □ 一级护理 □ 低盐低脂饮食 □ 安静卧床 □ 监测生命体征 □ 基础疾病用药 □ 依据病情下达 临时医嘱: □ 异常化验复查 □ 依据病情需要下达
主要护理工作	□ 入院宣教及护理评估 □ 正确执行医嘱 □ 观察患者病情变化	正确执行医嘱 □ 观察患者病情变化 □	正确执行医嘱 □ 观察患者病情变化
病情变异记录	□ 无 □ 有,原因: 1. 2.	□ 无 □ 有,原因: 1. 2.	□ 无 □ 有,原因: 1. 2.
护士签名			
医师签名			

时间	第 4~6 天	第 7~9 天	第 10~28 天（出院日）
主要诊疗工作	□ 各级医生查房 □ 评估辅助检查结果 □ 评价神经功能状态 □ 继续防治并发症 □ 必要时相关科室会诊 □ 康复治疗	□ 通知患者及其家属明天出院 □ 向患者交待出院后注意事项，预约复诊日期 □ 如果患者不能出院，在"病程记录"中说明原因和继续治疗的方案	□ 再次向患者及家属介绍病出院后注意事项，出院后治疗及家庭保健 □ 患者办理出院手续，出院
重点医嘱	长期医嘱： □ 神经内科疾病护理常规 □ 一~二级护理 □ 低盐低脂饮食 □ 安静卧床 □ 基础疾病用药 □ 依据病情下达 临时医嘱： □ 异常检查复查 □ 复查血常规、肾功能、血糖、电解质 □ 必要时复查 CT □ 依据病情需要下达	长期医嘱： □ 神经内科疾病护理常规 □ 二~三级护理 □ 低盐低脂饮食 □ 安静卧床 □ 基础疾病用药 □ 依据病情下达 临时医嘱： □ 异常检查复查 □ 必要时行 DSA、CTA、MRA 检查 □ 明日出院	出院医嘱： □ 通知出院 □ 依据病情给予出院带药及建议 □ 出院带药
主要护理工作	□ 正确执行医嘱 □ 观察患者病情变化	□ 正确执行医嘱 □ 观察患者病情变化	□ 出院带药服用指导 □ 特殊护理指导 □ 告知复诊时间和地点 □ 交待常见的药物不良反应 □ 嘱其定期门诊复诊
病情变异记录	□ 无　□ 有，原因： 1. 2.	□ 无　□ 有，原因： 1. 2.	□ 无　□ 有，原因： 1. 2.
护士签名			
医师签名			

第二十一章

视神经脊髓炎临床路径释义

视神经脊髓炎（neuromyelitis optica，NMO）是视神经与脊髓同时或相继受累的急性或亚急性炎性脱髓鞘疾病。其临床特征为急性或亚急性起病的单眼或双眼视力下降，在其前或其后伴发横贯性或上升性脊髓炎，又称为 Devic 病或 Devic 综合征。

随着深入研究发现，NMO 的临床特征更为广泛，包括一些非视神经和脊髓表现。这些病变多分布于室管膜周围 AQP-4 高表达区域，如延髓最后区、丘脑、下丘脑、第三和第四脑室周围、脑室旁、胼胝体、大脑半球白质等。临床上有一组尚不能满足 NMO 诊断标准的局限形式的脱髓鞘疾病，可伴随或不伴随 AQP4-IgG 阳性，如单发或复发性视神经炎和脊髓炎，可伴或不伴有风湿免疫疾病或风湿免疫相关自身免疫抗体阳性，与 NMO 相似的发病机制及临床特征，部分病例最终演变为 NMO。2007 年 Wingerchuk 等把上述疾病统一命名为视神经脊髓炎谱系疾病（neuromyelitis optica spectrum disorders，NMOSD）。

一、视神经脊髓炎编码

疾病名称及编码：视神经脊髓炎（ICD-10：G36.001）

二、临床路径检索方法

G36.001（NMO）

三、临床路径标准住院流程

（一）适用对象

第一诊断为视神经脊髓炎（ICD-10：G36.0）。

（二）诊断依据

根据《中国多发性硬化及相关中枢神经系统脱髓鞘病的诊断及治疗专家共识（草案）》（中华医学会神经病学分会，中华神经科杂志，2006，39（12）：862-864）。

1. 必要条件：视神经和脊髓的炎症性损害。
2. 支持条件：脊髓 MRI 异常延伸 3 个椎体节段以上；头颅 MRI 不符合多发性硬化诊断标准；NMO-IgG 血清学检测阳性。
3. 具备以上条件，并符合 Wingerchuck NMO 标准（2006 年）。

> **释义**
>
> ■ Wingerchuck 视神经脊髓炎标准（2006 年）要求具备全部必要条件（视神经炎和急性脊髓炎）以及 3 项支持条件中的 2 项，即可诊断视神经脊髓炎。
>
> ■ 由于视神经脊髓炎患者血清中发现 AQP-4 抗体，视神经脊髓炎在发病机制、病理、临床表现、影像、治疗等方面与多发性硬化不同，故国内已经制定《中国视神经脊髓炎谱系疾病诊断与治疗指南》（2016）。

（三）选择治疗方案的依据

根据《中国多发性硬化及相关中枢神经系统脱髓鞘病的诊断及治疗专家共识（草案）》（中华医学会神经病学分会，中华神经科杂志，2006，39（12）：862-864）。

1. 大剂量甲泼尼龙冲击治疗。
2. 人体免疫球蛋白冲击治疗
3. 康复治疗。

释义

　　■ 对视神经脊髓炎的治疗分为急性期治疗和缓解期治疗两部分。本路径主要关注急性期治疗。详见药物治疗。

（四）标准住院日为 2～4 周

（五）进入路径标准

根据《中国多发性硬化及相关中枢神经系统脱髓鞘病的诊断及治疗专家共识（草案）》（中华医学会神经病学分会，中华神经科杂志，2006，39（12）：862-864）。

1. 第一诊断必须符合 ICD-10：G36.0 视神经脊髓炎疾病编码。
2. 神经功能明显受到影响（视神经、脊髓）。
3. 患有其他疾病，但在住院期间无需特殊检查和治疗，也不影响第一诊断临床路径流程实施。

释义

　　■ 参考《中国视神经脊髓炎谱系疾病诊断与治疗指南》（2016）。
　　■ 患者同时合并其他疾病，如高血压、糖尿病、高脂血症、贫血等，如不需特殊处理，可以进入路径。

（六）住院期间检查项目

1. 必需的检查项目：
（1）血常规、尿常规、便常规。
（2）心电图、X 线胸片。
（3）肝肾功能、电解质、血糖、抗链球菌溶血素 O、红细胞沉降率、C 反应蛋白、感染性疾病筛查（乙型肝炎、梅毒、艾滋病等）。
（4）抗核抗体、ENA、ANCA、类风湿因子、甲状腺功能。
（5）头颅及脊髓 MRI 平扫和增强。
（6）腰椎穿刺脑脊液常规、生化、IgG 指数、寡克隆区带、24 小时 IgG 合成率。
（7）诱发电位（视觉诱发电位、听觉诱发电位、体感诱发电位）检查。
（8）EDSS 评分。

> **释义**
>
> ■ 视神经脊髓炎患者可伴有其他系统性自身免疫病或在血清中可能检出其他自身抗体。
>
> ■ 脊髓 MRI 符合长节段（≥3 个椎体）横贯性或非横贯性损害表现，急性期病灶可有强化。
>
> ■ 头 MRI 多为正常，但部分患者在水通道蛋白分布区出现病灶。多次复发患者如头 MRI 仍正常或不符合多发性硬化影像学诊断标准，则更支持视神经脊髓炎诊断。
>
> ■ 视神经脊髓炎患者多数脑脊液细胞数>50 个/μl，寡克隆区带阳性率低。
>
> ■ 视神经脊髓炎患者有视觉和体感诱发电位异常，少数有听觉诱发电位异常者提示脑内有潜在的脱髓鞘病灶。

2. 根据患者病情可选择的检查项目：
(1) 水通道蛋白-4 抗体（AQP4-IgG）。
(2) 血淋巴细胞亚群分析（需要特殊治疗时）。
(3) 肾上腺皮质功能检测（长期应用糖皮质激素患者）。
(4) 荧光眼底血管造影（FFA）及光学相干视网膜断层扫描（OCT）。

> **释义**
>
> ■ 水通道蛋白-4 抗体是视神经脊髓炎的特异性生物标志物，大多数患者检测阳性。
>
> ■ 视神经脊髓炎患者的 OCT 显示视网膜神经纤维层（RNFL）厚度变薄。而荧光眼底血管造影（FFA）正常，有助于与缺血性是神经病相鉴别。

（七）治疗方案与药物选择

1. 首选甲泼尼龙（1g×3～5 天，此后改为泼尼松口服 80mg，根据病情逐渐减量至停用）冲击治疗或地塞米松（20mg×10～14 天，此后改为泼尼松口服 80mg，根据病情逐渐减量至停用），或球后注射（地塞米松）治疗。
2. 必要时使用丙种球蛋白或其他免疫抑制剂（环磷酰胺、硫唑嘌呤、环孢素 A）。
3. 对症治疗：补钾、钙剂、止酸剂、维生素 B 族等其他相关药物。

> **释义**
>
> ■ 激素冲击治疗：首选甲泼尼龙（1g，静脉滴注，每日 1 次，连用 3～5 天，根据病情逐渐减量至停用）。
>
> ■ 静脉滴注大剂量免疫球蛋白或血浆置换：适用于不能应用激素或激素疗效差的患者。
>
> ■ 免疫抑制剂（硫唑嘌呤、环磷酰胺、环孢素 A 等）：有助于复发的预防。

（八）康复治疗日为入院后第2天

1. 康复治疗师对患者肢体功能进行评价，确定治疗方案。
2. 方式：每天治疗1次直至出院。

> **释义**
>
> ■ 在应用大剂量糖皮质醇激素时，以按摩或理疗为主，以免过度活动加重骨质疏松及股骨头负重。当小剂量激素口服时，可鼓励多活动，进行主动和被动康复训练。对于下肢瘫痪较重的患者康复治疗前应评价有无下肢静脉血栓形成，若存在血栓应暂缓康复治疗。

（九）出院标准

1. 患者病情改善或平稳。
2. MRI复查病灶较治疗前明显缩小或无扩大。
3. 没有需要住院治疗的并发症。

（十）变异及原因分析

1. 高颈段病变可能出现呼吸肌麻痹，病情加重，需转入ICU治疗，从而延长治疗时间和增加住院费用。
2. 激素治疗可能出现血压增高、血糖增高和机会感染等并发症，从而导致住院时间延长和费用增加。
3. 合并非神经系统疾病或系统性自身免疫病，需要进一步诊断和治疗，从而导致住院时间延长和医疗费用增加。

> **释义**
>
> ■ 住院期间患者病情若出现变化，如上升性脊髓炎或本身为高颈段脊髓炎，累及呼吸肌需辅助通气者，需退出本路径。
>
> ■ 患者住院期间应用大剂量激素治疗，如出现严重感染、股骨头坏死、应激性溃疡等并发症，必要时需退出本路径。
>
> ■ 视神经脊髓炎常合并有其他自身免疫性疾病，如重症肌无力、系统性自身免疫病等其他疾病需要治疗者，需退出本路径。
>
> ■ 既往合并疾病住院期间加重需要治疗者，必要时需退出本路径。

四、视神经脊髓炎给药方案

【用药选择】

急性期治疗：采用大剂量甲泼尼龙冲击疗法（1g/d，静脉滴注，3~5天，逐渐减量）。部分视神经脊髓炎患者在激素减量过程中病情可再次加重，因此激素减量过程要慢，小剂量激素维持时间应较多发性硬化要长一些。为了尽快激素减量并停用激素在应用激素降阶梯治疗的同时加用免疫抑制剂治疗。

静脉注射免疫球蛋白或血浆置换：适用于对激素治疗反应差或不能进行激素治疗的视神经脊髓炎患者。免疫球蛋白用量是0.4g/（kg·d），连用5天为1个疗程。

缓解期治疗：可选用环磷酰胺、硫唑嘌呤、环孢素 A、利妥昔单抗等。

合并其他自身免疫疾病的患者，如系统性红斑狼疮和干燥综合征等，可选择激素联合其他免疫抑制剂治疗。

对症治疗：痛性痉挛可应用卡马西平、加巴喷汀、巴氯芬等；抑郁可应用氟西汀、盐酸帕罗西汀等，慢性疼痛和感觉异常可应用阿米替林、普瑞巴林等。

【药学提示】

1. 大剂量激素冲击治疗每次静脉滴注应持续 3~4 小时。

2. 长期应用激素应注意血糖升高、溃疡病、骨质疏松等并发症。在应用激素前要询问结核病史或接触史，必要时行结核菌素试验以决定是否保护性抗结核治疗。也要询问特殊感染史，如乙型肝炎、丙型肝炎、艾滋病等，并采取相应的保护性措施。其他激素不良反应可参阅参考文献。

【注意事项】

血浆置换与静脉滴注大剂量免疫球蛋白合并使用时需注意时机，一般静脉滴注大剂量免疫球蛋白后 3 周内不进行血浆置换治疗。

五、推荐表单

（一）医师表单

视神经脊髓炎临床路径医师表单

适用对象：第一诊断为视神经脊髓炎（ICD-10：G36.0）

患者姓名：		性别：	年龄：	门诊号：	住院号：

住院日期：	年　月　日	出院日期：	年　月　日	标准住院日：14～28 天

时间	住院第 1 天	住院第 2 天	住院第 3 天
主要诊疗工作	□ 询问病史，体格检查 □ 查看既往辅助检查：头颅、脊髓 MRI □ 医患沟通 □ 完善检查 □ EDSS 评分 □ 确定药物治疗方案 □ 发作频繁者可酌情加用其他免疫抑制剂 □ 完成首次病程记录和病历记录	□ 上级医师查房，完成上级医师查房记录 □ 实施检查项目并追踪检查结果 □ 预约眼科会诊，明确视力、视野、眼底情况 □ 预约康复治疗师会诊，确定康复治疗方案 □ 向家属交代激素治疗的利弊并征得家属知情同意后开始激素治疗	□ 上级医师查房，完成上级医师查房记录 □ 初级神经康复治疗
重点医嘱	长期医嘱： □ 神经科护理常规 □ 二级护理 □ 辅助用药（对症处理） 临时医嘱： □ 血、尿、便常规，肝肾功能、电解质、血糖、抗链球菌溶血素 O、红细胞沉降率、CRP、感染性疾病筛查（乙型肝炎、梅毒、艾滋病等） □ 预约头颅及（或）脊髓 MRI 平扫+增强 □ 抗核抗体、ENA、类风湿因子、甲状腺功能、ANCA □ 根据具体情况可选择：水通道蛋白-4 抗体、血淋巴细胞亚群分析、肾上腺皮质功能检测、预约荧光眼底血管造影（FFA）及光学相干视网膜断层扫描（OCT）、预约诱发电位	长期医嘱： □ 神经科护理常规 □ 二级护理 □ 激素冲击治疗 □ 辅助用药 □ 其他免疫抑制剂（必要时） 临时医嘱： □ 腰椎穿刺：脑脊液常规、生化、IgG 指数、寡克隆区带、24 小时 IgG 合成率 □ 预约眼科会诊：查视力、视野、眼底 未用激素的理由 □ 患者拒绝 □ 患者有股骨头坏死等合并症 □ 症状很轻，且入院前已有好转	长期医嘱： □ 神经科护理常规 □ 二级护理 □ 继续激素冲击治疗 □ 辅助用药 临时医嘱： □ 根据患者全身状况决定补充检查项目
主要护理工作	□ 入院评估 □ 病情观察 □ 正确执行医嘱	□ 病情观察 □ 正确执行医嘱 □ 护理措施到位	□ 病情观察 □ 正确执行医嘱 □ 护理措施到位
病情变异记录	□ 无　□ 有，原因： 1. 2.	□ 无　□ 有，原因： 1. 2.	□ 无　□ 有，原因： 1. 2.
医师签名			

时间	住院第 4 ~ 12 天	住院第 13 ~ 27 天	住院第 28 天 （出院日）
主要诊疗工作	□ 三级医师查房 □ 评估患者治疗效果 □ 神经康复治疗	□ 通知患者及其家属明天出院 □ 向患者交代出院后注意事项 □ EDSS 评分，视力、视野复查 □ 如果患者不能出院（如激素治疗效果不佳等），在病程记录中说明原因和继续治疗的方案	□ 向患者家属交代出院注意事项，预约复诊日期 □ 通知住院 □ 开出院诊断书 □ 完成出院记录 □ 告知出院后激素减量方案及相关免疫抑制剂治疗方案，建议使用预防复发的药物
重点医嘱	长期医嘱： □ 神经科护理常规 □ 二级护理 □ 根据病情调整激素剂量 □ 辅助用药 临时医嘱： □ 根据患者全身状况决定补充检查项目	长期医嘱： □ 神经科护理常规 □ 二级护理 □ 根据病情调整激素剂量 □ 辅助用药 临时医嘱： □ 复查血常规及血生化 □ 通知明日出院	临时医嘱： □ 出院带药 □ 门诊随诊
主要护理工作	□ 病情观察 □ 正确执行医嘱 □ 护理措施到位	□ 特殊护理指导 □ 告知复诊时间和地点	□ 出院带药服用指导
病情变异记录	□ 无　□ 有，原因： 1. 2.	□ 无　□ 有，原因： 1. 2.	□ 无　□ 有，原因： 1. 2.
医师签名			

（二）护士表单

视神经脊髓炎临床路径护士表单

适用对象：第一诊断为视神经脊髓炎（ICD-10：G36.0）

患者姓名：		性别： 年龄： 门诊号：	住院号：
住院日期： 年 月 日		出院日期： 年 月 日	标准住院日：14～28 天

时间	住院第 1 天	住院第 2 天	住院第 3 天
健康宣教	□ 介绍主管医师、责任护士 □ 介绍医院内相关制度 □ 介绍环境、设施 □ 介绍住院注意事项 □ 介绍疾病知识 □ 告知检查、实验室检查的目的及注意事项 □ 告知腰椎穿刺的目的及配合注意事项 □ 预防感染的指导	□ 针对疾病健康宣教 □ 使用药物作用、不良反应及注意事项的宣教 □ 做检查前宣教 □ 告知视力下降患者活动时注意安全，防止外伤 □ 告知感觉障碍患者禁用热水袋，防止烫伤 □ 告知瘫痪患者安全指导 □ 告知尿便障碍患者锻炼膀胱功能注意事项	□ 告知检查后注意事项 □ 告知检查后饮食、体位要求 □ 评价以前宣教效果，及时补充内容
护理处置	□ 核对患者，佩戴腕带 □ 建立入院护理病历 □ 卫生处置：剃须、剪指（趾）甲、沐浴，更换病号服，随身携带物品放置	□ 协助完善相关检查，做好解释说明 □ 根据病情测量生命体征 □ 遵医嘱完成治疗及用药	□ 协助完善相关检查，做好解释说明 □ 遵医嘱完成治疗及用药 □ 观察药物的疗效及不良反应
基础护理	□ 二级护理（生活不能自理患者予以一级护理） □ 晨、晚间护理 □ 心理护理	□ 二级护理（生活不能自理患者予以一级护理） □ 晨、晚间护理 □ 患者安全管理 □ 心理护理 □ 瘫痪患者定时翻身，肢体功能位，必要时穿弹力袜	□ 二级护理（生活不能自理患者予以一级护理） □ 晨、晚间护理 □ 患者安全管理 □ 心理护理 □ 瘫痪患者定时翻身，摆肢体功能位，必要时穿弹力袜
专科护理	□ 评价视力情况、肢体肌力、营养状况，排尿障碍放置尿管 □ 观察病情变化 □ 填写防范跌倒/坠床及压疮记录表（需要时） □ 请家属陪伴（需要时）	□ 观察病情变化 □ 气道护理 □ 管路护理 □ 皮肤护理（压疮护理，必要时填写防范压疮记录表） □ 并发症护理（深静脉血栓、压疮、感染等） □ 康复锻炼注意事项 □ 饮食指导	□ 管路护理 □ 皮肤护理（压疮护理） □ 并发症护理（深静脉血栓、压疮、感染等） □ 康复锻炼 □ 饮食指导

续　表

时间	住院第 1 天	住院第 2 天	住院第 3 天
重点 医嘱	□ 详见医嘱执行单	□ 详见医嘱执行单	□ 详见医嘱执行单
病情 变异 记录	□ 无　□ 有，原因： 1. 2.	□ 无　□ 有，原因： 1. 2.	□ 无　□ 有，原因： 1. 2.
签名 执行 时间			

时间	住院第 4~12 天	住院第 13~27 天	住院第 14~28 天（出院日）
健康宣教	□ 评价以前宣教效果，及时补充内容 □ 密切观察是否自行排尿，告知拔除尿管后注意事项。如不能及时排尿，其他物理方法无效后需重置尿管	□ 评价以前宣教效果，及时补充内容 □ 密切观察是否自行排尿，告知拔除尿管后注意事项。如不能及时排尿，其他物理方法无效后需重置尿管	□ 指导办理出院手续 □ 出院带药服药指导，告知出院后激素减量方案及干扰素-β治疗方案 □ 注意休息，避免外伤、劳累、情绪波动、感冒、感染等诱发因素，预防复发 □ 定时复查
护理处置	□ 协助完善相关检查，做好解释说明 □ 遵医嘱完成治疗及用药 □ 观察药物的疗效及不良反应	□ 协助完善相关检查，做好解释说明 □ 遵医嘱完成用药 □ 观察药物的疗效及不良反应	□ 办理出院手续 □ 完成出院记录
基础护理	□ 二级护理（生活不能自理患者予以一级护理） □ 晨、晚间护理 □ 患者安全管理 □ 心理护理 □ 瘫痪患者定时翻身，摆肢体功能位，必要时穿弹力袜	□ 二级护理（生活不能自理患者予以一级护理） □ 晨、晚间护理 □ 患者安全管理 □ 心理护理 □ 瘫痪患者定时翻身，摆肢体功能位，必要时穿弹力袜	□ 二级护理 □ 指导生活护理 □ 患者安全管理
专科护理	□ 管路护理（尿管） □ 皮肤护理（压疮） □ 并发症护理（深静脉血栓、压疮、感染等） □ 定时夹闭尿管，锻炼膀胱功能 □ 康复锻炼	□ 皮肤护理（压疮） □ 物理方法诱导排尿 □ 康复锻炼	□ 饮食指导 □ 康复锻炼
重点医嘱	□ 详见医嘱执行单	□ 详见医嘱执行单	□ 详见医嘱执行单
病情变异记录	□ 无 □ 有，原因： 1. 2.	□ 无 □ 有，原因： 1. 2.	□ 无 □ 有，原因： 1. 2.
签名执行时间			

（三）患者表单

视神经脊髓炎临床路径患者表单

适用对象：第一诊断为视神经脊髓炎（ICD-10：G36.0）

患者姓名：	性别： 年龄： 门诊号：	住院号：
住院日期： 年 月 日	出院日期： 年 月 日	标准住院日：14～28 天

时间	入院	住院	出院
医患配合	□ 询问病史，体格检查 □ 查看既往辅助检查：头颅 CT 或 MRI □ 交代病情 □ 开实验室检查单及相关检查单	□ 上级医师查房 □ 介绍病情、治疗方案 □ 介绍用药作用、不良反应 □ 必要时相应科室会诊 □ 评价神经功能状态	□ 交代出院后注意事项，预约复诊日期 □ 介绍出院后注意事项，出院后治疗及家庭保健 □ 介绍出院后用药注意事项 □ 办理出院手续，出院
护患配合	□ 配合测量体温、脉搏、呼吸、血压、体重，查体 □ 配合完成入院护理评估 □ 接受入院宣教 □ 接受卫生处置：剃须、剪指（趾）甲、洗澡，更换病号服 □ 如有不适请告知护士	□ 配合完成治疗及用药 □ 配合测量体温、脉搏、呼吸、血压，查体，每日询问大便 □ 接受卫生处置：剃须、剪指（趾）甲，保证六洁到位 □ 配合遵守医院制度 □ 遵医嘱采取正确卧位 □ 如有不适请告知护士 □ 接受进食、进水、排便等生活护理 □ 注意安全，避免坠床、跌倒	□ 办理出院手续 □ 出院用药指导 □ 活动与休息指导 □ 饮食指导 □ 出现不适症状及时就诊 □ 遵医嘱定期复诊
饮食	□ 遵医嘱 □ 低盐低脂 □ 糖尿病	□ 遵医嘱 □ 低盐低脂 □ 糖尿病	□ 遵医嘱 □ 低盐低脂 □ 糖尿病
排泄	□ 必要时计尿量 □ 告知大便次数	□ 必要时计尿量 □ 告知大便次数	□ 导尿或正常大小便 □ 避免便秘
活动	□ 卧床休息 □ 遵医嘱	□ 卧床休息 □ 遵医嘱	□ 卧床或正常适度活动，避免疲劳

附：原表单（2010 年版）

视神经脊髓炎临床路径表单

适用对象：第一诊断为视神经脊髓炎（ICD-10：G36.0）

患者姓名：		性别：	年龄：	门诊号：		住院号：
住院日期：	年 月 日	出院日期：		年 月 日		标准住院日：14~28 天

时间	住院第 1 天	住院第 2 天	住院第 3 天
主要诊疗工作	□ 询问病史，体格检查 □ 查看既往辅助检查：头颅、脊髓 MRI □ 医患沟通 □ 完善检查 □ EDSS 评分 □ 确定药物治疗方案 □ 反复多次发作者可酌情联用其他免疫抑制剂 □ 完成首次病程记录和病历记录	□ 上级医师查房，完成上级医师查房记录 □ 实施检查项目并追踪检查结果 □ 预约眼科会诊，明确视力、视野、眼底情况，指导治疗 □ 预约康复治疗师会诊，确定康复治疗方案 □ 向家属交代激素治疗的利弊并征得家属知情同意后开始激素治疗	□ 上级医师查房，完成上级医师查房记录 □ 初级神经康复治疗
重点医嘱	**长期医嘱：** □ 神经科护理常规 □ 二级护理 □ 辅助用药（对症处理） **临时医嘱：** □ 血、尿、便常规，肝肾功能、电解质、血糖、抗链球菌溶血素 O、红细胞沉降率、CRP、感染性疾病筛查（乙型肝炎、梅毒、艾滋病等） □ 预约头颅及（或）脊髓 MRI 平扫+强化 □ 抗核抗体、ENA、类风湿因子、甲状腺功能、ANCA □ 根据具体情况可选择：水通道蛋白抗体（NMO 抗体）血淋巴细胞亚群分析、肾上腺皮质功能检测、预约荧光眼底血管造影（FFA）及光学相干视网膜断层扫描（OCT）预约诱发电位	**长期医嘱：** □ 神经科护理常规 □ 二级护理 □ 激素冲击治疗（甲强龙或地塞米松） □ 辅助用药（对症处理） □ 其他免疫抑制剂（必要时） **临时医嘱：** □ 腰椎穿刺：脑脊液常规、生化、IgG 指数、寡克隆区带、24 小时 IgG 合成率 □ 预约眼科会诊：查视力、视野、眼底 **未用激素的理由** □ 患者拒绝 □ 患者有股骨头坏死等合并症 □ 症状很轻，且入院前已有好转	**长期医嘱：** □ 神经科护理常规 □ 二级护理 □ 继续激素冲击治疗 □ 辅助用药 **临时医嘱：** □ 根据患者全身状况决定补充检查项目
主要护理工作	□ 入院评估 □ 病情观察 □ 正确执行医嘱	□ 病情观察 □ 正确执行医嘱 □ 护理措施到位	□ 病情观察 □ 正确执行医嘱 □ 护理措施到位
病情变异记录	□ 无 □ 有，原因： 1. 2.	□ 无 □ 有，原因： 1. 2.	□ 无 □ 有，原因： 1. 2.
护士签名			
医师签名			

时间	住院第 4~12 天	住院第 13~27 天	住院第 28 天（出院日）
主要诊疗工作	□ 三级医师查房 □ 评估患者治疗效果 □ 神经康复治疗	□ 通知患者及其家属明天出院 □ 向患者交代出院后注意事项 □ EDSS 评分，视力视野复查 □ 如果患者不能出院（如激素治疗效果不佳等），在病程记录中说明原因和继续治疗的方案	□ 向患者家属交代出院注意事项，预约复诊日期 □ 通知住院 □ 开出院诊断书 □ 完成出院记录 □ 告知出院后激素减量方案及相关免疫抑制剂治疗方案，建议使用预防复发的药物
重点医嘱	长期医嘱： □ 神经科护理常规 □ 二级护理 □ 根据病情调整激素剂量 □ 辅助用药 临时医嘱： □ 根据患者全身状况决定补充检查项目	长期医嘱： □ 神经科护理常规 □ 二级护理根据病情调整激素剂量 □ 辅助用药 临时医嘱： □ 复查血常规及血生化 □ 通知明日出院	临时医嘱： □ 出院带药 □ 门诊随诊
主要护理工作	□ 病情观察 □ 正确执行医嘱 □ 护理措施到位	□ 特殊护理指导 □ 告知复诊时间和地点	□ 出院带药服用指导
病情变异记录	□ 无 □ 有，原因： 1. 2.	□ 无 □ 有，原因： 1. 2.	□ 无 □ 有，原因： 1. 2.
护士签名			
医师签名			

第二十二章

癫痫临床路径释义

癫痫（epilepsy）是大脑神经元突发性异常放电，导致短暂的大脑功能障碍的一种慢性疾病。而癫痫发作（epileptic seizure）是指脑神经元异常和过度超同步化放电所造成的临床现象。其特征是突然发生和一过性症状，由于异常放电的神经元在大脑中的部位不同，而有多种多样的表现。可以是运动感觉神经或自主神经的伴有或不伴有意识或警觉程度的变化。根据临床发作类型分为：

全身强直-阵挛发作（大发作）：突然意识丧失，继之先强直后阵挛性痉挛，常伴尖叫、面色青紫、尿失禁、舌咬伤、口吐白沫或血沫、瞳孔散大。持续数十秒或数分钟后痉挛发作自然停止，进入昏睡状态。醒后有短时间的头晕、烦躁、疲乏，对发作过程不能回忆。若发作持续不断，一直处于昏迷状态者称大发作持续状态，常危及生命。

失神发作（小发作）：突发性精神活动中断，意识丧失、可伴肌阵挛或自动症。一次发作数秒至十余秒。脑电图出现 3 次/秒棘慢或尖慢波综合波。

单纯部分性发作：某一局部或一侧肢体的强直、阵挛性发作，或感觉异常发作，历时短暂，意识清楚。若发作范围沿运动区扩及其他肢体或全身时可伴意识丧失，称杰克森发作（Jackson）。发作后患肢可有暂时性瘫痪，称 Todd 麻痹。

复杂部分性发作（精神运动性发作）：精神感觉性、精神运动性及混合性发作。多有不同程度的意识障碍及明显的思维、知觉、情感和精神运动障碍。可有咀嚼、摸索神游症、夜游症等自动症表现。有时在幻觉、妄想的支配下可发生伤人、自伤等暴力行为。

自主神经性发作（间脑性）：可有头痛型、腹痛型、肢痛型、晕厥型或心血管性发作。

无明确病因为原发性癫痫，继发于颅内肿瘤、外伤、感染、寄生虫病、脑血管病、全身代谢病等为继发性癫痫。

一、癫痫临床路径编码

疾病名称及编码：癫痫（ICD-10：G40）：部分性癫痫发作，全面性癫痫发作

二、临床路径检索方法

G40（部分性癫痫发作，全面性癫痫发作）

三、癫痫临床路径标准住院流程

（一）适用对象

第一诊断为癫痫（ICD-10：G40）：部分性癫痫发作，全面性癫痫发作。

> 释义
> ■ 适用对象编码参见第一部分。
> ■ 本路径适用对象为临床诊断为癫痫的患者，急性脑血管病或颅内感染急性期等疾病出现的癫痫发作，需进入其他相应路径。

（二）诊断依据

根据《临床诊疗指南·神经内科学分册》（中华医学会，人民卫生出版社，2007）。

1. 临床上至少发作 1 次以上。
2. 存在发作易感性：包括遗传、外伤、发热和动脉硬化等因素。
3. 伴随社会和心理等方面问题。
4. 脑电图和（或）影像学改变。

> **释义**
>
> ■ 本路径的制定主要参考国内权威参考书籍和诊疗指南。
>
> ■ 癫痫发作：其特征是突然和一过性症状，由于异常放电的神经元在大脑中的部位不同而有多种多样的表现，可以是运动、感觉、精神或自主神经的，伴有或不伴有意识或惊厥程度的变化。对无临床发作症状而仅在脑电图（EEG）上出现异常放电者，不能称为癫痫发作。
>
> ■ 发作易感性是指存在增加癫痫发作可能性的脑部持久性改变，如遗传、外伤、感染等因素。
>
> ■ 癫痫是慢性疾病，存在大脑慢性的功能障碍，除了会造成反复的癫痫发作以外，还会对大脑的其他功能产生不良影响，同时长期的癫痫发作也会对患者的躯体、认知、精神心理和社会功能等诸多方面产生不良影响。
>
> ■ 脑电图有肯定的癫痫放电支持癫痫的诊断，脑电图未见癫痫放电不能排除癫痫。影像学改变常能提示癫痫的病因。

（三）治疗方案的选择

根据《临床诊疗指南·神经内科学分册》（中华医学会，人民卫生出版社，2007）。

1. 药物治疗。
2. 药物控制不佳或其他特殊癫痫综合征者可请神经外科会诊进行相应治疗。

> **释义**
>
> ■ 目前癫痫的治疗方法仍然以药物为主，药物治疗的目标是在无明显的不良反应情况下，控制临床发作，使患者保持或恢复其原有的生理、心理状态和生活工作能力。
>
> ■ 在接受抗癫痫药（antiepileptic drugs-AEDs）治疗的新诊断患者中，约有80%的患者通过药物治疗使发作得以控制，其中约50%的患者在接受第一种单药治疗后发作缓解，约30%的患者在第一种单药治疗失败后，转为另一种单药治疗或多药联合治疗后发作缓解，另外，约20%的患者通过药物治疗发作仍未能很好控制，为药物难治性癫痫。
>
> ■ 抗癫痫药物的选择主要根据患者癫痫发作类型并结合年龄、性别、共患病等个体化因素，具体治疗方案参见（七）药物选择。
>
> ■ 通过术前评估，一部分药物难治性癫痫可以选择外科手术治疗。

（四）临床路径标准住院日为 7～14 天

> **释义**
>
> ■ 在住院期间可以完成详细的病史采集和必需的辅助检查，基本明确癫痫的发作类型或癫痫综合征，制订合理的治疗方案。住院的主要目的是明确诊断和病因、控制或减少癫痫发作，对于大多数患者，疗效的观察需要长时间随诊，应在门诊进行。对于需要较长时间才能完成的检查，如基因检测、肌活检等，在不影响治疗的情况下，可以在门诊检查或随诊结果。

（五）进入路径标准

1. 第一诊断必须符合 ICD-10：G40 癫痫疾病编码。
2. 当患者同时具有其他疾病诊断，但在住院期间不需要特殊处理也不影响第一诊断的临床路径流程实施时，可以进入路径。

> **释义**
>
> ■ 以癫痫为第一诊断，当患者同时具有其他疾病诊断，但在住院期间不需要特殊处理也不影响第一诊断的临床路径流程实施时，可以进入路径。
>
> ■ 癫痫发作只是某种疾病的表现之一，该原发疾病才是诊断和治疗的主体，不应纳入本路径，如急性病毒性脑炎、急性脑血管病、脑肿瘤等症状性癫痫。如果仅为疾病后遗症的表现，原发疾病不需特殊处理，可纳入本路径。
>
> ■ 某些癫痫综合征，为全身性疾病，如线粒体肌脑病，本次入院如果以癫痫为主要临床表现，全身性疾病不需要特殊处理，可进入本路径。但如果以卒中样发作或肌病为主要表现，不适合本路径。
>
> ■ 入院目的为术前评估的患者，不适合本路径。
>
> ■ 入院时或入院后出现癫痫持续状态，不适合本路径。
>
> ■ 癫痫的病因复杂多样，对于病因不明或某些与遗传相关的癫痫综合征，需要更复杂的检查方法，如基因检测、肌活检、遗传代谢病筛查等。这些检查如果因患者病情不稳定，需在住院期间完成并得到检查结果，可能会导致诊疗时间和诊疗费用上出现较大差异，不纳入本路径。如病情控制平稳，达到出院要求，可在门诊随诊检查结果，则不必退出本路径。
>
> ■ 某些难治性癫痫，包括特殊类型的癫痫综合征，如大田原综合征、婴儿痉挛、Lennox-Gastaut 综合征、Rasmussen 综合征、进行性肌阵挛等，由于治疗效果欠佳，可能需要较长时间的住院治疗和观察，导致医疗费用增加和住院时间延长，不纳入本路径。

（六）住院后所必需的检查项目

1. 血常规、尿常规、便常规。
2. 肝肾功能、电解质、血糖、肌酶、血脂、感染性疾病筛查（乙型肝炎、丙型肝炎、梅毒、艾滋病等）。
3. 脑电图，心电图。

4. 头颅 MRI（包括 Flair 相）或 CT。

5. 有条件者可行相关血药浓度测定。

> **释义**
>
> ■ 血液学检查：包括血液常规、血糖、电解质、血钙等方面的检查，能够帮助寻找病因。血液学检查还用于对药物不良反应的检测，常用的监测指标包括血常规和肝肾功能等。
>
> ■ 视频脑电图，脑磁图检查：由于癫痫发病的病理生理基础是大脑兴奋性的异常增高，而癫痫发作是大脑大量神经元共同异常放电引起的。脑电图（EEG）反映大脑电活动，是诊断癫痫发作和癫痫的最重要的手段，并且有助于癫痫发作和癫痫综合征的分类。临床怀疑癫痫的病例应进行 EEG 检查。在应用中须充分了解 EEG 的价值和局限性。
>
> ■ 为明确病因，可行血液免疫和肿瘤全套。
>
> ■ 头部 CT 能够发现较为粗大的结构异常，但难以发现细微的结构异常。多在急性的癫痫发作时，或发现大脑有可疑的钙化和无法进行 MRI 检查的情况下应用。
>
> ■ 颅脑 MRI 在临床中的应用，改进了对癫痫患者的诊断和治疗。MRI 具有很高的空间分辨率，能够发现一些细微的结构异常，对于病因有很高的提示价值，特别是对于难治性癫痫的评估。特定的成像技术对于发现特定的结构异常有效，如海马硬化的发现。如果有条件，建议进行颅脑 MRI（包括冠状位海马 T1、T2 和 Flair 像）检查。
>
> ■ 有条件者可行发作间期 PET-CT、发作期 SPECT（或者 SISCOM 技术）。发作间期 PET-CT、发作期 SPECT 仅作为癫痫外科手术前评估的方法。
>
> ■ 癫痫需与各种发作性疾病鉴别，发作期脑电图检查是鉴别诊断的重要依据。如发作性意识丧失考虑晕厥，需加做动态心电图 Holter、心脏超声、直立倾斜试验等；如考虑心因性发作需加做心理量表测定等。

（七）药物选择

1. 常用口服抗癫痫药物：

（1）一线抗癫痫药物：卡马西平、丙戊酸钠、苯妥英钠、氯硝西泮等。

（2）二线抗癫痫药物：奥卡西平、托吡酯、拉莫三嗪、左乙拉西坦等。

2. 口服抗癫痫药物治疗的基本原则应依发作类型、以前用药及疗效情况选择抗癫痫药物。

3. 药物选择时还需要考虑的因素：禁忌证、可能的不良反应、特殊治疗人群（如育龄妇女、儿童、老人等）、药物之间的相互作用以及药物来源和费用等。

（1）局灶性发作：卡马西平（或奥卡西平）、丙戊酸钠、托吡酯、拉莫三嗪、左乙拉西坦等。

（2）全面性发作：丙戊酸钠、卡马西平、苯妥英钠、苯巴比妥、托吡酯、拉莫三嗪、左乙拉西坦等。

（3）肝功能损害患者：慎用丙戊酸钠。

（4）肾功能损害患者：根据患者情况适当减少抗癫痫药物用量。

（5）过敏体质患者：慎用卡马西平、奥卡西平、拉莫三嗪等药物。

（6）育龄期妇女患者：可酌情选用拉莫三嗪、卡马西平（或奥卡西平），妊娠前 3 个月和妊娠初 3 个月每日加用叶酸 5mg。

（7）老年患者：酌情减少抗癫痫药物用量。

（8）儿童患者：按公斤体重计算抗癫痫药物用量。

释义

■ 传统抗癫痫药包括卡马西平、丙戊酸钠、苯妥英钠、氯硝西泮等；新型抗癫痫药包括唑尼沙胺、奥卡西平、托吡酯、拉莫三嗪、左乙拉西坦等。根据发作类型和综合征选药是癫痫药物治疗最基本的原则。

■ 部分性发作的单药治疗：卡马西平、丙戊酸钠、拉莫三嗪、托吡酯、苯巴比妥、左乙拉西坦、唑尼沙胺、加巴喷丁、奥卡西平。苯妥英钠尽管疗效确切，但由于其具有非线性药代动力学特点，容易引起不良反应，药物之间相互作用多，长期使用的不良反应比较明显，已经逐渐退出部分性发作治疗的一线药物。

■ 全面性癫痫的单药治疗：丙戊酸钠、托吡酯、拉莫三嗪、左乙拉西坦可用于各种类型的全面性发作的单药治疗。卡马西平、苯巴比妥、苯妥英钠、奥卡西平可用于全身强直阵挛发作的单药治疗。

■ 癫痫发作分类不确定时治疗：唑尼沙胺、丙戊酸钠、拉莫三嗪、托吡酯、左乙拉西坦是广谱的抗癫痫药物，对部分性发作和全面性发作均有效，可作为发作分类不确定时的选择。

■ 所有的新型抗癫痫药物都可以作为部分性癫痫的添加治疗。唑尼沙胺、左乙拉西坦、加巴喷丁与抗癫痫药物之间的相互作用少，适合与其他抗癫痫药物合用治疗。

■ 肝肾功能衰竭的患者可考虑采用左乙拉西坦、唑尼沙胺和奥卡西平等药物治疗。

■ 有一些抗癫痫药物可能使某些发作类型加重，应避免使用，如卡马西平、奥卡西平和苯妥英钠可能加重失神和肌阵挛发作。

■ 苯巴比妥是最早用于临床的抗癫痫药物，属于广谱抗癫痫药物、疗效确切、价格低廉、使用方便，WHO 推荐在发展中国家，特别是经济欠发达的农村地区用苯巴比妥治疗惊厥性癫痫。

■ 氯硝西泮目前仍较多的用于肌阵挛发作和一部分难治性癫痫的治疗，但其镇静作用比较明显，并且有耐受性和成瘾性，增减剂量均应缓慢进行。

（八）出院标准

1. 诊断明确，药物治疗方案确定，可门诊随访。

2. 有手术指征者转入神经外科接受手术治疗。

释义

■ 癫痫是慢性疾病，药物的疗效观察多在门诊进行。多数患者需要 2～5 年的治疗才能逐渐减停药物。所以住院期间应尽可能明确发作类型或癫痫综合征，完成必要的检查，制订合理的治疗方案，发作控制或次数减少，病情平稳后可出院，门诊随诊。

■ 对于药物难治性癫痫，有手术指征时，需进一步进行术前评估，则转入神经外科或转出本路径。

（九）变异及原因分析

1. 癫痫发作可能为非癫痫性发作，经住院检查和观察确认后，终止抗癫痫药物治疗并让患者出院。

2. 患者在住院期间出现癫痫持续状态，转入癫痫持续状态临床路径。

> **释义**
>
> ■ 患者进入路径后，医师发现合并存在一些事前未预知的对本路径治疗可能产生影响的情况，需要终止执行路径。如：①患者住院期间出现癫痫持续状态，需转入癫痫持续状态临床路径；②入院后发现癫痫发作只是某种疾病的表现之一，如急性病毒性脑炎、静脉窦血栓形成、脑肿瘤等继发症状性癫痫，应退出本路径；③入院后诊断难治性癫痫，准备手术治疗，需进行术前评估时转神经外科或转出路径；④癫痫发作可能为非癫痫性发作，经住院检查和观察确认后，终止抗癫痫药物治疗并让患者出院。主管医师应在临床路径表中说明退出路径原因。
>
> ■ 癫痫病因复杂多样，病因不明或难治性癫痫，可能需要一些特殊检查和治疗，导致住院时间延长，治疗费用增加，主管医师应进行变异原因分析，并在临床路径表单中予以说明。
>
> ■ 因患者方面的主观原因导致执行路径出现变异，需医师在表单中予以说明。

四、癫痫临床路径给药方案

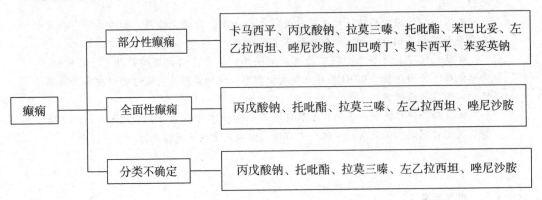

	部分性癫痫	卡马西平、丙戊酸钠、拉莫三嗪、托吡酯、苯巴比妥、左乙拉西坦、唑尼沙胺、加巴喷丁、奥卡西平、苯妥英钠
癫痫	全面性癫痫	丙戊酸钠、托吡酯、拉莫三嗪、左乙拉西坦、唑尼沙胺
	分类不确定	丙戊酸钠、托吡酯、拉莫三嗪、左乙拉西坦、唑尼沙胺

【用药选择】

根据发作类型的选药原则

发作类型	一线药物	替代药物	添加治疗药物	可选择药物	避免使用的药物
强直阵挛发作	丙戊酸钠	拉莫三嗪 卡马西平 奥卡西平	氯巴占 拉莫三嗪 左乙拉西坦 丙戊酸钠 托吡酯		如果有失神或肌阵挛发作或怀疑 JME，应避免使用： 卡马西平 加巴喷丁 奥卡西平 苯妥英钠 普瑞巴林 噻加宾 氨己烯酸
失神发作	乙琥胺 丙戊酸钠	拉莫三嗪	乙琥胺 拉莫三嗪 丙戊酸钠	氯巴占 氯硝西泮 左乙拉西坦 托吡酯 唑尼沙胺	卡马西平 加巴喷丁 奥卡西平 苯妥英 普瑞巴林 噻加宾 氨己烯酸
肌阵挛发作	丙戊酸钠	左乙拉西坦 托吡酯	左乙拉西坦 丙戊酸钠 托吡酯	氯巴占 氯硝西泮 吡拉西坦 唑尼沙胺	卡马西平 加巴喷丁 奥卡西平 苯妥英 普瑞巴林 噻加宾 氨己烯酸
强直发作	丙戊酸钠		拉莫三嗪	卢非酰胺 托吡酯	卡马西平 加巴喷丁 奥卡西平 普瑞巴林 噻加宾 氨己烯酸
失张力发作	丙戊酸钠		拉莫三嗪	卢非酰胺 托吡酯	卡马西平 加巴喷丁 奥卡西平 普瑞巴林 噻加宾 氨己烯酸

续　表

发作类型	一线药物	替代药物	添加治疗药物	可选择药物	避免使用的药物
部分性发作	卡马西平 拉莫三嗪	丙戊酸钠 奥卡西平 左乙拉西坦	卡马西平 氯巴占 加巴喷丁 拉莫三嗪 左乙拉西坦 奥卡西平 丙戊酸钠 托吡酯	醋酸艾司利卡 西平 拉科酰胺 苯巴比妥 苯妥英 普瑞巴林 噻加宾 氨己烯酸 唑尼沙胺	

替代药物：指一线治疗药物不适用或不耐受可以选择的药物

添加治疗：如果第二种可以耐受的药物也无效，应考虑添加治疗

可选择的药物：如果添加治疗无效或不耐受，可以考虑的其他抗癫痫药物

【药学提示】

常用抗癫痫药物使用方法（成人）

药物名称	起始剂量 （mg/d）	增加剂量	维持剂量 （mg/d）	最大剂量 （mg/d）	服药次数 （次/日）
卡马西平	100~200	100~200mg/w	40~1200	1600	2~3
丙戊酸钠	600	200mg/3d	1000~1500	2000	2~3
苯巴比妥	30~60	30mg/w	90~180	180	1~2
苯妥英钠	200	100mg/w	200~400	500	2~3
氯硝西泮	1		4~8	12	1~3
奥卡西平	600	600mg/w	600~2400	2400	2
拉莫三嗪	25	25mg/2w	100~200	500	2
托吡酯	25	25~50mg/w	100~400		2
左乙拉西坦	1000	1000mg/2~4w	1000~3000		2
唑尼沙胺	100~200	200~400mg/1~2w	400	600	1~3
加巴喷丁	300	300mg/d	900~1800	2400	3

老年患者（年龄>65岁）、合并肝肾功能异常患者需根据情况酌情选择药物并注意调整药物剂量。

常用抗癫痫药物不良反应

药物	剂量相关的不良反应	长期治疗的不良反应	特异体质不良反应
卡马西平	复视、头晕、视物模糊、恶心、困倦、中性粒细胞减少、低钠血症	低钠血症	皮疹、再生障碍性贫血、Stevens – Johnson 综合征、肝损害
氯硝西泮	常见：镇静（成人比儿童更常见）、共济失调	易激惹、攻击行为、多动（儿童）	少见，偶见白细胞减少
苯巴比妥	疲劳、嗜睡、抑郁、注意力涣散、多动、易激惹（见于儿童）、攻击行为、记忆力下降	少见皮肤粗糙、性欲下降、突然停药可出现戒断症状，焦虑、失眠等	皮疹、中毒性表皮溶解症、肝炎
苯妥英钠	眼球震颤、共济失调、厌食、恶心、呕吐、攻击行为、巨幼红细胞性贫血	痤疮、齿龈增生、面部粗糙、多毛、骨质疏松、小脑及脑干萎缩（长期大量使用）、性欲缺乏、维生素 K 和叶酸缺乏	皮疹、周围神经病、Stevens – Johnson 综合征、肝毒性
丙戊酸钠	震颤、厌食、恶心、呕吐、困倦	体重增加、脱发、月经失调或闭经、多囊卵巢综合征	肝毒性（尤其在 2 岁以下的儿童）、血小板减少、急性胰腺炎（罕见）、丙戊酸钠脑病
加巴喷丁	嗜睡、头晕、疲劳、复视、感觉异常、健忘	较少	罕见
拉莫三嗪	复视、头晕、头痛、恶心、呕吐、困倦、共济失调、嗜睡	攻击行为、易激惹	皮疹、Stevens – Johnson 综合征、中毒性表皮溶解症、肝衰竭、再生障碍性贫血
奥卡西平	疲劳、困倦、复视、头晕、共济失调、恶心	低钠血症	皮疹
左乙拉西坦	头痛、困倦、易激惹、感染、类流感综合征	较少	无报告
托吡酯	厌食、注意力、语言、记忆障碍、感觉异常、无汗	肾结石、体重下降	急性闭角性青光眼（罕见）

【注意事项】

根据发作类型和综合征分类选择药物是癫痫治疗的基本原则。同时还需要考虑禁忌证、可能的不良反应、达到治疗剂量的时间、服药次数及恰当的剂型、特殊治疗人群（如育龄妇女、儿童、老人等）、药物之间的相互作用以及药物来源和费用等。强调单药治疗的原则。如果一种一线药物已达最大可耐受剂量仍然不能控制发作，可加用另一种药物，至发作控制或最大可耐受剂量后逐渐减掉原有的药物，转换为单药。如果两次单药治疗无效，建议合理的多药治疗。

五、推荐表单

（一）医师表单

癫痫临床路径医师表单

适用对象：第一诊断为癫痫（ICD-10：G40）：部分性癫痫发作，全面性癫痫发作

患者姓名：	性别： 年龄： 门诊号：	住院号：
住院日期： 年 月 日	出院日期： 年 月 日	标准住院日：7~14 天

时间	住院第 1 天	住院第 2 天	住院第 3~4 天
主要诊疗工作	□ 询问病史，体格检查 □ 查看既往辅助检查：影像学、脑电图等 □ 初步诊断，初步明确发作形式 □ 向患者及家属交代病情，与患者沟通，了解其治疗目的 □ 开实验室检查单及相关检查单 □ 确定抗癫痫药物治疗方案 □ 完成首次病程记录等病历书写	□ 上级医师查房，书写上级医师查房记录 □ 明确癫痫诊断和癫痫发作类型或癫痫综合征 □ 分析引起癫痫的病因 □ 向患者及家属介绍病情变化及相关检查 □ 记录并分析发作形式和发作频率 □ 根据患者病情、既往辅助检查结果等确认或修正治疗方案	□ 上级医师查房，书写上级医师查房记录 □ 记录并分析发作形式和发作频率 □ 必要时修正诊断和治疗方案 □ 根据患者病情及辅助检查结果等决定是否请神经外科会诊 □ 必要时向患者及家属介绍病情变化及相关检查结果
重点医嘱	**长期医嘱：** □ 神经科护理常规 □ 二级护理 □ 饮食 □ 口服药物 **临时医嘱：** □ 血常规、尿常规、便常规 □ 肝肾功能、电解质、血糖、肌酶、血脂、传染性疾病筛查、血药浓度测定 □ 脑电图，心电图 □ 脑 MRI 或 CT □ 有条件者可行头颅发作间期 PET-CT、发作期 SPECT	**长期医嘱：** □ 神经科护理常规 □ 二级护理 □ 饮食 □ 口服药物	**长期医嘱：** □ 神经科护理常规 □ 二级护理 □ 饮食 □ 口服药物 **临时医嘱：** □ 神经外科会诊
疾病变异记录	□ 无 □ 有，原因： 1. 2.	□ 无 □ 有，原因： 1. 2.	□ 无 □ 有，原因： 1. 2.
医师签名			

时间	住院第 5~12 天	住院第 6~13 天	住院第 7~14 天 （出院日）
主要诊疗工作	□ 三级医师查房，完成病程记录和查房记录 □ 观察患者癫痫发作情况及病情变化，评价药物治疗效果以及是否需要调整药物 □ 必要时向患者及家属介绍病情变化及相关检查结果 □ 特殊癫痫综合征者需与神经外科协商是否具有手术指征 □ 记录会诊意见	□ 对内科治疗者，根据发作类型和综合征分类调整抗癫痫药物，拟行出院，癫痫门诊随诊 □ 向患者及家属介绍病情及出院后注意事项 □ 书写病程记录及出院小结 □ 确定为难治性局灶性癫痫患者，致痫灶定位明确，可转入神经外科 □ 转科患者书写转科录	□ 再次向患者及家属介绍出院后注意事项 □ 患者办理出院手续，出院 □ 转科患者办理转科手续
重点医嘱	长期医嘱： □ 神经科护理常规 □ 二级护理 □ 饮食 □ 口服药物 临时医嘱： □ 神经外科会诊	长期医嘱： □ 神经科护理常规 □ 二级护理 □ 饮食 □ 口服药物 临时医嘱： □ 明日出院或转科	出院医嘱： □ 出院带药 □ 门诊随诊
病情变异记录	□ 无　□ 有，原因： 1. 2.	□ 无　□ 有，原因： 1. 2.	□ 无　□ 有，原因： 1. 2.
医师签名			

（二）护士表单

癫痫临床路径护士表单

适用对象：第一诊断为癫痫（ICD-10：G40）：部分性癫痫发作，全面性癫痫发作

患者姓名：	性别：　　年龄：　　门诊号：	住院号：
住院日期：　　年　月　日	出院日期：　　年　月　日	标准住院日：7~14 天

时间	住院第 1 天	住院第 2 天	住院第 3~4 天
健康宣教	□ 入院宣教 　介绍主管医师、护士 　介绍医院内相关制度 　介绍环境、设施 　介绍住院注意事项 □ 介绍安全知识 □ 向患者及家属交代病情，与患者沟通，介绍疾病知识	□ 介绍特殊检查的目的、注意事项 □ 介绍用药的药理作用及注意事项 □ 介绍疾病知识及护理注意事项 □ 强调探视制度 □ 强调安全知识 □ 预防并发症	□ 预防并发症 □ 介绍康复知识
护理处置	□ 核对患者，佩戴腕带 □ 建立入院护理病历 □ 卫生处置：剃须、剪指（趾）甲，更换病号服	□ 遵医嘱完成治疗及用药 □ 根据病情测量生命体征 □ 卫生处置：保证六洁到位 □ 协助生活护理 □ 协助完善相关检查，做好解释说明	□ 遵医嘱完成治疗及用药 □ 根据病情测量生命体征 □ 卫生处置：保证六洁到位 □ 协助生活护理 □ 准确记录24 小时入出量
基础护理	□ 二级护理 □ 晨、晚间护理 □ 协助生活护理 □ 安全管理 □ 了解患者基础疾病，遵医嘱予以对应处理 □ 心理护理	□ 二级护理 □ 晨、晚间护理 □ 协助生活护理 □ 安全管理 □ 心理护理	□ 二级护理 □ 晨、晚间护理 □ 协助生活护理 □ 安全管理 □ 心理护理
专科护理	□ 护理查体 □ 病情观察：意识、瞳孔、生命体征、肢体活动 □ 请家属陪伴（需要时） □ 癫痫大小发作处置	□ 护理查体 □ 病情观察：意识、瞳孔、生命体征、肢体活动 □ 请家属陪伴（需要时） □ 癫痫大小发作处置	□ 护理查体 □ 病情观察：意识、瞳孔、生命体征、肢体活动 □ 请家属陪伴（需要时） □ 癫痫大小发作处置
重点医嘱	□ 详见医嘱执行单	□ 详见医嘱执行单	□ 详见医嘱执行单
病情变异记录	□ 无　□ 有，原因： 1. 2.	□ 无　□ 有，原因： 1. 2.	□ 无　□ 有，原因： 1. 2.
护士签名			
执行时间			

时间	住院第 5~12 天	住院第 6~13 天	住院第 7~14 天 （出院日）
健康宣教	□ 评价以前宣教效果	□ 评价以前宣教效果	□ 指导办理出院手续 □ 出院用药指导 □ 活动与休息指导 □ 饮食指导 □ 出现不适症状及时就诊 □ 遵医嘱定期复诊
护理处置	□ 遵医嘱完成治疗及用药 □ 根据病情测量生命体征 □ 卫生处置：保证六洁到位 □ 协助生活护理	□ 遵医嘱完成治疗及用药 □ 根据病情测量生命体征 □ 卫生处置：保证六洁到位 □ 协助生活护理	□ 办理出院手续 □ 书写出院小结
基础护理	□ 一~二级护理 □ 晨、晚间护理 □ 协助生活护理 □ 安全管理	□ 一~二级护理 □ 晨、晚间护理 □ 协助生活护理 □ 安全管理	□ 一~二级护理 □ 晨、晚间护理 □ 协助生活护理 □ 安全管理
专科护理	□ 护理查体 □ 病情观察：意识、瞳孔、生命体征、肢体活动 □ 癫痫大小发作处置 □ 管路管理 □ 指导康复锻炼 □ 心理护理	□ 护理查体 □ 病情观察：意识、瞳孔、生命体征、肢体活动 □ 癫痫大小发作处置 □ 管路管理 □ 指导康复锻炼 □ 心理护理	□ 护理查体 □ 病情观察：意识、瞳孔、生命体征、肢体活动 □ 癫痫大小发作处置 □ 心理护理
重点医嘱	□ 详见医嘱执行单	□ 详见医嘱执行单	□ 详见医嘱执行单
病情变异记录	□ 无 □ 有，原因： 1. 2.	□ 无 □ 有，原因： 1. 2.	□ 无 □ 有，原因： 1. 2.
护士签名			
执行时间			

（三）患者表单

癫痫临床路径患者表单

适用对象：第一诊断为癫痫（ICD-10：G40）：部分性癫痫发作，全面性癫痫发作

患者姓名：	性别： 年龄： 门诊号：	住院号：
住院日期： 年 月 日	出院日期： 年 月 日	标准住院日：7~14 天

时间	入院	住院	出院
医患配合	□ 配合询问病史、收集资料，请务必详细告知既往史、用药史、过敏史 □ 医患沟通，交代病情 □ 气道管理 □ 有任何不适告知医师	□ 配合完善相关检查、实验室检查，如采血、留尿、心电图、脑电图、X 线胸片等 □ 医师向患者及家属介绍病情，如有异常检查结果需进一步检查 □ 配合医师调整用药 □ 有任何不适告知医师	□ 交代出院后注意事项、出院后治疗及家庭保健，预约复诊日期 □ 介绍出院后用药注意事项 □ 办理出院手续，出院
护患配合	□ 配合测量体温、脉搏、呼吸、血压、血氧饱和度、体重 □ 配合完成入院护理评估单（简单询问病史、家族史、过敏史和用药史） □ 接受入院宣教（环境介绍、病室规定、订餐制度、贵重物品保管等）及疾病知识相关教育 □ 接受卫生处置：剃须、剪指（趾）甲、沐浴，更换病号服 □ 如有不适请告知护士	□ 正确留取标本，配合检查 □ 配合完成治疗及用药 □ 配合测量体温、脉搏、呼吸、血压，查体 □ 接受卫生处置：保证六洁到位 □ 配合遵守医院制度 □ 遵医嘱采取正确卧位 □ 如有不适请告知护士 □ 接受进食、进水、排便等生活护理 □ 注意安全，避免坠床、跌倒	□ 办理出院手续 □ 出院用药指导 □ 活动与休息指导 □ 饮食指导 □ 出现不适症状及时就诊
饮食	□ 遵医嘱	□ 遵医嘱	□ 遵医嘱
排泄	□ 正常排尿便 □ 避免便秘	□ 正常排尿便 □ 避免便秘	□ 正常排尿便 □ 避免便秘
活动	□ 卧床休息 □ 遵医嘱	□ 卧床休息 □ 遵医嘱	□ 正常适度活动，避免疲劳

附：原表单（2009 年版）

癫痫临床路径表单

适用对象：第一诊断为癫痫（ICD-10：G40）：部分性癫痫发作，全面性癫痫发作

患者姓名：	性别： 年龄： 门诊号：	住院号：
住院日期： 年 月 日	出院日期： 年 月 日	标准住院日：7~14 天

时间	住院第 1 天	住院第 2 天	住院第 3~4 天
主要诊疗工作	□ 询问病史，体格检查 □ 查看既往辅助检查：影像学、脑电图等 □ 初步诊断，初步明确发作形式 □ 向患者及家属交代病情，与患者沟通，了解其治疗目的 □ 开实验室检查单及相关检查单 □ 确定抗癫痫药物治疗方案 □ 完成首次病程记录等病历书写	□ 上级医师查房，书写上级医师查房记录 □ 明确癫痫诊断和癫痫发作类型或癫痫综合征 □ 分析引起癫痫的病因 □ 向患者及家属介绍病情变化及相关检查 □ 记录并分析发作形式和发作频率 □ 根据患者病情、既往辅助检查结果等确认或修正治疗方案	□ 上级医师查房，书写上级医师查房记录 □ 记录并分析发作形式和发作频率 □ 必要时修正诊断和治疗方案 □ 根据患者病情及辅助检查结果等决定是否请神经外科会诊 □ 必要时向患者及家属介绍病情变化及相关检查结果
重点医嘱	**长期医嘱：** □ 神经科护理常规 □ 二级护理 □ 饮食 □ 口服药物 **临时医嘱：** □ 血常规、尿常规、便常规 □ 肝肾功能、电解质、血糖、肌酶、血脂、传染性疾病筛查、血药浓度测定 □ 脑电图，心电图 □ 脑 MRI 或 CT □ 有条件者可行发作间期 PET-CT、发作期 SPECT	**长期医嘱：** □ 神经科护理常规 □ 二级护理 □ 饮食 □ 口服药物	**长期医嘱：** □ 神经科护理常规 □ 二级护理 □ 饮食 □ 口服药物 **临时医嘱：** □ 神经外科会诊
主要护理工作	□ 入院介绍及制度宣教 □ 入院护理评估 □ 指导患者及家属相关注意事项 □ 书写护理病历 □ 协助行脑电图或脑电监测的患者做好检查前准备 □ 健康教育	□ 运用安全流程，进行安全护理 □ 督导服药，避免自行减药及停药 □ 书写护理记录 □ 健康教育	□ 根据医嘱督导服药 □ 做好安全护理 □ 记录发作情况 □ 健康教育：针对具体情况作个体化指导
疾病变异记录	□ 无 □ 有，原因： 1. 2.	□ 无 □ 有，原因： 1. 2.	□ 无 □ 有，原因： 1. 2.
护士签名			
医师签名			

时间	住院第 5～12 天	住院第 6～13 天	住院第 7～14 天（出院日）
主要诊疗工作	□ 三级医师查房，完成病程记录和查房记录 □ 观察患者癫痫发作情况及病情变化，评价药物治疗效果以及是否需要调整药物 □ 必要时向患者及家属介绍病情变化及相关检查结果 □ 特殊癫痫综合征者需与神经外科协商是否具有手术指征 □ 记录会诊意见	□ 对内科治疗者，根据发作类型和综合征分类调整抗癫痫药物，拟行出院，癫痫门诊随诊 □ 向患者及家属介绍病情及出院后注意事项 □ 书写病程记录及出院小结 □ 确定为难治性局灶性癫痫患者，致痫灶定位明确，可转入神经外科 □ 转科患者书写转科录	□ 再次向患者及家属介绍病出院后注意事项 □ 患者办理出院手续，出院 □ 转科患者办理转科手续
重点医嘱	长期医嘱： □ 神经科护理常规 □ 二级护理 □ 饮食 □ 口服药物 临时医嘱： □ 神经外科会诊	长期医嘱： □ 神经科护理常规 □ 二级护理 □ 饮食 □ 口服药物 临时医嘱： □ 明日出院或转科	出院医嘱： □ 出院带药 □ 门诊随诊
主要护理工作	□ 根据医嘱督导服药 □ 做好安全护理 □ 记录发作情况 □ 健康教育：针对具体情况作个体化指导	□ 做好出院指导 □ 完成出院病历书写 □ 健康教育：①遵医嘱进行用药指导；②选择适合的锻炼方法及工作，避免危险活动，防止意外伤害；③指导定期癫痫门诊随诊	□ 出院带药服用指导 □ 特殊护理指导 □ 告知复诊时间和地点 □ 交代常用药物不良反应，嘱其定期癫痫门诊复诊
病情变异记录	□ 无　□ 有，原因： 1. 2.	□ 无　□ 有，原因： 1. 2.	□ 无　□ 有，原因： 1. 2.
护士签名			
医师签名			

参考文献

[1] 陈生弟，陈彪. 中国帕金森病的诊断标准（2016 版）. 中华神经科杂志，2016，49（4）：268-271.

[2] 陈生弟，中华医学会神经病学分会帕金森病及运动障碍学组. 中国帕金森病治疗指南（第三版）[J]. 中华神经科杂志，2014，47：428-433.

[3] 陈新谦. 新编药物学. 第17版. 北京：人民卫生出版社，2011.

[4] 崔丽英. 神经病学（八年制）. 北京：人民卫生出版社，2015.

[5] 葛均波，徐永健. 内科学. 第8版. 北京：人民卫生出版社，2013.

[6] 贾建平，陈生第. 神经病学，北京：人民卫生出版社，2013.

[7] 贾建平. 中国痴呆与认知障碍诊治指南（2015 版）[J]. 北京：人民卫生出版社，2016.

[8] 吴江，贾建平. 神经病学. 第3版. 北京：人民卫生出版社，2013.

[9] 中国成人血脂异常防治指南制订联合委员会. 中国成人血脂异常防治指南. 中华心血管病杂志 [J]，2007. 35（5）：390-413.

[10] 中国高血压防治指南修订委员会. 中国高血压防治指南 2010 [J]. 中华心血管病杂志，2011，39（7）：579-616.

[11] 中国免疫学会神经免疫分会，中华医学会神经病学分会神经免疫学组，中国医师协会神经内科分会神经免疫专业委员会. 中国视神经脊髓炎谱系疾病诊断与治疗指南 [J]. 中国神经免疫学和神经病学杂志，2016，23（3）：155-166.

[12] 中华医学会. 临床诊疗指南癫痫病分册（2015 修订版）. 北京：人民卫生出版社，2015.

[13] 中华医学会. 糖皮质激素类药物临床应用指导原则 [J]. 中华内分泌代谢杂志，2012，28（2）：1-32. 1.

[14] 中华医学会神经病学分会，中华医学会神经病学分会脑血管病学组. 中国颅内静脉系统血栓形成诊断和治疗指南 [J]. 中国颅内静脉系统血栓形成诊断和治疗指南. 中华神经科杂志. 2015，48，（10）：819-829.

[15] 中华医学会神经病学分会，中华医学会神经病学分会脑血管病学组. 中国缺血性脑卒中和短暂性脑缺血发作二级预防指南 2014 [J]. 中华神经科杂志，2015，48：16.

[16] 中华医学会神经病学分会，中华医学会神经病学分会神经肌肉病学组，中华医学会神经病学分会肌电图及临床神经生理学组. 中国多发性肌炎诊治共识 [J]. 中华神经科杂志，2015，48（11）：946-949.

[17] 中华医学会神经病学分会. 中国多发性肌炎诊治共识 [J]. 中华神经科杂志，2015，48（11）：946-949.

[18] 中华医学会神经病学分会. 中国肌萎缩侧索硬化诊断和治疗指南. 中华神经科杂志，2012，45（7）：531-533.

[19] 中华医学会神经病学分会. 中国蛛网膜下腔出血诊治指南 [J]. 中华神经科杂志，2016，49（3）：182-191.

[20] 中华医学会神经病学分会. 中华医学会神经病学分会脑血管病学组. 中国急性缺血性脑卒中诊治指南 2014. 中华神经科杂志，2015，48（4）：246-257.

[21] 中华医学会神经病学分会。中国多发性硬化及相关中枢神经系统脱髓鞘病的诊断及治疗专

家共识（草案）. 中华神经科杂志，2006，39（12）：862-864.

[22] 中华医学会神经病学分会脑血管病学组. 中国缺血性脑卒中和短暂性脑缺血发作二级预防指南 2014［J］. 中华神经科杂志，2015，48（04）：258-273.

[23] 中华医学会神经病学分会脑血管病学组缺血性脑卒中二级预防指南撰写组. 中国缺血性脑卒中和短暂性脑缺血发作二级预防指南 2010［J］. 中华神经科杂志，2010.43（2）：154-160.

[24] 中华医学会神经病学分会神经肌肉病学组，中华医学会神经病学分会肌电图及临床神经电生理学组，中华医学会神经病学分会神经免疫学组. 中国吉兰巴雷综合征诊治指南［J］. 中华神经科杂志，2010，43（8）：583-586.

[25] 中华医学会神经病学分会神经肌肉病学组，中华医学会神经病学分会肌电图及临床神经电生理学组，中华医学会神经病学分会神经免疫学组. 中国慢性炎性脱髓鞘性多发性神经根神经病诊疗指南［J］. 中华神经科杂志，2010，43（8）：586-588.

[26] 中华医学会神经病学分会神经免疫学组，中国免疫学会神经免疫分会. 多发性硬化诊断和治疗中国专家共识（2014 版）［J］. 中华神经科杂志，2015，48（05）：362-367.

[27] 中华医学会神经病学分会神经免疫学组，中国免疫学会神经免疫学分会. 中国重症肌无力诊断和治疗指南 2015［J］. 中华神经科杂志，2015，48（11）：934-940.

[28] 中华医学会糖尿病学分会. 中国 2 型糖尿病防治指南（2013 年版）. 中华糖尿病杂志，2014，（7）：447-498.

[29] 中华医学会心血管病学分会，中华心血管病杂志编辑委员会. 2013 抗血小板治疗中国专家共识［J］. 中华心血管杂志. 2013.41（3）：183-190.

[30] 2011 ASA/ACCF/AHA/AANN/AANS/ACR/ASNR/CNS/SAIP/SCAI/SIR/SNIS/SVM/SVS Guideline on the Management of Patients With Extracranial Carotid and Vertebral Artery Disease. Stroke. 2011. Jan 31：1-77.

[31] 国家卫生计生委脑卒中防治工程委员会. 中国缺血性中风中成药合理使用指导规范. 2017

[32] 高长玉、吴成翰、赵建国等. 中国脑梗死中西医结合诊治指南（2017）［J］. 中国中西医结合杂志. 2018，38（2）：136-144.

[33] Collongues N, de Seze J. Current and future treatment approaches for neuromyelitis optica. Ther Adv Neurol Disord. 2011. 4（2）：111-121.

[34] Gilman S, Koeppe RA, Nan B, et al. Cerebral cortical and subcortical cholinergic deficits in parkinsonian syndromes. Neurology, 2010, 74：1416-1423.

[35] Gilman S, Wenning GK, h PA, et al. Second consensus statement on the diagnosis of multiple system atrophy. Neurology, 2008, 7l（9）：670-676.

[36] Kernan WN, Ovbiagele B, Black HR, et al. Guidelines for the prevention of stroke in patients with stroke and transient ischemic attack：a guideline for healthcare professionals from the American heart association/American stroke association. Stroke 2014；45：2160-2236.

[37] Martinez-Torres F, Menon S, Pritsch M, et al. Protocol for German trial of Acyclovir and corticosteroids in Herpes-simplex-virus-encephalitis（GACHE）：a multicenter, multinational, randomized, double-blind, placebo-controlled German, Austrian and Dutch trial ［ISRCTN45122933］. BMC Neurol, 2008. 8：40.

[38] McKhann GM, Knopman DS, Chertkow H, et al. The diagnosis of dementia due to Alzheimer's disease：Recommendations from the National Institute on Aging andthe Alzheimer's Association workgroupAlzheimers Dement, 2011 May；7（3）：263-9.

[39] Ronald B. Postuma, MDS Clinical Diagnostic Criteria for Parkinson's Disease, Movement Disorders, Vol. 30, No. 12, 2015, 1591-1599.

[40] Scott TF, Frohman EM, De Seze J, et al. Therapeutics and Technology Assessment Subcommittee

of American Academy of Neurology. Evidence-based guideline: clinical evaluation and treatment of transverse myelitis: report of the Therapeutics and Technology Assessment Subcommittee of the American Academy of Neurology. Neurology. 2011, 77 (24): 2128-2134.

[41] Singer W, Opfer-Gehrking TL, McPhee BR, et al. Acetylcholinesterase inhibition: a novel approach in the treatment of neurogenic orthostatic hypotension. J Neurol Neurosurg Psychiatry, 2003, 74: 1294-1298.

[42] Solomon T, Michael BD, Smith PE, et al. Management of suspected viral encephalitis in adults. Association of British Neurologists and British Infection Association National Guidelines. The J Infect, 2012, 64 (4): 347-373.

[43] Spindler M, Beal MF, Henchcliffe C. Coenzyme Q10 effects in neurodegenerative disease. Neuropsychiatr Dis Treat, 2009, 5: 597-610.

[44] Stefanova N, Poewe W, Wenning GK. Rasagiline is neuroprotective in a transgenic model of multiple system atrophy. Exp Neurol, 2008, 210: 421-427.

[45] Steiner I, Budkac H, Chaudhuri A, et al. Viral meningoencephalitis: a review of diagnostic methods and guidelines for management. Eur J Neurol, 2010, 17 (8): 999-1009.

[46] The epilepsies: the diagnosis and management of the epilepsies in adults andchildren in primary andsecondary care. National Institute for Clinical Excellence. Clinical Guideline137. 2012, 1.

[47] Tunkel AR, Glaser CA, Bloch KC, et al. The management of encephalitis: clinical practice guidelines by the Infectious Diseases Society of America. Clin Infect Dis, 2008, 47 (3): 303 - 327.

[48] Wenning GK, Stefanova N. Recent developments in multiple system atrophy. J Neurol, 2009, 256: 1791-1808.

附录 1

脑梗死临床路径病案质量监控表单

1. 进入临床路径标准

疾病诊断：急性脑梗死（ICD-10：I63）

2. 病案质量监控表

监控项目　监控重点　住院时间		评估要点		监控内容	分数	减分理由	备注
病案首页		主要诊断名称及编码		急性脑梗死（ICD-10：I63）	5□ 4□ 3□ 1□ 0□		
		其他诊断名称及编码		无遗漏，编码准确			
		其他项目		内容完整、准确、无遗漏	5□ 4□ 3□ 1□ 0□		
住院第1天	入院记录	现病史	主诉	简单扼要的提练主要症状，体征及持续时间	5□ 4□ 3□ 1□ 0□		入院24小时内完成
			主要症状	是否描述缓慢进展性神经系统症状及体征，并重点描述： 1. 一侧肢体（伴或不伴面部）无力或麻木，语言障碍 2. 持续时间（小时、分）	5□ 4□ 3□ 1□ 0□		

续　表

监控项目 监控重点 住院时间		评估要点		监控内容	分数	减分理由	备注
住院第 1 天	入院记录	现病史	病情演变过程	是否描述主要症状的演变过程如： 1. 诱因：有无致病因素 2. 起病情况：安静（睡眠）或活动中起病，是否急性起病 3. 局灶神经功能缺损症状及体征发生、发展及演变的全过程，进展-加重-缓解过程。如：肌力下降程度，从不能持物进展到不能抬举等 4. 发病具体时间点（如：几点发病到目前的时间，以小时计算） 5. 按症状出现的时间顺序、方式、严重程度描述	5□ 4□ 3□ 1□ 0□		入院 24 小时内完成
			其他伴随症状	是否记录伴随症状，如：头痛、头晕、恶心、呕吐、胸闷、心悸、出汗、抽搐、发热、觉醒状态、二便情况等	5□ 4□ 3□ 1□ 0□		
			院外诊疗过程	是否记录诊断、治疗情况，如： 1. 诊断及治疗经过 2. 是否做过头 CT 或 MRI 检查等 3. 用药情况及效果等	5□ 4□ 3□ 1□ 0□		
		既往史 个人史 家族史		是否按照病历书写规范记录，并重点记录： 1. 过敏史：过敏药物、食物、化学物质等 2. 吸烟饮酒史（时间及频率） 3. 有无近期手术及妊娠史 4. 高血压（血压最高数值）、糖尿病（血糖控制水平）、冠心病、高脂血症、房颤、脑梗死、脑出血等既往疾病及用药控制史 5. 家族中是否有上述病史	5□ 4□ 3□ 1□ 0□		
		体格检查		是否按照病历书写规范记录，并重点记录重要体征，无遗漏，如： 1. 注意意识状态、心率、心律、颈部及心脏血管杂音等 2. 神经系统体征	5□ 4□ 3□ 1□ 0□		
		辅助检查		是否记录辅助检查结果，如： 1. 头颅 CT 或 MRI 等 2. 心电图 3. 血糖等	5□ 4□ 3□ 1□ 0□		

续　表

监控项目 / 监控重点 / 住院时间		评估要点	监控内容	分数	减分理由	备注
住院第1天	首次病程记录	病例特点	是否简明扼要，重点突出，无遗漏： 1. 多为中老年患者 2. 有引起脑梗死的危险因素，如：高血压、糖尿病等；急性起病 3. 局灶神经功能缺损的症状及体征，如：左侧肢体无力、肌力Ⅱ级等 4. 头 CT 或 MRI 存在责任缺血性病灶	5□ 4□ 3□ 1□ 0□		
		初步诊断	第一诊断为：急性脑梗死（ICD-10：I63）	5□ 4□ 3□ 1□ 0□		
		诊断依据	是否充分、分析合理： 1. 急性起病 2. 局灶神经功能缺损（一侧面部或肢体无力或麻木，语言障碍等），少数为全面神经功能缺损 3. 症状或体征持续时间不限（当影像学显示有责任缺血性病灶时），或持续 24 h 以上（当缺乏影像学责任病灶时） 4. 排除非血管性病因 5. 脑 CT/MRI 排除脑出血	5□ 4□ 3□ 1□ 0□		入院8小时内完成
		鉴别诊断	是否根据病例特点与下列疾病鉴别： 1. 脑出血 2. 脑栓塞 3. 颅内占位病变	5□ 4□ 3□ 1□ 0□		
		诊疗计划	是否全面并具有个性化： 1. 是否完成并记录必需的检查项目 （1）血常规、尿常规、大小便常规 （2）肝功能、肾功能、电解质、血糖、血脂、凝血功能、感染性疾病筛查（乙肝、丙肝、梅毒、艾滋病等） （3）胸部 X 线片、心电图 （4）颈部动脉血管超声，经颅多普勒超声（TCD）颅脑 CT，有条件的可行颅脑 MRI+DWI（弥散加权成像）	5□ 4□ 3□ 1□ 0□		

监控项目　监控重点　住院时间	评估要点	监控内容	分数	减分理由	备注
住院第 1 天	首次病程记录　诊疗计划	2. 根据具体情况可选择的检查项目： （1）自身免疫抗体［抗核抗体（ANA）、可提取性核抗原（ENA）、抗中性粒细胞胞质抗体（ANCA）等］、红细胞沉降率、同型半胱氨酸，纤维蛋白原水平、易栓检查、抗心磷脂抗体、维生素 B_{12}、叶酸 （2）TCD 发泡试验 （3）超声心动图、动态心电监测、腹部 B 超（肝、胆、胰、脾、肾） （4）头颅磁共振：磁共振血管造影（MRA）、磁共振静脉血管成像（MRV）、灌注加权成像（PWI）等；头颈 CT 血管造影（CTA）、CT 灌注成像（CTP）；数字减影血管造影（DSA） 3. 病情评估（如：神经功能缺损量表等） 4. 寻找病因 5. 护理级别一级、饮食、基础用药等 6. 抗凝药物或抗血小板药物治疗等 7. 早期营养支持、早期康复、预防并发症 8. 向患者及家属交代病情，健康宣教	5□ 4□ 3□ 1□ 0□		入院 8 小时内完成
	病程记录　上级医师查房记录	是否有重点内容并结合本病例： 1. 补充病史和查体 2. 诊断、鉴别诊断分析 3. 进行病情初步评估，病情严重度分级 4. 病情评估和预后评估 5. 治疗方案分析，提出诊疗意见 6. 提示需要观察和注意的内容，如预防压疮	5□ 4□ 3□ 1□ 0□		入院 48 小时内完成
	病程记录　住院医师查房记录	是否记录、分析全面： 1. 询问病史 2. 体格检查（包括 NIHSS 评分、GCS 评分及 Bathel 评分、吞咽功能、营养评估） 3. 医患沟通，交待病情 4. 监测并管理血压（必要时降压） 5. 预防并发症：感染、应激性溃疡、压疮等 6. 抗血小板（或抗凝）治疗 7. 他汀治疗、降血糖治疗 8. 健康宣教：饮食、戒烟	5□ 4□ 3□ 1□ 0□		

续　表

监控项目 / 住院时间	监控重点	评估要点	监控内容	分数	减分理由	备注
住院第2天	病程记录	住院医师查房记录	是否记录、分析如下内容： 1. 评价神经功能状态 2. 继续宣教：饮食、戒烟 3. 完成或预约辅助检查（三大常规、红细胞沉降率，CRP，HCY，感染指标、胸部X线片、TCD、颈部血管超声、UCG）、头MRI+DWI、腹部B超 4. 继续抗血小板（或抗凝）、他汀类药物治疗 5. 继续防治并发症 6. 康复治疗评估及治疗	5□ 4□ 3□ 1□ 0□		
		上级医师查房记录	是否对病情、已完成的诊疗进行总结分析，并提出下一步诊疗意见，补充、更改诊断分析和确定诊断分析	5□ 4□ 3□ 1□ 0□		
住院第3天	病程记录	住院医师查房记录	是否记录、分析： 1. 评价神经功能状态 2. 宣教：饮食、戒烟 3. 完善辅助检查 4. 继续抗血小板（或抗凝）、他汀类药物治疗。 5. 继续防治并发症 6. 继续康复治疗	5□ 4□ 3□ 1□ 0□		
		上级医师查房记录	是否记录、分析 1. 疗效评估，预期目标完成情况 2. 目前存在问题的解决方案 3. 指导治疗	5□ 4□ 3□ 1□ 0□		
住院第4~6天	病程记录	住院医师查房记录	是否记录、分析 1. 评估辅助检查结果 2. 评价神经功能状态 3. 继续防治并发症 4. 必要时相关科室会诊 5. 继续抗血小板（或抗凝）治疗 6. 继续他汀类药物治疗 7. 康复治疗			

续　表

监控项目 / 住院时间 / 监控重点		评估要点	监控内容	分数	减分理由	备注
住院第4~6天	病程记录	上级医师查房记录	是否记录、分析 1. 疗效评估 2. 预后评估 3. 指导下一阶段治疗和康复			
住院第7~10天（出院日）	病程记录	住院医师查房记录	是否记录 1. 通知病情稳定患者及其家属出院准备 2. 向患者交待出院后注意事项，预约复诊日期 3. 如果患者不能出院，在"病程记录"中说明原因和继续治疗的方案 4. 出院宣教：出院后继续规范脑卒中二级预防、控制危险因素、生活方式等	5□ 4□ 3□ 1□ 0□		
		出院记录	记录是否齐全，重要内容无遗漏，如： 1. 入院情况 2. 诊疗经过 3. 出院情况：症状体征、功能恢复等 4. 主要辅助检查 5. 出院医嘱：出院带药需写明药物名称、用量、服用方法，需要调整的药物要注明调整的方法；出院后患者需要注意的事项；门诊复查时间及项目等 6. 指导康复治疗	5□ 4□ 3□ 1□ 0□		
		操作记录	内容包括自然项目（另页书写时）、操作名称、操作时间、操作步骤、结果及患者一般情况，记录过程是否顺利、有无不良反应，术后注意事项及是否向患者说明，操作医师签名	5□ 4□ 3□ 1□ 0□		
		特殊检查、特殊治疗同意书等医学文书	内容包括自然项目（另页书写时）、特殊检查、特殊治疗项目名称、目的、可能出现的并发症及风险、患者或家属签署是否同意检查或治疗、患者签名、医师签名等。如非患者本人签字需有委托书。	5□ 4□ 3□ 1□ 0□		

续 表

监控项目 / 监控重点 / 住院时间		评估要点	监控内容	分数	减分理由	备注
	病危（重）通知书		自然项目（另页书写时）、目前诊断、病情危重情况，患方签名、医师签名并填写日期	5□ 4□ 3□ 1□ 0□		
医嘱	长期医嘱	住院第1天	1. 神经内科疾病护理常规 2. 一/二级护理 3. 低盐、低脂、低糖饮食 4. 监测生命体征、血糖 5. 抗血小板（或抗凝）治疗 6. 他汀类药物治疗等			
		住院第2天	1. 神经内科疾病护理常规 2. 一/二级护理 3. 低盐、低脂、低糖饮食 4. 监测生命体征及血糖 5. 抗血小板（或抗凝）治疗 6. 他汀类药物治疗 7. 床旁康复治疗			
		住院第3天	1. 神经内科疾病护理常规 2. 一/二级护理 3. 低盐、低脂、低糖饮食 4. 监测生命体征及血糖 5. 抗血小板（或抗凝）治疗 6. 他汀类药物治疗 7. 床旁康复治疗	5□ 4□ 3□ 1□ 0□		
		住院第4-6天	1. 神经内科疾病护理常规 2. 一/二/三级护理 3. 低盐、低脂、低糖饮食 4. 抗血小板（或抗凝）治疗 5. 他汀类药物治疗 6. 床旁康复训练			
		住院第7-10天	1. 神经内科疾病护理常规 2. 一/二/三级护理 3. 低盐、低脂、低糖饮食 4. 抗血小板（或抗凝）治疗 5. 他汀类药物治疗 6. 床旁康复训练			

续 表

监控项目 \ 监控重点 \ 住院时间		评估要点	监控内容	分数	减分理由	备注
医嘱	临时医嘱	住院第 1 天	1. 血常规、肝功能、肾功能、电解质、血糖、血脂、心肌酶谱、凝血功能、血气分析、感染性疾病筛查、心电图等 2. 预约 TCD、颈部血管超声、UCG 辅助检查 3. 必要时预约颅脑 MRI +DWI、腹部超声	5□ 4□ 3□ 1□ 0□		
		住院第 2 天	1. 辅助检查：生命体征监测 2. 必要时复查有异常值的检查 3. 康复科会诊			
		住院第 3 天	1. 必要时复查有异常值的检查 2. 必要时行 MRA、CTA、DSA 检查			
		住院第 4-6 天	1. 异常检查复查 2. 复查血常规、肾功能、血糖、电解质			
		住院第 7-10 天	1. 出院 2. 出院前神经系统功能评估（NIHSS，Bathel 指数） 3. 出院带药			
一般书写规范		各项内容	完整、准确、清晰、签字	5□ 4□ 3□ 1□ 0□		
变异情况		变异条件及原因	当患者出现以下情况时，退出路径： 1. 缺血性梗死病情危重，需要外科手术治疗时，退出本路径，进入相应疾病临床路径 2. 当患者存在颈动脉狭窄，根据现行诊治指南需要外科或血管介入干预时，进入相应疾病临床路径 3. 病情危重：意识障碍、呼吸循环衰竭，需转入 ICU 或手术治疗 4. 既往其他系统疾病加重而需要治疗，或出现严重并发症，导致住院时间延长和住院费用增加	5□ 4□ 3□ 1□ 0□		

附录2

制定/修订《临床路径释义》的基本方法与程序

曾宪涛　蔡广研　陈香美　陈新石　葛立宏　高润霖　顾　晋　韩德民
贺大林　胡盛寿　黄晓军　霍　勇　李单青　林丽开　母义明　钱家鸣
任学群　申昆玲　石远凯　孙　琳　田　伟　王　杉　王行环　王宁利
王拥军　邢小平　徐英春　鱼　锋　张力伟　郑　捷　郎景和

中华人民共和国国家卫生和计划生育委员会采纳的临床路径（Clinical pathway）定义为针对某一疾病建立的一套标准化治疗模式与诊疗程序，以循证医学证据和指南为指导来促进治疗和疾病管理的方法，最终起到规范医疗行为，减少变异，降低成本，提高质量的作用。世界卫生组织（WHO）指出临床路径也应当是在循证医学方法指导下研发制定，其基本思路是结合诊疗实践的需求，提出关键问题，寻找每个关键问题的证据并给予评价，结合卫生经济学因素等，进行证据的整合，诊疗方案中的关键证据，通过专家委员会集体讨论，形成共识。可以看出，遵循循证医学是制定/修订临床路径的关键途径。

临床路径在我国已推行多年，但收效不甚理想。当前，在我国推广临床路径仍有一定难度，主要是因为缺少系统的方法论指导和医护人员循证医学理念薄弱[1]。此外，我国实施临床路径的医院数量少，地域分布不平衡，进入临床路径的病种数量相对较少，病种较单一；临床路径实施的持续时间较短[2]，各学科的临床路径实施情况也参差不齐。英国国家与卫生保健研究所（NICE）制定临床路径的循证方法学中明确指出要定期检索证据以确定是否有必要进行更新，要根据惯用流程和方法对临床路径进行更新。我国三级综合医院评审标准实施细则（2013年版）中亦指出"根据卫生部《临床技术操作规范》《临床诊疗指南》《临床

路径管理指导原则（试行）》和卫生部各病种临床路径，遵循循证医学原则，结合本院实际筛选病种，制定本院临床路径实施方案"。我国医疗资源、医疗领域人才分布不均衡[3]，并且临床路径存在修订不及时和篇幅限制的问题，因此依照国家卫生和计划生育委员会颁发的临床路径为蓝本，采用循证医学的思路与方法，进行临床路径的释义能够为有效推广普及临床路径、适时优化临床路径起到至关重要的作用。

基于上述实际情况，为规范《临床路径释义》制定/修订的基本方法与程序，本团队使用循证医学[4]的思路与方法，参考循证临床实践的制定/修订的方法[5]制定本共识。

一、总则

1. 使用对象：本《制定/修订<临床路径释义>的基本方法与程序》适用于临床路径释义制定/修订的领导者、临床路径的管理参加者、评审者、所有关注临床路径制定/修订者，以及实际制定临床路径实施方案的人员。

2. 临床路径释义的定义：临床路径释义应是以国家卫生和计划生育委员会颁发的临床路径为蓝本，克服其篇幅有限和不能及时更新的不足，结合最新的循证医学证据和更新的临床实践指南，对临床路径进行解读；同时在此基础上，制定出独立的医师表单、护士表单、患者表单、临床药师表单，从而达到推广和不

断优化临床路径的目的。

3. 制定/修订必须采用的方法：制定/修订临床路径释义必须使用循证医学的原理及方法，更要结合我国的国情，注重应用我国本土的医学资料，整个过程避免偏倚，符合便于临床使用的需求。所有进入临床路径释义的内容均应基于对现有证据通过循证评价形成的证据以及对各种可选的干预方式进行利弊评价之后提出的最优指导意见。

4. 最终形成释义的要求：通过提供明晰的制定/修订程序，保证制定/修订临床路径释义的流程化、标准化，保证所有发布释义的规范性、时效性、可信性、可用性和可及性。

5. 临床路径释义的管理：所有临床路径的释义工作均由卫生和计划生育委员会相关部门统一管理，并委托相关学会、出版社进行制定/修订，涉及申报、备案、撰写、表决、发布、试用反馈、实施后评价等环节。

二、制定/修订的程序及方法

1. 启动与规划：临床路径释义制定/修订前应得到国家相关管理部门的授权。被授权单位应对已有资源进行评估，并明确制定/修订的目的、资金来源、使用者、受益者及时间安排等问题。应组建统一的指导委员会，并按照学科领域组建制定/修订指导专家委员会，确定首席专家及所属学科领域各病种的组长、编写秘书等。

2. 组建编写工作组：指导委员会应由国家相关管理部门的领导、临床路径所涉及的各个学科领域的专家、医学相关行业学会的领导、卫生经济学领域专家、循证医学领域专家、期刊编辑与传播领域专家、出版社领导、病案管理专家、信息部门专家、医院管理者等构成。按照学科组建编写工作小组，编写小组由首席专家、组长、编写秘书等人员组成，首席专家应由该学科领域具有权威性与号召力的专家担任，负责总体的设计和指导，并具体领导工作的开展。应为首席专家配备 1~2 名编写秘书，负责整个制定/修订过程的联络工作。按照领域疾病具体病种来遴选组长，再由组长遴选参与制定/修订的专家及秘书。例如，以消化系统疾病的临床路径释义为例，选定首席专家及编写秘书后，再分别确定肝硬化腹水临

床路径释义、胆总管结石临床路径释义、胃十二指肠临床路径释义等的组长及组员。建议组员尽量是由具有丰富临床经验的年富力强的且具有较高编写水平及写作经验的一线临床专家组成。

3. 召开专题培训：制定/修订工作小组成立后，在开展释义制定/修订工作前，就流程及管理原则、意见征询反馈的流程、发布的注意事项、推广和实施后结局（效果）评价等方面，对工作小组全体成员进行专题培训。

4. 确定需要进行释义的位点：针对国家正式发布的临床路径，由各个专家组根据各级医疗机构的理解情况、需要进一步解释的知识点、当前相关临床研究及临床实践指南的进展进行讨论，确定需要进行释义的位点。

5. 证据的检索与重组：对于固定的知识点，如补充解释诊断的内容可以直接按照教科书、指南进行释义。诊断依据、治疗方案等内容，则需要检索行业指南、循证医学证据进行释义。与循证临床实践指南[5]类似，其证据检索是一个"从高到低"的逐级检索的过程。即从方法学质量高的证据向方法学质量低的证据的逐级检索。首先检索临床实践指南、系统评价/Meta 分析、卫生技术评估、卫生经济学研究。如果有指南、系统评价/Meta 分析则直接作为释义的证据。如果没有，则进一步检索是否有相关的随机对照试验（RCT），再通过 RCT 系统评价/Meta 分析的方法形成证据体作为证据。除临床大数据研究或因客观原因不能设计为 RCT 和诊断准确性试验外，不建议选择非随机对照试验作为释义的证据。

6. 证据的评价：若有质量较高、权威性较好的临床实践指南，则直接使用指南的内容；指南未涵盖的使用系统评价/Meta 分析、卫生技术评估及药物经济学研究证据作为补充。若无指南或指南未更新，则主要使用系统评价/Meta 分析、卫生技术评估及药物经济学研究作为证据。此处需注意系统评价/Meta 分析、卫生技术评估是否需要更新或重新制作，以及有无临床大数据研究的结果。需要采用 AGREE II 工具[5]对临床实践指南的方法学质量进行评估，使用 AMSTAR 工具或 ROBIS 工具评价系统评价/Meta 分析的方法学质量[6-7]，使用 Cochrane 风险偏倚评估工具评价 RCT 的

方法学质量[7]，采用 QUADAS-2 工具评价诊断准确性试验的方法学质量[8]，采用 NICE 清单、SIGN 清单或 CASP 清单评价药物经济学研究的方法学质量[9]。

证据质量等级及推荐级别建议采用 GRADE 方法学体系或牛津大学循证医学中心（Oxford Centre for Evidence-Based Medicine，OCEBM）制定推出的证据评价和推荐强度体系[5]进行评价，亦可由临床路径释义编写工作组依据 OCEBM 标准结合实际情况进行修订并采用修订的标准。为确保整体工作的一致性和完整性，对于质量较高、权威性较好的临床实践指南，若其采用的证据质量等级及推荐级别与释义工作组相同，则直接使用；若不同，则重新进行评价。应优先选用基于我国人群的研究作为证据；若非基于我国人群的研究，在进行证据评价和推荐分级时，应由编写专家组制定适用性评价的标准，并依此进行证据的适用性评价。

7. 利益冲突说明：WHO 对利益冲突的定义为："任何可能或被认为会影响到专家提供给 WHO 建议的客观性和独立性的利益，会潜在地破坏或对 WHO 工作起负面作用的情况。"因此，其就是可能被认为会影响专家履行职责的任何利益。

因此，参考国际经验并结合国内情况，所有参与制定/修订的专家都必须声明与《临床路径释义》有关的利益关系。对利益冲突的声明，需要做到编写工作组全体成员被要求公开主要经济利益冲突（如收受资金以与相关产业协商）和主要学术利益冲突（如与推荐意见密切相关的原始资料的发表）。主要经济利益冲突的操作定义包括咨询服务、顾问委员会成员以及类似产业。主要学术利益冲突的操作定义包括与推荐意见直接相关的原始研究和同行评议基金的来源（政府、非营利组织）。工作小组的负责人应无重大的利益冲突。《临床路径释义》制定/修订过程中认为应对一些重大的冲突进行管理，相关措施包括对相关人员要求更为频繁的对公开信息进行更新，并且取消与冲突有关的各项活动。有重大利益冲突的相关人员，将不参与就推荐意见方向或强度进行制定的终审会议，亦不对存在利益冲突的推荐意见进行投票，但可参与讨论并就证据的解释提供他们的意见。

8. 研发相关表单：因临床路径表单主要针对医师，而整个临床路径的活动是由医师、护师、患者、药师和检验医师共同完成的。因此，需要由医师、护师和方法学家共同制定/修订医师表单、护士表单和患者表单，由医师、药师和方法学家共同制定/修订临床药师表单。

9. 形成初稿：在上述基础上，按照具体疾病的情况形成初稿，再汇总全部初稿形成总稿。初稿汇总后，进行相互审阅，并按照审阅意见进行修改。

10. 发布/出版：修改完成，形成最终的文稿，通过网站进行分享，或集结成专著出版发行。

11. 更新：修订《临床路径释义》可借鉴医院管理的 PDSA 循环原理［计划（plan），实施（do），学习（study）和处置（action）］对证据进行不断的评估和修订。因此，发布/出版后，各个编写小组应关注研究进展、读者反馈信息，适时的进行《临床路径释义》的更新。更新/修订包括对知识点的增删、框架的调改等。

三、编制说明

在制/修订临床路径释义的同时，应起草《编制说明》，其内容应包括工作简况和制定/修订原则两大部分。

1. 工作简况：包括任务来源、经费来源、协作单位、主要工作过程、主要起草人及其所做工作等。

2. 制定/修订原则：包括以下内容：（1）文献检索策略、信息资源、检索内容及检索结果；（2）文献纳入、排除标准，论文质量评价表；（3）专家共识会议法的实施过程；（4）初稿征求意见的处理过程和依据：通过信函形式、发布平台、专家会议进行意见征询；（5）制/修订小组应认真研究反馈意见，完成意见汇总，并对征询意见稿进行修改、完善，形成终稿；（6）上一版临床路径释义发布后试行的结果：对改变临床实践及临床路径执行的情况，患者层次、实施者层次和组织者层次的评价，以及药物经济学评价等。

参考文献

[1] 于秋红,白水平,栾玉杰,等. 我国临床路径相关研究的文献回顾 [J]. 护理学杂志, 2010, 25 (12): 85 - 87. DOI: 10. 3870/hlxzz. 2010. 12. 085.

[2] 陶红兵,刘鹏珍,梁婧,等. 实施临床路径的医院概况及其成因分析 [J]. 中国医院管理, 2010, 30 (2): 28 - 30. DOI: 10. 3969/j. issn. 1001-5329. 2010. 02. 013.

[3] 彭明强. 临床路径的国内外研究进展 [J]. 中国循证医学杂志, 2012, 12 (6): 626-630. DOI: 10. 3969/j. issn. 1672-2531. 2010. 06. 003.

[4] 曾宪涛. 再谈循证医学 [J]. 武警医学, 2016, 27 (7): 649-654. DOI: 10. 3969/j. issn. 1004-3594. 2016. 07. 001.

[5] 王行环. 循证临床实践指南的研发与评价 [M]. 北京: 中国协和医科大学出版社, 2016: 1-188.

[6] Whiting P, Savović J, Higgins JP, et al. ROBIS: A new tool to assess risk of bias in systematic reviews was developed [J]. J Clin Epidemiol, 2016, 69: 225-234. DOI: 10. 1016/j. jclinepi. 2015. 06. 005.

[7] 曾宪涛,任学群. 应用 STATA 做 Meta 分析 [M]. 北京: 中国协和医科大学出版社, 2017: 17-24.

[8] 邬兰,张永,曾宪涛. QUADAS-2 在诊断准确性研究的质量评价工具中的应用 [J]. 湖北医药学院学报, 2013, 32 (3): 201-208. DOI: 10. 10. 7543/J. ISSN. 1006-9674. 2013. 03. 004.

[9] 桂裕亮,韩晟,曾宪涛,等. 卫生经济学评价研究方法学治疗评价工具简介 [J]. 河南大学学报 (医学版), 2017, 36 (2): 129 - 132. DOI: 10. 15991/j. cnki. 41 - 1361/r. 2017. 02. 010.

DOI: 10. 3760/cma. j. issn. 0376-2491. 2017. 40. 004

基金项目: 国家重点研发计划专项基金 (2016YFC0106300)

作者单位: 430071 武汉大学中南医院泌尿外科循证与转化医学中心 (曾宪涛、王行环);解放军总医院肾内科 (蔡广研、陈香美),内分泌科 (母义明);《中华医学杂志》编辑部 (陈新石);北京大学口腔医学院 (葛立宏);中国医学科学院阜外医院 (高润霖、胡盛寿);北京大学首钢医院 (顾晋);首都医科大学附属北京同仁医院耳鼻咽喉头颈外科 (韩德民),眼科中心 (王宁利);西安交通大学第一附属医院泌尿外科 (贺大林);北京大学人民医院血液科 (黄晓军),胃肠外科 (王杉);北京大学第一医院心血管内科 (霍勇);中国医学科学院北京协和医院胸外科 (李单青),消化内科 (钱家鸣),内分泌科 (邢小平),检验科 (徐英春),妇产科 (郎景和);中国协和医科大学出版社临床规范诊疗编辑部 (林丽开);河南大学淮河医院普通外科 (任学群);首都医科大学附属北京儿童医院 (申昆玲、孙琳);中国医学科学院肿瘤医院 (石远凯);北京积水潭医院脊柱外科 (田伟、鱼锋);首都医科大学附属北京天坛医院 (王拥军、张力伟);上海交通大学医学院附属瑞金医院皮肤科 (郑捷)

通信作者: 郎景和, Email: langjh@hotmil. com